専門医のための
眼科診療クオリファイ

シリーズ総編集
大鹿哲郎
筑波大学
大橋裕一
愛媛大学

⑧

網膜血管障害

編集
白神史雄
香川大学

中山書店

シリーズ刊行にあたって

　21世紀はquality of life（生活の質）の時代といわれるが，生活の質を維持するためには，感覚器を健康に保つことが非常に重要である．なかでも，人間は外界の情報の80％を視覚から得ているとされるし，ゲーテは「視覚は最も高尚な感覚である」（ゲーテ格言集）との言葉を残している．視覚を通じての情報収集の重要性は，現代文明社会・情報社会においてますます大きくなっている．

　眼科学は最も早くに専門分化した医学領域の一つであるが，近年，そのなかでも専門領域がさらに細分化し，新しいサブスペシャリティを加えてより多様化している．一方で，この数年間でもメディカル・エンジニアリング（医用工学）や眼光学・眼生理学・眼生化学研究の発展に伴って，新しい診断・測定器機や手術装置が次々に開発されたり，種々のレーザー治療，再生医療，分子標的療法など最新の技術を生かした治療法が導入されたりしている．まさにさまざまな叡智が結集してこそ，いまの眼科診療が成り立つといえる．

　こういった背景を踏まえて，眼科診療を担うこれからの医師のために，新シリーズ『専門医のための眼科診療クオリファイ』を企画した．増え続ける眼科学の知識を効率よく整理し，実際の日常診療に役立ててもらうことを目的としている．眼科専門医が知っておくべき知識をベースとして解説し，さらに関連した日本眼科学会専門医認定試験の過去問題を"カコモン読解"で解説している．専門医を目指す諸君には学習ツールとして，専門医や指導医には知識の確認とブラッシュアップのために，活用いただきたい．

大鹿　哲郎
大橋　裕一

序

　本巻では，日本眼科学会専門医認定試験を念頭において，網膜血管が障害される疾患を網羅した．第18回以降の試験では，この領域から30問近く出題されており，重要な領域と考える．本巻では"カコモン読解"として各分野のエキスパートの手による解説と模範解答が掲載されており，ぜひ熟読していただきたい．また，すでに専門医となられている人にとっても，この領域のおさらいにきっと役立つものと考える．

　網膜血管は，フルオレセイン蛍光造影を行えば障害されている部位が容易に判明できるため，本巻の総論では，網膜血管の発生と構造に続いて，蛍光眼底造影からみた網膜血管障害の項目を設けた．また，網膜疾患には現在，光干渉断層検査が必須で，これについても項目を加えた．各論では，糖尿病網膜症の有病率，発症時期，黄斑症の治療に関して多くの大規模臨床研究が行われていることから，"エビデンスの扉"で，詳細にとりあげた．

　また，最近話題のPASCAL® レーザーやアバスチン® 硝子体内注入に関しても"クリニカル・クエスチョン"で触れた．そのほか，網膜静脈閉塞症に関してもCVO Study，BVO Studyの重要な大規模臨床研究を重点的に紹介していただいた．血管炎については，ぶどう膜炎の一部分症状であることから，Behçet病，サルコイドーシス，全身性エリテマトーデス，急性網膜壊死，最近増加傾向にある結核，などの視点からぶどう膜炎専門の先生がたに執筆いただいた．また，血管拡張性疾患では，Coats病などの疾患以外に，話題の黄斑部毛細血管拡張症をとりあげており，今後，専門医試験に必出ではないかと考えている．ぜひ本巻で，学習の機会を得てほしい．そのほか，発達障害では，未熟児網膜症を主に解説していただいたが，最近話題になっている，この疾患に対するアバスチン® 硝子体内投与の有効性については，まだはっきりとしたエビデンスがないので，今回は触れていない．眼科専門医としては，今後傾注すべき話題と考えるので，ここに記す．

　本巻では，多因子により障害が起こりうる網膜の血管について，関連する疾患の解説を網羅し，"カコモン読解"を加えて，専門医試験に備えたつもりである．ぜひ，本巻を読破して，患者さんに信頼される，優れた眼科専門医になってほしい．末尾ながら，診療の傍ら原稿をまとめていただいた執筆者の先生がたに，この場を借りて心よりお礼を申しあげる．

2011年9月

香川大学医学部眼科学講座／教授
白神　史雄

専門医のための眼科診療クオリファイ
8 ■ 網膜血管障害
目次

1 網膜血管の理解

網膜血管の発生と構造　カコモン読解　18一般1	中尾新太郎, 村田敏規	2
蛍光眼底造影からみた網膜血管障害　カコモン読解　18臨床26 19臨床18	野本浩之	8
網膜血管障害の光干渉断層計所見	大谷倫裕	17

2 動脈硬化, 高血圧性変化

動脈硬化性眼底, 高血圧網膜症　カコモン読解　18臨床2 21一般44	吉本弘志	28

3 血管閉塞性疾患

非増殖糖尿病網膜症	善本三和子, 加藤 聡	40
増殖糖尿病網膜症	山根 真, 門之園一明	45
[EV] 糖尿病網膜症の有病率	安田美穂	52
[EV] 糖尿病罹患後の網膜症の発症時期	山本禎子	57
[EV] 糖尿病黄斑症に関する最新のランダム化比較試験　カコモン読解　19臨床44	有村 昇, 坂本泰二	61
[CQ] 新しい光凝固装置 PASCAL® の特徴を教えてください	志村雅彦	65
[CQ] アバスチン®硝子体内投与の適応と投与量について教えてください	山地英孝	71
網膜中心動脈閉塞症　カコモン読解　18臨床28 20一般12	岡本紀夫, 張野正誉	77
網膜中心静脈閉塞症	瓶井資弘	83
[EV] 網膜中心静脈閉塞症の自然経過と格子状光凝固に関する CVO Study	張野正誉	89

カコモン読解　過去の日本眼科学会専門医認定試験から, 項目に関連した問題を抽出し解説する"カコモン読解"がついています. (凡例：21臨床30→第21回臨床実地問題30問, 19一般73→第19回一般問題73問)
　　　　　試験問題は, 日本眼科学会の許諾を得て引用転載しています. 本書に掲載された模範解答は, 実際の認定試験において正解とされたものとは異なる場合があります. ご了承ください.

[EV]　"エビデンスの扉"は, 関連する大規模臨床試験について, これまでの経過や最新の結果報告を解説する項目です.

[CQ]　"クリニカル・クエスチョン"は, 診断や治療を進めていくうえでの疑問や悩みについて, 解決や決断に至るまでの考え方, アドバイスを解説する項目です.

| CQ | 抗VEGF時代のCRVOの黄斑浮腫治療について教えてください | 近藤峰生 | 92 |

網膜静脈分枝閉塞症 ……………………………………………………………… 白木邦彦 99

| EV | 網膜静脈分枝閉塞症の自然経過 | 石龍鉄樹 | 105 |

| EV | 網膜静脈閉塞症に関する最新のランダム化比較試験：SCORE Study | 崎元 晋, 瓶井資弘 | 109 |

| CQ | 抗VEGF時代の網膜静脈分枝閉塞症の治療について教えてください | 福田恒輝 | 113 |

眼虚血症候群 ……………………………………………………………………… 河野剛也 117

インターフェロン網膜症　カコモン読解 20-一般45 ……………………… 野崎実穂 123

4 血管炎

Behçet病　カコモン読解 20臨床22 ……………………… 南場研一, 大野重昭 130

| CQ | Behçet病眼炎症発作時の治療について教えてください | 大黒伸行 | 137 |

サルコイドーシス ………………………………………………………………… 堀 純子 141

結核 ………………………………………………………………………………… 渡邊交世 146

Eales病 …………………………………………………………………………… 竹内 大 154

全身性エリテマトーデス ………………………………………………………… 園田康平 157

急性網膜壊死　カコモン読解 21-一般52 ……………………………… 池田恒彦 161

樹氷状血管炎 ……………………………………………………… 忍足俊幸, 山本修一 165

5 血管拡張性疾患

Coats病　カコモン読解 20臨床20 ……………………………………… 井上 真 170

| CQ | 光凝固にアバスチン®硝子体内投与を有効に併用する基準を教えてください | 山下彩奈 | 175 |

黄斑部毛細血管拡張症 …………………………………………… 丸子一朗, 飯田知弘 178

| CQ | 黄斑部毛細血管拡張症の治療方法の現状について教えてください | 安川 力 | 186 |

網膜細動脈瘤　カコモン読解 18-一般49 ……………………………… 澤田 修 191

| CQ | 黄斑部出血をみたら，どうすればよいでしょうか | 崎元 晋, 坂口裕和 | 195 |

Leber粟粒血管腫症 ……………………………………………………………… 飯島裕幸 198

6 腫瘍性疾患

網膜血管腫 ………………………………………………………………………… 後藤 浩 204

7 発達障害

未熟児網膜症　カコモン読解 21-一般42	日下俊次	210
[EV] 未熟児網膜症発症の危険因子	林　英之	216
[CQ] 未熟児網膜症への光凝固の適応と方法について教えてください	平岡美依奈	218
[CQ] 未熟児網膜症への硝子体手術の適応について教えてください	平岡美依奈	222
家族性滲出性硝子体網膜症　カコモン読解 18-一般46 20-一般43	仁科幸子	226
[CQ] 家族性滲出性硝子体網膜症へのレーザー光凝固の適応と方法について教えてください	近藤寛之	234

文献* 　237

索引　　251

---

* "文献"は，各項目でとりあげられる引用文献，参考文献の一覧です．

編集者と執筆者の紹介

シリーズ総編集	大鹿	哲郎	筑波大学大学院人間総合科学研究科（臨床医学系）疾患制御医学専攻眼科学分野
	大橋	裕一	愛媛大学大学院医学系研究科視機能外科学分野（眼科学講座）
編集	白神	史雄	香川大学医学部眼科学講座
執筆者 (執筆順)	中尾新太郎		九州大学大学院医学研究院眼科学教室
	村田	敏規	信州大学医学部眼科学教室
	野本	浩之	香川大学医学部眼科学講座
	大谷	倫裕	群馬大学医学部眼科学教室
	吉本	弘志	吉本眼科医院
	善本三和子		東京逓信病院眼科
	加藤	聡	東京大学大学院医学系研究科眼科学
	山根	真	横浜市立大学附属市民総合医療センター眼科
	門之園一明		横浜市立大学附属市民総合医療センター眼科
	安田	美穂	九州大学大学院医学研究院眼科学分野
	山本	禎子	要町やまもと眼科／山形大学医学部眼科学講座
	有村	昇	鹿児島大学大学院医歯学総合研究科感覚器病学講座眼科学
	坂本	泰二	鹿児島大学大学院医歯学総合研究科感覚器病学講座眼科学
	志村	雅彦	NTT東日本東北病院眼科
	山地	英孝	三豊総合病院眼科
	岡本	紀夫	おかもと眼科
	張野	正誉	淀川キリスト教病院眼科
	瓶井	資弘	大阪大学大学院医学研究科眼科学講座
	近藤	峰生	三重大学大学院医学系研究科神経感覚医学講座眼科学
	白木	邦彦	大阪市立大学大学院医学研究科視覚病態学
	石龍	鉄樹	福島県立医科大学医学部眼科学講座
	崎元	晋	大阪大学大学院医学研究科眼科学講座
	福田	恒輝	香川大学医学部眼科学講座
	河野	剛也	大阪市立大学大学院医学研究科視覚病態学
	野崎	実穂	名古屋市立大学大学院医学研究科視覚科学
	南場	研一	北海道大学大学院医学研究科眼科学分野
	大野	重昭	北海道大学大学院医学研究科眼科学分野
	大黒	伸行	大阪厚生年金病院眼科
	堀	純子	日本医科大学付属病院眼科
	渡邊	交世	杏林大学医学部眼科学教室
	竹内	大	防衛医科大学校眼科学教室
	園田	康平	山口大学医学系研究科眼科学分野
	池田	恒彦	大阪医科大学眼科学教室
	忍足	俊幸	千葉大学大学院医学研究院眼科学
	山本	修一	千葉大学大学院医学研究院眼科学
	井上	真	杏林アイセンター
	山下	彩奈	香川大学医学部眼科学講座
	丸子	一朗	福島県立医科大学医学部眼科学講座
	飯田	知弘	福島県立医科大学医学部眼科学講座
	安川	力	名古屋市立大学大学院医学研究科視覚科学

澤田　　修	滋賀医科大学眼科学講座
坂口　裕和	大阪大学大学院医学研究科眼科学講座
飯島　裕幸	山梨大学大学院医学工学総合研究部眼科
後藤　　浩	東京医科大学眼科
日下　俊次	近畿大学堺病院眼科
林　　英之	福岡大学医学部眼科学教室
平岡美依奈	小金井眼科クリニック
仁科　幸子	国立成育医療研究センター眼科
近藤　寛之	産業医科大学眼科学教室

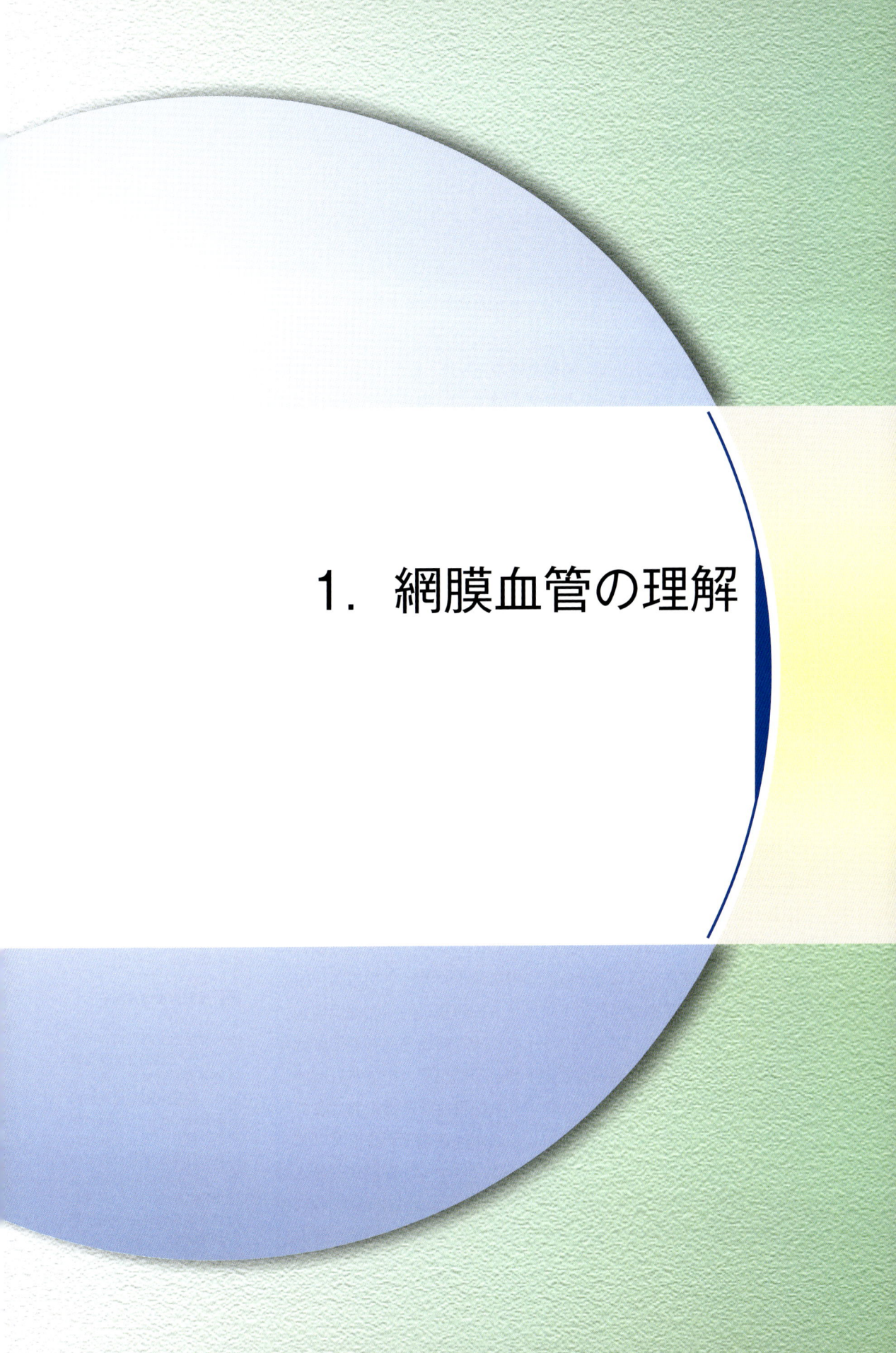

1．網膜血管の理解

網膜血管の発生と構造

網膜血管の発生

　眼球の発達段階において，網膜血管の発生は，胎生15週ごろ網膜中心動静脈が視神経乳頭から網膜内に進入し，周産期に網膜最周辺に到達する．耳側網膜は鼻側網膜に比べ距離が長いため，周辺網膜への到達は遅く，耳側では胎生9か月，鼻側では胎生8か月で到達する（表1）．ヒト網膜が黄斑を有することは，げっ歯類や猫と異なる点である．黄斑部は，光感受性を上昇させるために，高密度の錐体細胞が選択的に配置されているだけでなく，その中心部（中心窩）には錐体への光を遮ることのないように毛細血管も伸展していない．

網膜血管発生の分子メカニズム

　胎生15週ごろ，視神経乳頭部から網膜中心動脈の原基となる紡錘形細胞塊が出現し，血管内皮細胞に分化しながら神経線維層内に進入しはじめる（図1）．この網膜血管発生には，網膜グリア細胞のひとつであるアストロサイト[*1]が重要な役割を担っている．アストロサイトは，まだ血管進入が始まる以前の胎生12週ごろに，視神経から網膜表層（神経線維層内）に進入する（表1）．この時点で網膜はまだ無血管であることから低酸素状態であり，この低酸素状態に反応したアストロサイトは血管内皮増殖因子（vascular endothelial growth factor；VEGF）[*2]を発現する．VEGFは強く血管内皮細胞の増殖，遊走を誘導することから，このアストロサイト由来のVEGFに誘導され，網膜血管はアストロサイトの鋳型に沿って網膜周辺へ向かって伸びていく．アストロサイトは神経線維層と神経節細胞層の間に分布するため，網膜血管網は神経節細胞層に形成されていく（図2）．哺乳類においては，このような網膜血管発達におけるアストロサイトの重要性は共通している．また，黄斑部の中心窩は無血管であるが，血管が形成され退縮するのではなく，網膜血管発生の段階で形成されない．これは，アストロサイトが胎生25週ごろに中心窩予定部位に到達すると伸長を停止することから，網膜血管も形

表1　網膜血管発生の過程

胎生12週	アストロサイトの網膜内進入
胎生15週	網膜血管の網膜内進入
胎生25週	アストロサイト黄斑部到達
胎生7か月	中心窩の形成
胎生8か月	網膜血管鼻側周辺に到達
胎生9か月	網膜血管耳側周辺に到達

[*1] **アストロサイト**
網膜の神経活動を補助するグリア細胞のひとつである．網膜内において，血管と神経細胞の間に位置し，内側血液網膜関門の維持や網膜血管の血流調節をつかさどっている．緑内障や糖尿病網膜症において，さまざまなサイトカインを分泌することで病態形成への関与も報告されている．

[*2] **血管内皮増殖因子（VEGF）**
主に血管内皮細胞に作用することで，血管新生や血管透過性亢進を誘導する因子である．糖尿病網膜症や加齢黄斑変性に対して，現在，阻害薬が臨床の場で使用され一定の効果が報告されている．VEGFは病的血管新生に関与するだけでなく，正常血管の恒常性維持や胎生期の血管発達にも重要である．

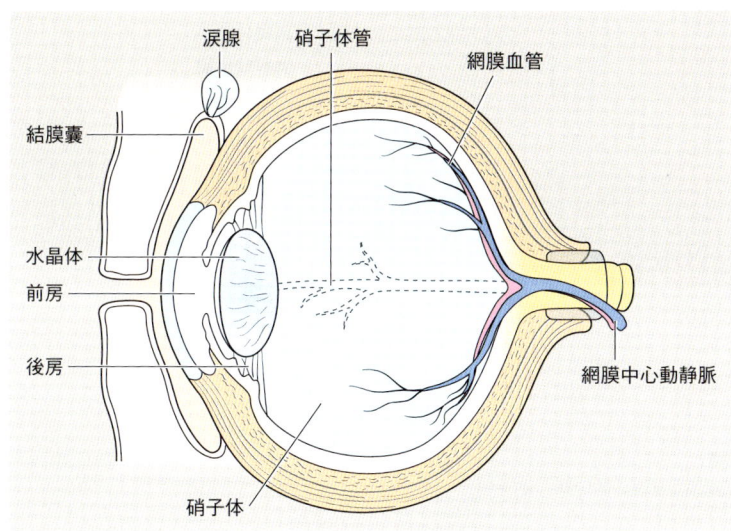

図1 胎生15週の網膜動脈進入

硝子体動脈が消退後，視神経乳頭から網膜中心動脈が進入する．
(沖坂重邦：発生学．眼科学．東京：文光堂；2002. p.1448. 図IX-A-5.)

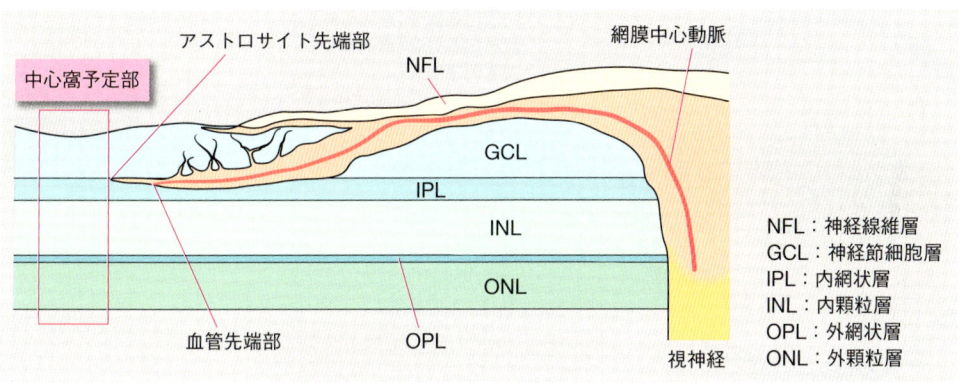

図2 アストロサイトと網膜血管発生
(植村明嘉：眼のサイエンス．視覚の不思議．東京：文光堂；2010. p.146.)

成されないためである（表1）．

網膜血管系の解剖学的特徴

　ヒト網膜は網膜血管と脈絡膜血管により栄養されている．網膜外層（外顆粒層から網膜色素上皮細胞まで）は脈絡膜血管，外網状層より内層は網膜血管により栄養されている．網膜中心動脈は，強膜篩状板を貫いて視神経乳頭部で直角に網膜内に進入し，通常4本に分岐して上耳側，下耳側，上鼻側，下鼻側の網膜動脈となる．網膜血管は終末動脈であり，網膜表層の神経線維層内に細動脈が分布し，垂直に網膜内へ毛細血管として分布する．毛細血管網は4層（放射状乳頭周囲毛細血管〈radial peripapillary capillaries；RPCs〉，表層毛細血管網，中層毛細血管網，深層毛細血管網）と，それらを連絡

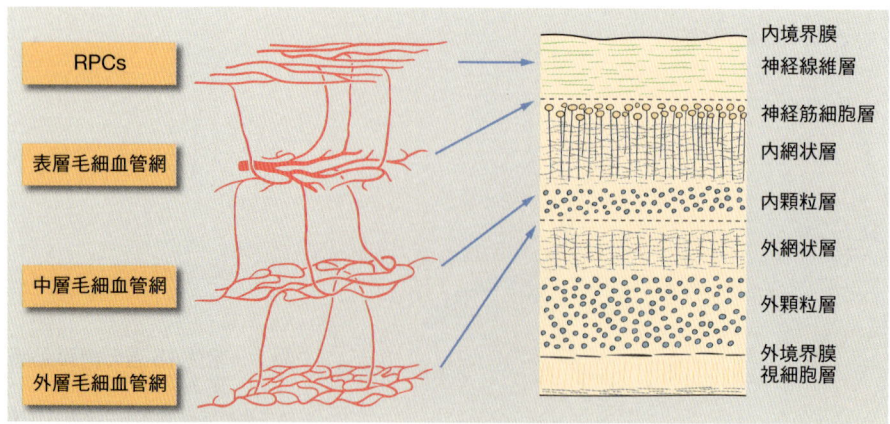

図3　網膜内の毛細血管網（垂直）
RPCs：radial peripapillary capillaries（放射状乳頭周囲毛細血管）

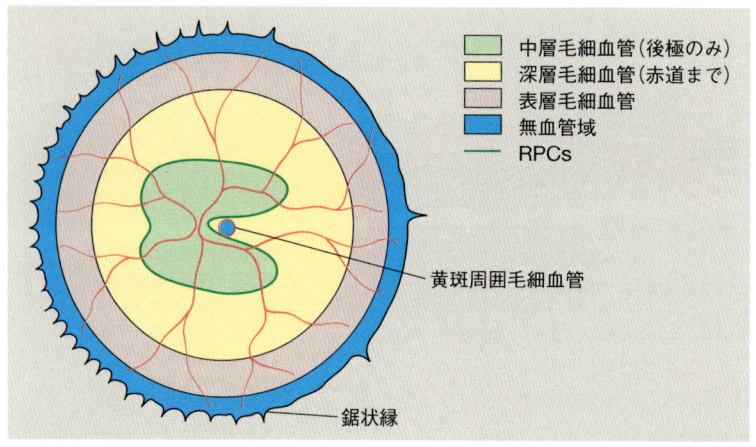

図4　網膜内の毛細血管網（水平）
（桜庭知己：網膜血管の構造．眼科学プラクティス6　眼科臨床に必要な解剖生理．東京：文光堂；2005. p.209. 図6.）

する垂直方向の毛細血管からなる（**図3**）．網膜細動脈は，表層毛細血管網と同じレベルに存在する．表層毛細血管網は神経節細胞層，中層毛細血管網は内顆粒層の内境界面，深層毛細血管網は内顆粒層の外境界面に分布する．表層毛細血管層は鋸状縁の約1mm後方まで分布するが，中層毛細血管網は後極部のみ，深層毛細血管網は後極部から赤道付近までしか分布しない．また，RPCsは視神経周囲の神経線維層において特に発達した毛細血管網であり，このRPCsは神経線維層が特に厚い視神経周囲数mmのみに存在する（**図4**）．糖尿病網膜症では，病態早期からこのRPCsの拡張が観察され，さらに病態が進行すると毛細血管レベルでの閉塞が観察される．また，外顆粒層から外側の網膜には網膜血管は存在しない．毛細血管の血

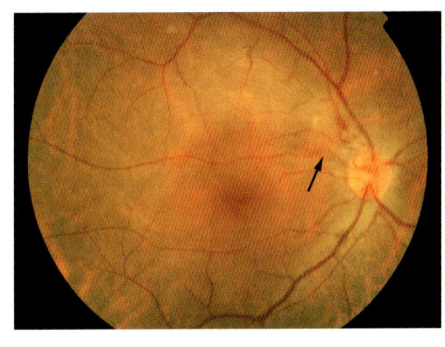

図5　毛様網膜動脈(矢印)
(写真提供：福岡歯科大学眼科 向野利一郎先生.)

流は，毛細血管後細静脈を経て，網膜静脈に入り，その後合流したのち網膜中心静脈に流れ込む．網膜動脈と静脈の交差は観察されるが，動脈同士，静脈同士の交差はない．一般的には交差部では動脈が表層側に存在する．

網膜動脈は網膜中心動脈の分枝であるが，15〜25％の頻度で毛様網膜動脈という短後毛様動脈の分枝が，視神経乳頭の耳側から黄斑部へ分布する．この毛様網膜動脈は脈絡膜循環のため，網膜中心動脈閉塞症においても黄斑部への循環が保たれ，中心視力が障害されないことがある（図5）．

網膜の無血管域

健常網膜における無血管域は3か所存在する．黄斑部，鋸状縁部，網膜動脈周囲である（図4）．

黄斑部の中心窩部分（直径400〜600μm）は，網膜内層がないかまたは非常に薄いために，網膜内層に存在する網膜血管も存在しない．この中心窩無血管域（foveal avascular zone）は，網膜感度を上げる目的で視細胞と網膜色素上皮細胞という最低限の構造で形成されている（つまり，血管，神経節細胞，内顆粒層は存在しない）．そのため，黄斑部でも網膜内層は網膜中心動脈末梢の毛細血管から，最も外層にある視細胞と網膜色素上皮細胞は脈絡膜毛細血管により栄養を受けるが，中心窩無血管域では視細胞と網膜色素上皮細胞のみが存在して脈絡膜毛細血管からの浸透拡散により栄養されている．網膜中心動脈閉塞において，網膜循環から栄養される網膜内層においては浮腫（虚血性障害）を起こし白濁するが，中心窩はこの特殊な構造により白濁する網膜内層を欠くために，正常の橙赤色を維持し，"cherry-red spot"と呼ばれる現象が観察される．

鋸状縁部の領域（幅約1mm）では網膜がきわめて薄く，無血管であり，脈絡膜血管からの浸透拡散により栄養されている．また，

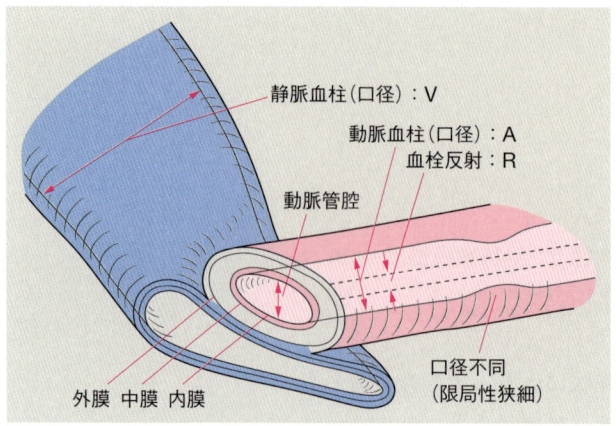

図6 網膜動静脈交差部の模式図
(石田　晋:高血圧・動脈硬化.専門医のための眼科診療クオリファイ6.全身疾患と眼.東京:中山書店;2011. p.68.)

網膜動脈周囲数 10 μm の範囲は無毛細血管帯である．

網膜血管の構造

　網膜細動静脈は，内膜，中膜，外膜で構成される（図6）．内膜は血管内皮細胞とIV型コラーゲンである基底膜から構成されている．中膜は主に平滑筋細胞から成り立ち，外膜は膠原線維を主とする．動脈硬化における動静脈交差現象は，網膜細動静脈が互いの血管外膜を共有するために起こる現象であると考えられている．すなわち，動静脈両者が外膜に囲まれスペースが限られるなかで，動脈壁が硬化するとこれにより柔らかい静脈が圧迫を受け，血流が減少すると静脈が途絶しているようにみえる．さらに動脈硬化が強くなり，静脈が圧迫され閉塞すると網膜静脈分枝閉塞症を発症する．網膜毛細血管は血管内皮細胞と基底膜に周皮細胞が取り囲むことで形成されている．

網膜血管内皮細胞：網膜血管内皮細胞は，同じ中枢神経系である脳の血管内皮細胞と同様に隣り合う細胞間に閉鎖帯（tight junction）という強固な接着が存在する（図7）．内側血液網膜関門は，主にこの網膜血管内皮細胞の閉鎖帯によって形成され，外側血液網膜関門は網膜色素上皮細胞間の閉鎖帯によって形成されている．また網膜血管内皮細胞には，顕微鏡レベルでの小孔構造である窓構造（fenestration）が存在しない．一方，脈絡膜血管内皮細胞では窓構造は存在するが，閉鎖帯は存在しない．網膜血管はこの閉鎖帯により，血管内の有害物質が網膜に漏出するのを防いでいるが，同時に薬剤が

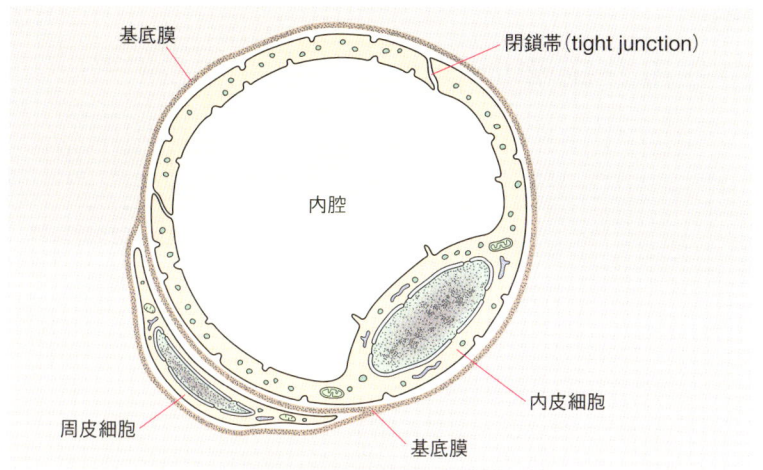

図7　閉鎖帯を有する網膜血管
（山川良治：網膜の正常構造と機能. 眼科学. 東京：文光堂；2002. p.321. 図I-I-16.）

網膜に届きにくい一因となっている．網膜蛍光造影検査において，フルオレセイン蛍光色素が糖尿病網膜症などで漏出するのは，この閉鎖帯の機能不全と窓構造の出現が一因となっている．

周皮細胞：網膜毛細血管において，血管内皮細胞の外側に不連続に覆う周皮細胞が観察される（**図7**）．糖尿病網膜症の毛細血管においては，周皮細胞の消失（pericyte loss）という現象が観察される．

カコモン読解　第18回 一般問題1

網膜血管が視神経乳頭から成長を始める胎生期はどれか．
a 5週　　b 10週　　c 15週　　d 30週　　e 40週

解説　網膜血管は，胎生15週に視神経乳頭部から網膜中心動脈の原基となる紡錘形細胞塊が出現し，血管内皮細胞に分化しながら神経線維層内に進入しはじめる．眼球発生過程では，胎生4週で眼杯の陥入が進み，眼杯の内層から網膜神経が発生する．10週ごろ，内神経芽細胞からMüller細胞，神経節細胞，アマクリン細胞が分化し，外神経芽細胞から双極細胞，水平細胞，視細胞が分化する．胎生3か月，4か月でそれぞれ錐体，杆体が出現．このころに網膜血管が視神経乳頭から進入する．網膜血管は胎生8か月で鼻側，9か月で耳側周辺部に到達する．

模範解答　c

（中尾新太郎，村田敏規）

蛍光眼底造影からみた網膜血管障害

文献は p.237 参照.

蛍光眼底造影検査

　蛍光眼底造影検査とは,一般にフルオレセイン蛍光眼底造影(fluorescein angiography;FA)とインドシアニングリーン蛍光眼底造影(indocyanine green angiography;IA)のことをさす(表1).蛍光眼底造影検査にて網膜血管障害を検出するにはFAのほうが有利である.FAで使用されるフルオレセインナトリウムは,静注後その約20％が蛋白質と結合せずフリーの状態にあり,それらが血管外に漏出することで内側血液網膜関門の破綻を検出することができる.また,励起光が短波長で網膜色素上皮層を透過せず脈絡膜の蛍光を検出しないため,高コントラストにより網膜血管を毛細血管レベルまで検出できる.一方,IAで用いるインドシアニングリーンは98％が血漿蛋白と結合するため,内側血液網膜関門が破綻しても漏出をほとんど認めず,バリアの破綻を検出できない(図1).また,分子量が大きいために脈絡膜毛細血管からの漏出が少なく,撮影波長である近赤外線が網膜色素上皮を透過するため,脈絡膜血管の描出に

表1　フルオレセイン蛍光眼底造影（FA）とインドシアニングリーン蛍光眼底造影（IA）との相違点

	FA	IA
蛍光色素	フルオレセインナトリウム	インドシアニングリーン
分子量（Da）	377	775
最大吸収波長（nm）	485〜500	766
最大蛍光波長（nm）	525〜530	826
血漿蛋白との結合	約80％	約98％
撮影波長	可視光線	近赤外線
観察目的	網膜血管	脈絡膜血管異常
副作用	8.5〜24％	0.36％

（丸尾敏夫ら編：蛍光眼底造影法．眼科学．東京：文光堂；2002．p.870-875．）

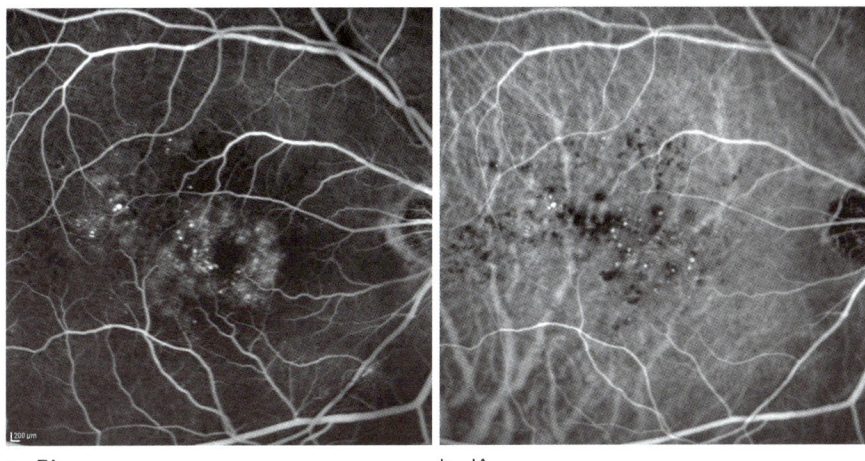

a. FA　　　　　　　　　　　　　　　　b. IA

図1　特発性黄斑部毛細血管拡張症のFA, IA同時撮影写真
a. FAでは，血管瘤周囲に内側血液網膜関門の破綻によるフルオレセインの蛍光漏出を認める．
b. IAでは，血管瘤からの蛍光漏出を認めない．網膜血管と脈絡膜血管の蛍光が重なり低コントラストである．

表2　FAの所見

過蛍光（hyperfluorescence）	低蛍光（hypofluorescence）	異常血管（abnormal vessel）
蛍光漏出（leakage） 色素貯留（pooling） 組織染（staining） 透過蛍光（window defect）	充盈欠損（filling defect） 充盈遅延（filling delay） 蛍光遮断（block）	網膜新生血管 （retinal neovascularization） 血管吻合（shunt） 網膜内細小血管異常（IRMA）

IRMA：intraretinal microvascular abnormalities

は向いているが，網膜血管の蛍光は脈絡膜血管と重なることで低コントラストとなり，網膜血管の微細な変化を検出するには向かないといえる（図1b）．

網膜血管障害のフルオレセイン蛍光眼底造影所見

　FAから得られる所見は大きく分けて，①過蛍光（hyperfluorescence），②低蛍光（hypofluorescence），③網膜毛細血管の形態異常（abnormal vessel）に分けられる（表2）．

FA所見（1）過蛍光

蛍光漏出（leakage）：内側血液網膜関門が障害され，網膜血管から血管外へ色素が漏出し過蛍光を呈した状態である．網膜毛細血管瘤や網膜静脈閉塞による内圧の上昇で，内側血液網膜関門が破綻すると蛍光漏出を生じ，過蛍光を認める（図2）．増殖糖尿病網膜症などで発生した網膜新生血管には内側血液網膜関門が存在しないため，

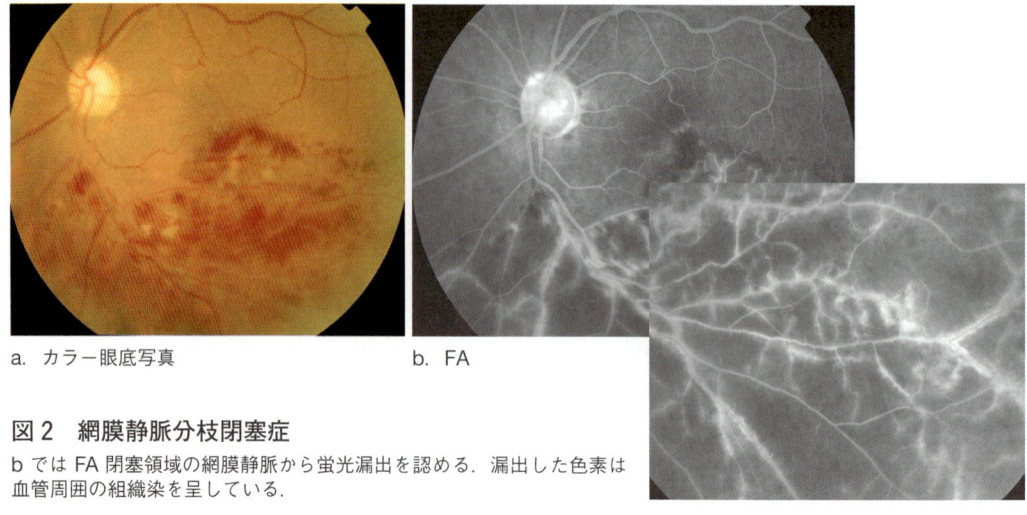

a. カラー眼底写真　　b. FA

図2　網膜静脈分枝閉塞症
b では FA 閉塞領域の網膜静脈から蛍光漏出を認める．漏出した色素は血管周囲の組織染を呈している．

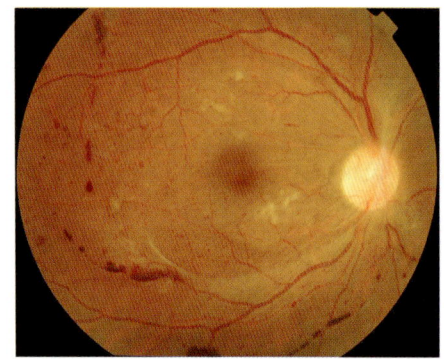

図3　増殖糖尿病網膜症
a. カラー眼底写真．
b. FA 早期．網膜毛細血管瘤，網膜内細小血管異常（IRMA），網膜無灌流領域，視神経乳頭新生血管，網膜新生血管などの網膜毛細血管レベルの微細な構造を描出している．
c. FA 後期．視神経乳頭新生血管，網膜新生血管からの旺盛な蛍光漏出を認める．

a. カラー眼底写真

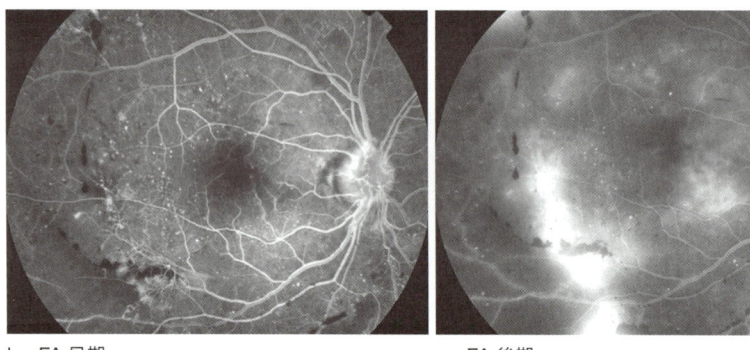

b. FA 早期　　c. FA 後期

　FA では時間の経過とともに旺盛な蛍光漏出を認める（図3）．また，ぶどう膜炎に伴う血管炎でも，炎症によるバリアの破綻によって蛍光漏出を認める（図4）．

色素貯留（pooling）：漏出した蛍光色素が組織間に貯留して過蛍光となった状態である．網膜血管障害による色素貯留の代表は囊胞様黄斑浮腫である．囊胞様黄斑浮腫は Henle 層に花弁状の囊胞を形成

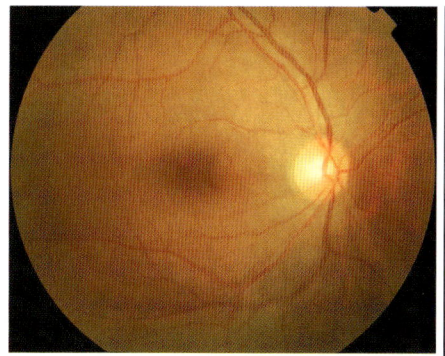
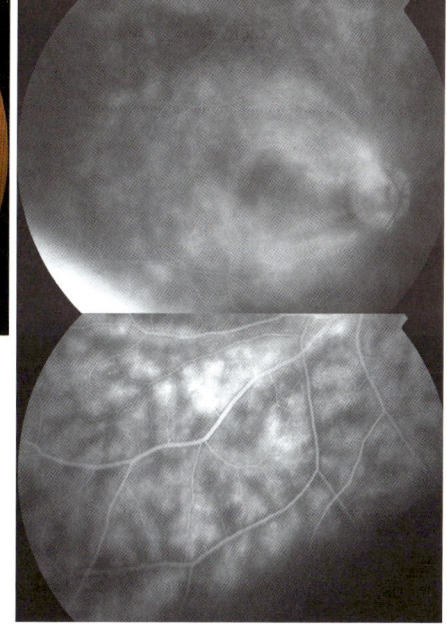

a. カラー眼底写真

図4 Behçet病
a. カラー眼底写真.
b. FA. 後極部から周辺部にかけて網膜毛細血管からの蛍光漏出を認める. 周辺部はBehçet病に特有のシダ状を呈している.

b. FA

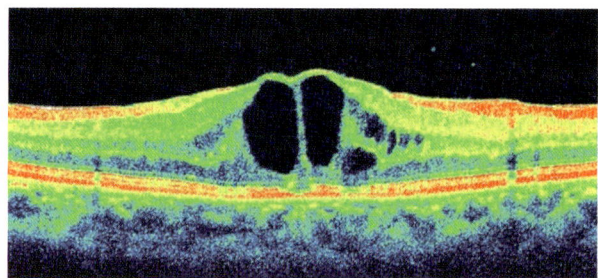

a. 光干渉断層検査

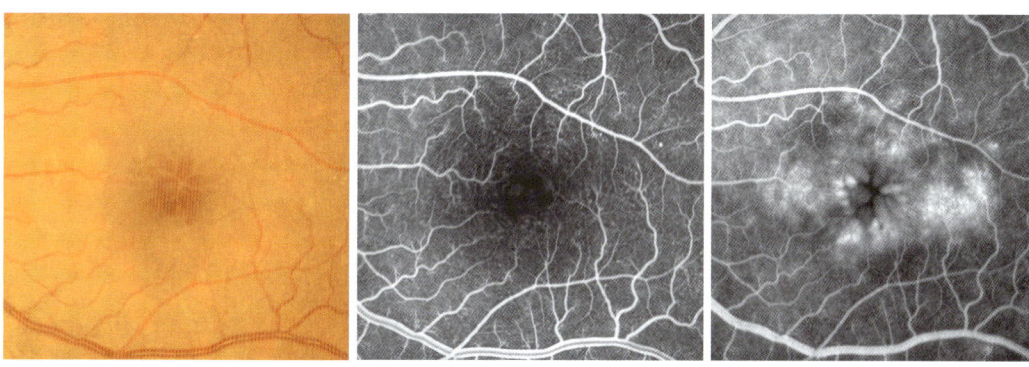

b. カラー眼底写真　　　　c. FA初期　　　　d. FA後期

図5　網膜中心静脈閉塞症の遷延性囊胞様黄斑浮腫
a. 光干渉断層検査. 黄斑部に囊胞を認める.
b. カラー眼底写真. 黄斑部に囊胞を認める.
c. FA初期. 黄斑部に過蛍光を認めない.
d. FA後期. 黄斑部に花弁状の色素貯留を認める.

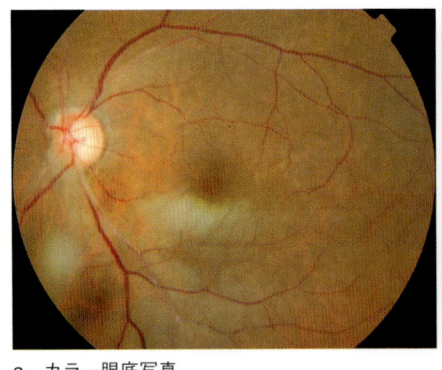
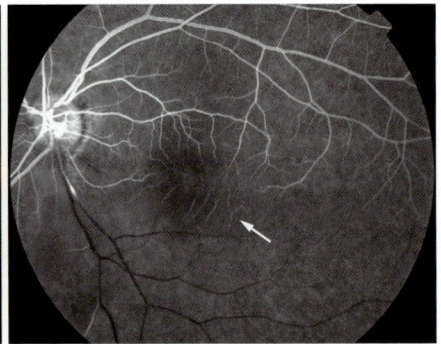

a. カラー眼底写真　　　　　　　　　　　　　　b. FA

図6　網膜動脈分枝閉塞症
a. カラー眼底写真．閉塞領域の網膜が乳白色混濁している．
b. FA．閉塞動脈領域の充盈欠損を認める．黄斑部近傍の閉塞領域の動静脈には，圧勾配により健常側からの逆流現象も認める（矢印）．

し高度な視力低下を来たすものである．FAでは嚢胞内に色素が貯留することで花弁状の過蛍光を呈する（図5）．

組織染（staining）：血管外に漏出した色素によって組織が染色された状態である．組織貯留が組織間に色素が貯留したものに対し，組織染は組織内に色素が付着，あるいは結合した状態のことをさす．網膜血管の周囲にわずかに拡散したような像を呈する（図2）．

透過蛍光（window defect）：網膜色素上皮細胞の萎縮によって，脈絡膜蛍光が透過している状態である．網膜血管異常の所見ではない．

FA所見（2）低蛍光

充盈欠損（filling defect）：網膜血管の閉塞によって，蛍光色素が血管内に流入しない状態である．網膜大血管の閉塞では網膜動脈閉塞症や（図6），経過の長い網膜静脈閉塞症で認められる（図7）．また，糖尿病網膜症では，網膜毛細血管床の閉塞によって網膜動静脈血管の間が黒く抜けた像が得られ，網膜毛細血管の充盈欠損を認める（図3）．その領域は無灌流領域と呼ばれ，糖尿病網膜症のFAによって得られる最重要所見の一つであり，網膜光凝固を施行する際の指標となる[*1]．

充盈遅延（filling delay）：網膜血管が遅れて造影される所見で，網膜血管の狭窄を示唆する．網膜静脈閉塞症や網膜動脈閉塞の不完全型で認められる（図8）．

蛍光遮断（block）：何らかの物質や病変組織などによって蛍光が遮られ低蛍光となった状態である．出血，硬性白斑，滲出液，網膜有

[*1] 現在，一般的に用いられている器械で網膜毛細血管の閉塞を検出できる検査は，FAだけである．糖尿病網膜症や網膜静脈閉塞症における血管新生予防に網膜光凝固術を施行するが，その施行範囲である無灌流領域の検出には，FAを用いるほかない．

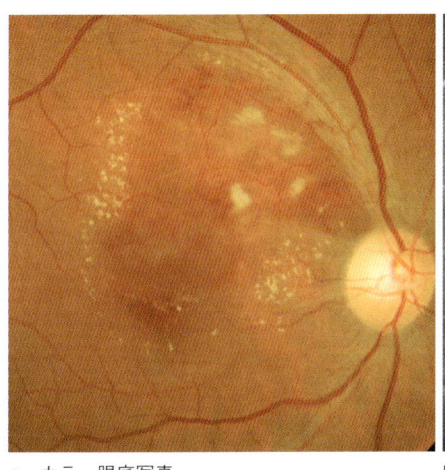
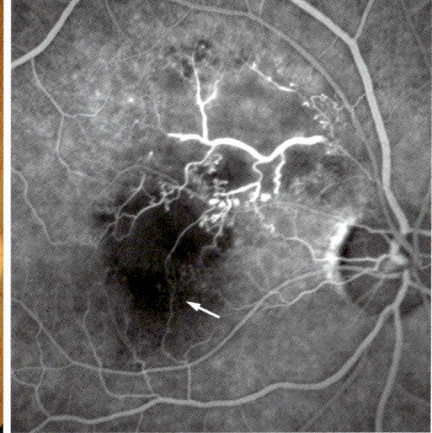

a. カラー眼底写真　　　　　　　　　　　b. FA

図7　網膜静脈分枝閉塞症
a. カラー眼底写真．硬性白斑および軟性白斑を認める．
b. 閉塞静脈領域に無灌流領域を認める．血管内圧上昇による拡張した静脈，蛍光漏出，網膜毛細血管瘤の形成および網膜血管吻合（矢印）を認める．

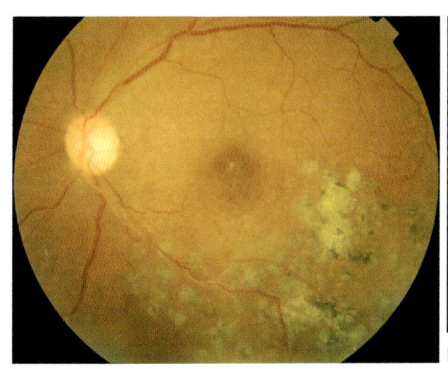
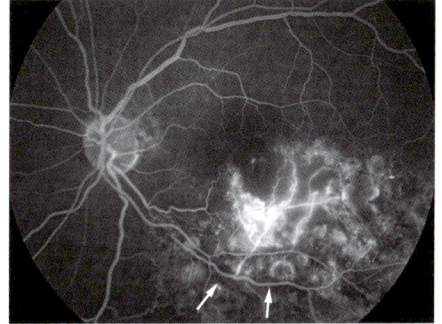

a. カラー眼底写真

b. FA 早期

c. FA 後期

図8　網膜静脈分枝閉塞症（網膜光凝固後）
a. カラー眼底写真．網膜光凝固斑を認める．
b. FA 早期．閉塞静脈の充盈遅延を認める（矢印）．
c. FA 後期．同部位の充盈を認める．

髄神経線維，厚みを増した網膜色素上皮などが原因となる．網膜血管障害では，原因疾患がそれらを呈すると蛍光遮断を認める（図9）．

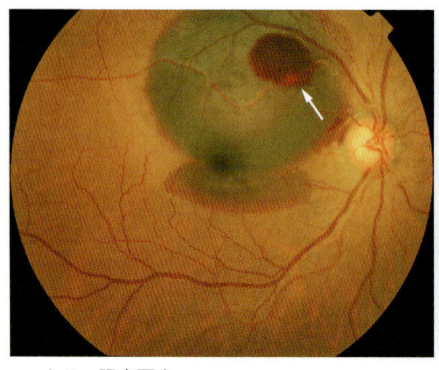
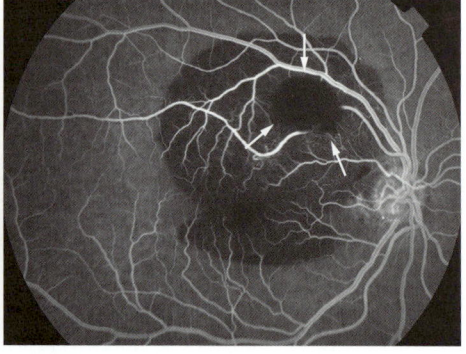

a. カラー眼底写真　　　　　　　　　　b. FA

図9　網膜細動脈瘤
a. カラー眼底写真．橙赤色の動脈瘤とその周囲に網膜内出血と網膜下出血（矢印）を認める．
b. FA．動脈瘤周囲は網膜血管がブロックされており，網膜内出血（内境界膜下出血）であることがわかる（矢印）．

FA所見（3）網膜毛細血管の形態異常

　FAでは，フルオレセインが流入した網膜血管は色素上皮層の低蛍光とのコントラストによって鮮明にみえる．網膜大血管だとカラー眼底写真やレッドフリー[*2]でも網膜血管をはっきりと描出することができるが，網膜毛細血管の描出はFAがよい．糖尿病網膜症で認められる網膜新生血管の形態や網膜内細小血管異常（intraretinal microvascular abnormalities；IRMA，**図2**），また，網膜静脈分枝閉塞症に認められる網膜血管吻合（**図7，8**）などの微細な血管の描出はFAが最も優れている．

[*2] **レッドフリー**
赤色光を含まない光で眼底を撮影する方法である．網膜血管が黒く強調された像が得られるが，網膜毛細血管床は描出できない．

カコモン読解　第18回 臨床実地問題26

42歳の男性．視力は両眼ともに1.0（矯正不能）．左眼の蛍光眼底造影写真を図に示す．左眼にみられる所見はどれか．3つ選べ．

a 新生血管
b 毛細血管瘤
c 毛細血管床閉塞
d 脈絡膜動脈閉塞
e 網膜色素上皮剥離

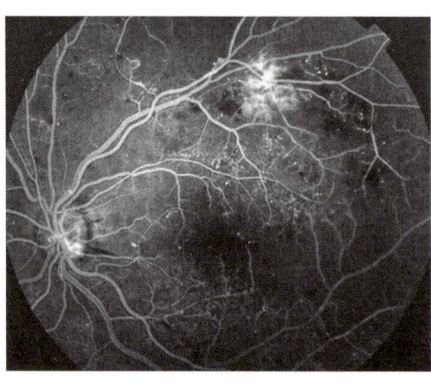

解説　増殖糖尿病網膜症のフルオレセイン蛍光眼底造影写真である．

写真中央上部に蛍光漏出を伴う網膜新生血管（a）を認める．アーケード血管内に多数の点状の蛍光充盈を示す毛細血管瘤（b）を認める．網膜新生血管周囲や視神経乳頭上方の蛍光の充盈欠損による低蛍光は，毛細血管床閉塞（c）である．

網膜色素上皮のメラニン色素による蛍光遮断効果のため，フルオレセイン蛍光眼底造影では網膜色素上皮下の病変は明瞭に検出できない．インドシアニングリーン蛍光眼底造影では光源に赤外光を用いており，網膜色素上皮を透過するため，dの脈絡膜動脈閉塞の検出が可能である．

フルオレセイン蛍光眼底造影写真で網膜色素上皮剝離の部位は蛍光の貯留により過蛍光となるが，この写真にその所見はない．増殖糖尿病網膜症で認められることは非常にまれである．

模範解答　a，b，c

カコモン読解　第19回 臨床実地問題18

63歳の男性．視力は両眼ともに1.0（矯正不能）．左眼蛍光眼底造影写真を図に示す．左眼にみられる所見はどれか．3つ選べ．

a block
b filling defect
c leakage
d pooling
e window defect

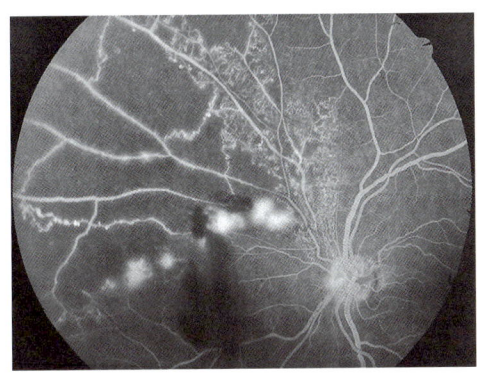

解説　陳旧性網膜静脈分枝閉塞症のフルオレセイン蛍光眼底造影写真を提示して，その所見を問うている．語句の説明は，本文を参照されたい．

a．block（蛍光遮断）：写真中央部，網膜新生血管周囲に網膜出血による蛍光のブロックがみられる．

b．filling defect（充盈欠損）：写真左側半分に網膜毛細血管床の閉塞による広範囲の充盈欠損がみられる．この領域を網膜無灌流領域

といい，網膜光凝固術の適応範囲となる．

c. leakage（蛍光漏出）：写真中央から左下にかけて網膜新生血管からの蛍光漏出を認める．

d. pooling（蛍光貯留）：pooling は認めない．この症例では閉塞部位に黄斑部を含んでいないが，黄斑部を含む網膜静脈分枝閉塞症で囊胞様黄斑浮腫を伴った場合は，黄斑部に pooling を認める．

e. window defect（透過蛍光）：この症例では，網膜色素上皮の萎縮などによる脈絡膜背景蛍光の透過を認めない．

[模範解答]　a, b, c

（野本浩之）

網膜血管障害の光干渉断層計所見

網膜虚血と網膜血管からの漏出が病態に関与

網膜血管病の原因はさまざまであるが，その多くは網膜虚血と網膜血管からの漏出が病態に関与する．網膜血管閉塞による網膜虚血が強くなると，網膜・視神経乳頭・虹彩・隅角に新生血管が起こる．その結果，新生血管からの硝子体出血，増殖膜による牽引性網膜剥離，新生血管緑内障が発症する．また，網膜血管からの漏出は黄斑部に貯留しやすく，網膜浮腫・漿液性網膜剥離・硬性白斑沈着などによって黄斑の機能障害を起こす．光干渉断層計（optical coherence tomograph；OCT）は黄斑の病態評価に有用であり，ここでは糖尿病網膜症・網膜静脈閉塞症・網膜動脈閉塞症・網膜細動脈血管瘤・特発性傍中心窩毛細血管拡張症による黄斑病変のOCT所見について解説する．

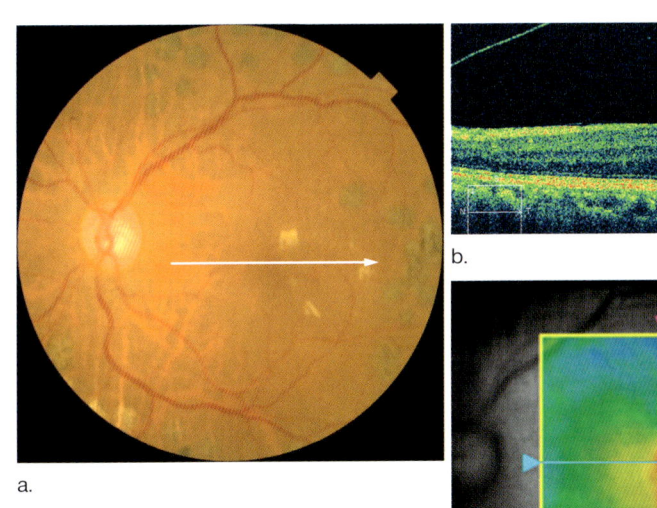
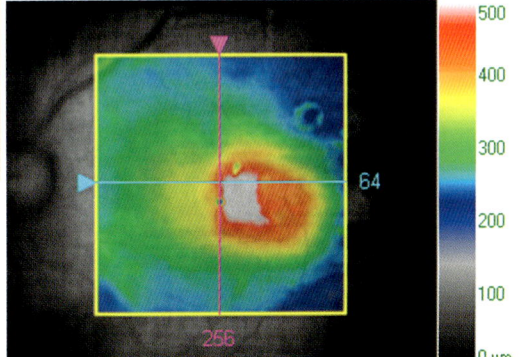

図1 糖尿病黄斑浮腫（局所性浮腫）
a. 黄斑耳側に硬性白斑を伴う局所性浮腫がある．
b. OCT（水平断）．中心窩とその耳側に囊胞様変化がある．
c. OCT（網膜厚マップ）．中心窩から黄斑耳側にかけて限局的に網膜が厚くなっており，局所性浮腫であることが明らかである．

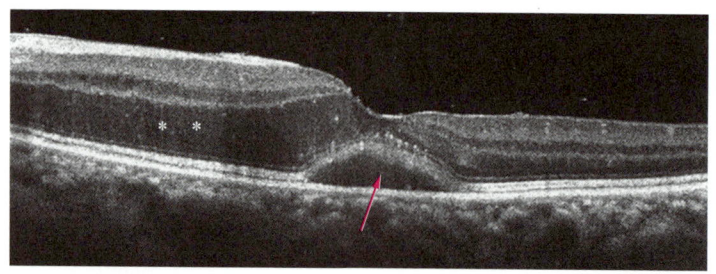

図2 糖尿病黄斑浮腫
中心窩下に漿液性網膜剝離性（赤矢印）があり，その鼻側には網膜外層に網膜膨化（＊）がある．

糖尿病網膜症

糖尿病黄斑浮腫：視力低下の主原因の一つである黄斑浮腫は，糖尿病患者の約9〜10％に起こる．糖尿病黄斑浮腫は，局所性浮腫[*1]とびまん性浮腫[*2]に分類される．

1. 網膜断層像では浮腫の分布がわかりくいので，局所性浮腫とびまん性浮腫の区別は網膜厚マップが有用である．浮腫が限局していれば局所性浮腫の可能性が高い（図1）．

2. 黄斑浮腫の網膜断層像は，網膜膨化・囊胞様変化・漿液性網膜剝離の組み合わせによって構成される[1]．網膜膨化は外網状層に起こりやすい．網膜内に水分が貯留し，組織は膨化し均質無構造な低反射となる（図2）．囊胞様変化は，網膜実質との境界が鮮明な囊胞様の低反射として描出され，中心小窩とその周囲に存在することが多い（図3）．囊胞様変化は主に内顆粒層と外網状層に存在する．内顆粒層に囊胞様変化があると，フルオレセイン蛍光眼底造影では蜂巣状の蛍光色素貯留を示す（図3）[2]．漿液性網膜剝離は，剝離した神経網膜と網膜色素上皮に囲まれた低反射領域として描出され（図2），網膜膨化や囊胞様変化を伴う．

3. スペクトラルドメインOCT（SD-OCT）で黄斑浮腫の断層像を観察すると，点状の高反射が網膜内の毛細血管瘤壁内および網膜のあらゆる層に散在する（図4）．この点状高反射は血管外に漏出した脂質や蛋白であり，これらが凝集したものが硬性白斑であると考えられている[3]．硬性白斑は，主に外網状層と中心窩の網膜下に凝集する．OCTの測定光は硬性白斑において高い反射が起こるため，硬性白斑は高い反射塊として描出される（図4）．一方，硬性白斑によって測定光がブロックされるため，その後方（強膜方向）は低反射となる．網膜下に凝集した硬性白斑

[*1] **局所性浮腫**
主に毛細血管瘤からの漏出によって起こり，毛細血管瘤に対する光凝固が有効である．

[*2] **びまん性浮腫**
黄斑部を含む広い範囲の浮腫で，毛細血管瘤からの漏出だけではなく，網膜血管の透過性亢進が関与している．

文献は p.237 参照．

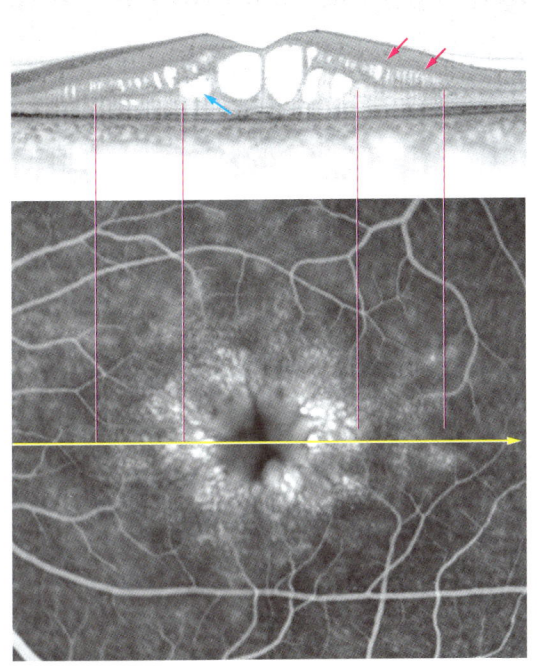

図3 囊胞様黄斑浮腫
上：中心窩とその周囲に囊胞様変化がある．中心窩周囲では囊胞様変化が外網状層（青矢印）と内顆粒層（赤矢印）の二層に分布している．
下：蛍光眼底造影でみられる蜂巣状の過蛍光部位は，内顆粒層の囊胞様変化に一致している（赤線）．

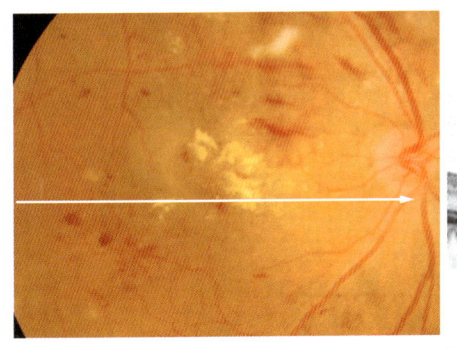
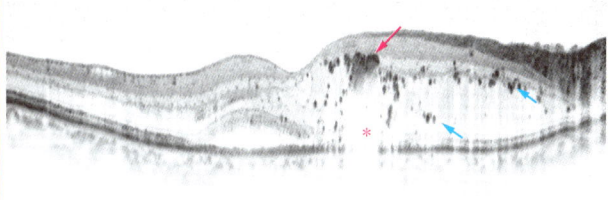

a.   b.

図4 硬性白斑のある糖尿病黄斑浮腫
a. 黄斑鼻側に硬性白斑と浮腫がある．
b. OCT（水平断）．中心窩に漿液性網膜剝離性があり，黄斑鼻側には網膜外層の膨化とそのなかに点状高反射（青矢印）が散在することがわかる．網膜内の硬性白斑（赤矢印）の外側（網膜色素上皮側）は，測定光のブロックによって低反射（＊）となっている．

は，網膜色素上皮が融合しているように描出される．

4. 黄斑浮腫が強くても，外境界膜（external limiting membrane；ELM）や視細胞内節外節接合部（IS/OS）が保たれていれば視力はよいことが多く，中心窩厚と視力に強い相関はない[4]．黄斑浮腫が吸収しても，ELMやIS/OSが消失していると，視力が改善しない（図5）[5]．黄斑浮腫の視力予後を検討する際に，ELMやIS/OSの所見は重要である．

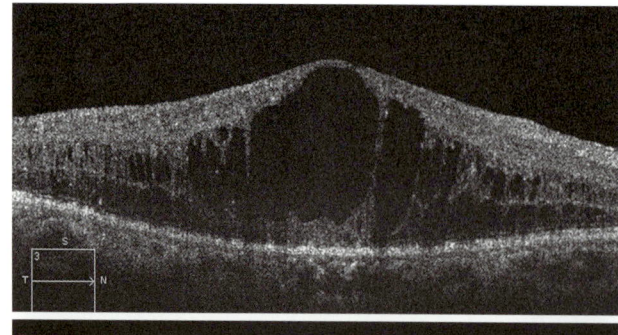
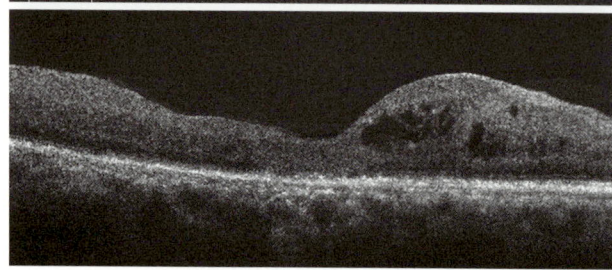

a. 巨大な囊胞様黄斑浮腫があり，術前視力は（0.1）であった．視細胞内節外節接合部（IS/OS）は消失している．

b. 術後 24 か月．囊胞様黄斑浮腫はほぼなくなっているが IS/OS が消失しており，視力は（0.2）にとどまっている．

図5 糖尿病黄斑浮腫に対する硝子体手術前後

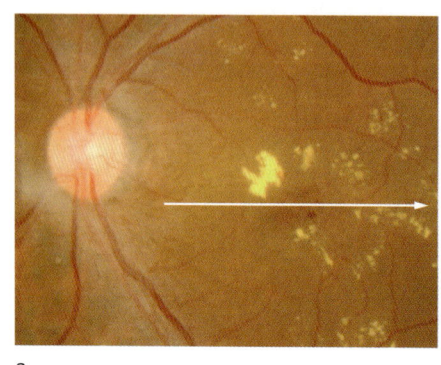
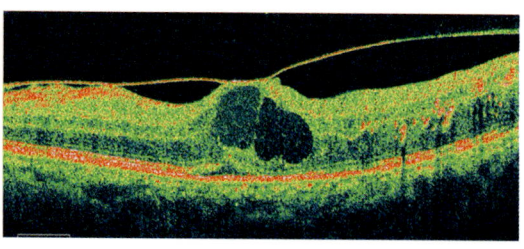

a.　　　　　　　　　　　　　　　　b.

図6 糖尿病網膜症における黄斑牽引
a. 視神経乳頭に増殖組織と中心窩に囊胞様黄斑浮腫がある．
b. OCT（水平断）．中心窩周囲に硝子体剥離があるが，中心窩は硝子体によって牽引され限局した囊胞様黄斑浮腫が起こっている．

増殖糖尿病網膜症：視神経乳頭や網膜血管アーケードに発生した新生血管は，やがて線維性増殖膜を形成し，増殖膜と硝子体膜の収縮によって牽引性網膜剥離を起こす．

1. 中心窩で後部硝子体皮質が接着し，その周囲で硝子体剥離が起こっていると，中心窩網膜に前方方向への牽引がかかり，限局性の囊胞様変化が起こる（図6）．
2. 黄斑部の硝子体剥離がない場合には，増殖膜による牽引によって黄斑の偏位が生じる（図7）．

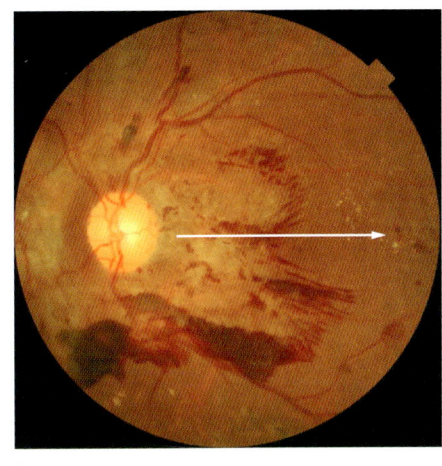
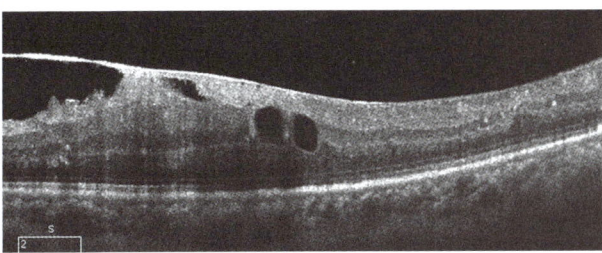

a.   b.

図7　増殖糖尿病網膜症における増殖組織による黄斑牽引
a. 視神経乳頭周囲に厚い増殖組織がある．
b. OCT（水平断）．肥厚した硝子体皮質によって，黄斑が視神経側に牽引されている．

網膜静脈閉塞症

　網膜静脈閉塞症は，網膜静脈分枝閉塞症（branch retinal vein occlusion；BRVO），網膜中心静脈閉塞症（central retinal vein occlusion；CRVO），hemi-CRVO（半側網膜中心静脈閉塞症）に分類される．BRVOは網膜動静脈交差部，CRVOは視神経篩状板付近の静脈内血栓形成によって発症する．

　急性期では，主に黄斑浮腫によって視力が低下する．BRVOの網膜血管閉塞が広いと網膜や視神経乳頭から新生血管が発生し，硝子体出血・網膜裂孔・網膜剥離などの合併症が起こることもある．CRVOは，非虚血型と虚血型に分類される．虚血型では，新生血管緑内障によって視力転帰が不良の場合がある．

1. 急性期のBRVOでは網膜出血によって測定光がブロックされやすい．OCTの測定光が網膜内層の出血によって減衰すると，IS/OSや網膜色素上皮が描出されない．OCTが網膜色素上皮を認識できないために，網膜厚マップでは出血部位の網膜が欠損しているように描出される（図8）．
2. 網膜静脈閉塞症の黄斑浮腫も基本的には網膜膨化・囊胞様変化・漿液性網膜剥離の組み合わせからなる．BRVOでは，閉塞領域が黄斑を含んでいなくても漿液性網膜剥離を主体とする黄斑浮腫が起こることがある（図9）[6]．

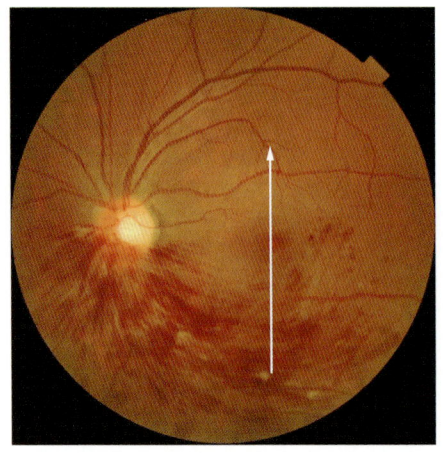

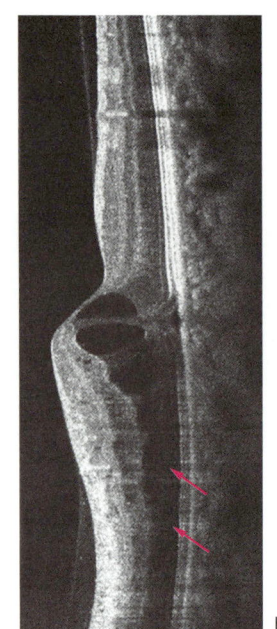

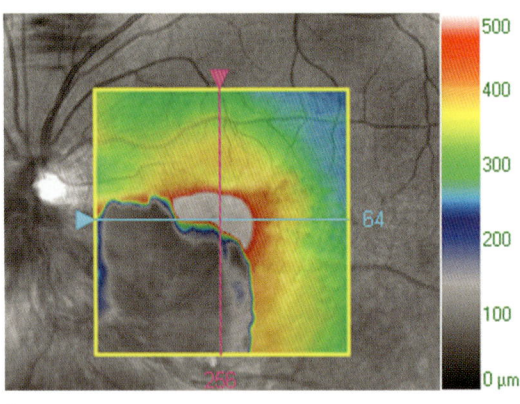

図8　片側の網膜中心静脈閉塞症
a. 眼底の下半分に眼底出血が広がっている.
b. OCT（垂直断）. 出血のある眼底下方では測定光がブロックされて網膜外層が低反射になっている（赤矢印）.
c. OCT（網膜厚マップ）. 黄斑部下鼻側の網膜厚が薄く表示されているが, これは測定光の減衰によって網膜色素上皮が認識されなかったためと考えられる.

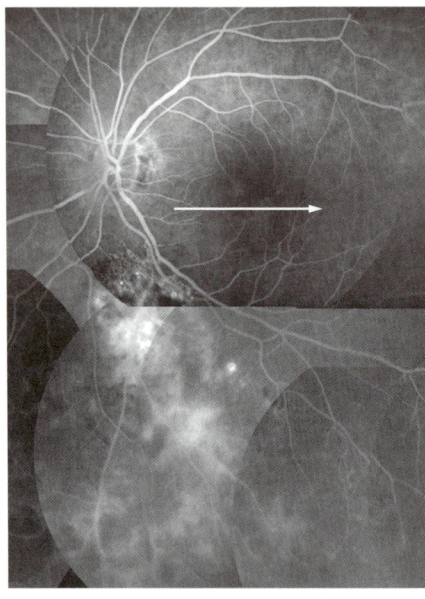

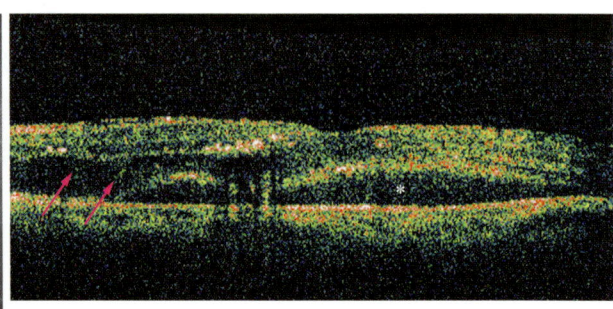

図9　黄斑を含まない網膜静脈分枝閉塞症
a. 蛍光眼底造影では, 眼底下方に黄斑を含まない網膜静脈分枝閉塞症があり蛍光色素の漏出がある.
b. OCT（水平断）. 漿液性網膜剥離性（＊）と網膜膨化（赤矢印）がある.

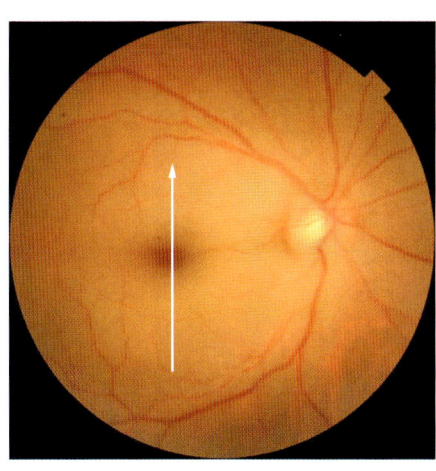
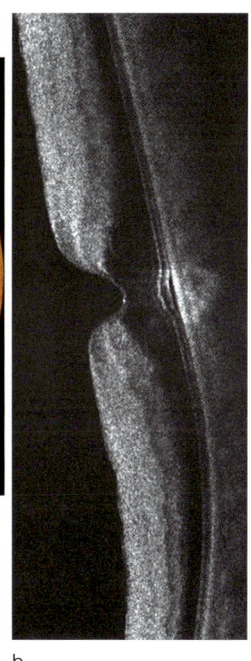

図10 網膜中心動脈閉塞症
a. 網膜中心動脈閉塞症によって，中心窩周囲の網膜は白濁している．
b. OCT（垂直断）．中心窩周囲の網膜内層が肥厚し高反射となっている．

網膜動脈閉塞症

閉塞部位によって，網膜中心動脈閉塞症（central retinal artery occlusion；CRAO）と網膜動脈分枝閉塞症（branch retinal artery occlusion；BRAO）に分けられる．CRAOでは後極部網膜がびまん性に白濁し，中心窩はcherry-red spotを呈する．BRAOでは閉塞領域の網膜が白濁する．

1. 急性期では動脈閉塞領域の網膜内層が肥厚し高反射となる（図10）[*3]．逆に網膜外層は測定光の減衰によって低反射となり，IS/OSや網膜色素上皮は不明瞭になる．中心窩網膜は脈絡膜から栄養を受けているため透明性を維持し，IS/OSや網膜色素上皮が鮮明に描出される．少し時間が経過した動脈閉塞症では，眼底検査で網膜の混濁がはっきりしなくても，OCTで網膜内層が高反射を示すこともある（図11）．

2. 陳旧期では，網膜内層が菲薄化する．CRAOでは，網膜内層の菲薄化によって中心窩の陥凹が消失した平坦な黄斑になる（図11）．IS/OSを含む網膜外層の層構造は正常に保たれる．

[*3] 網膜動脈は網膜内層を栄養し，脈絡膜動脈が網膜外層を栄養している．したがって，網膜動脈が閉塞すると網膜内層に凝固壊死による浮腫が起こる．

網膜細動脈瘤

網膜細動脈瘤は，第3分岐以内の網膜動脈に好発する．動脈瘤の

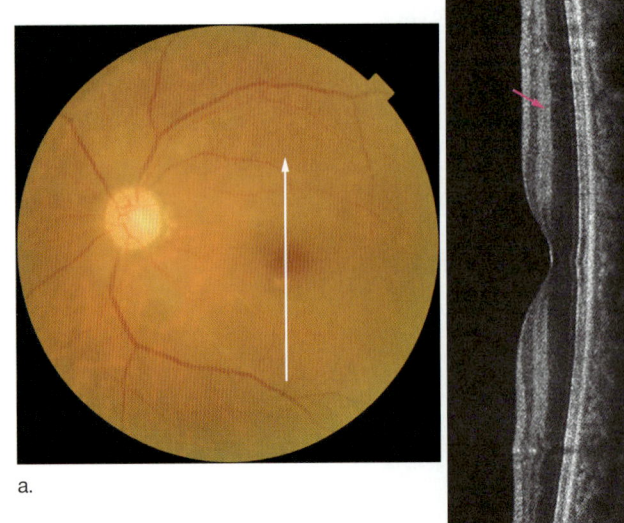
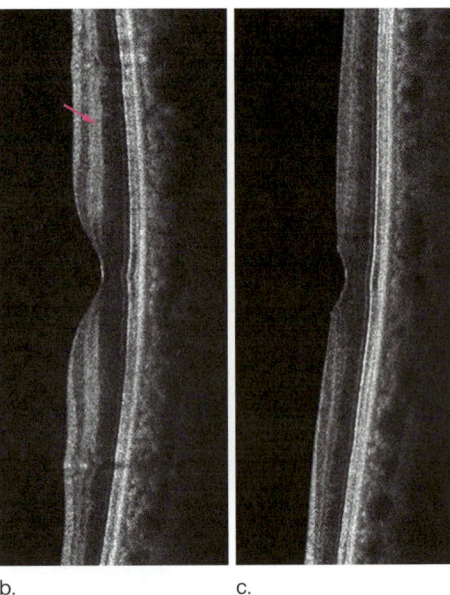

図 11 網膜中心動脈閉塞症
a. 発症から 3 日経過した網膜中心動脈閉塞症で，網膜の混濁ははっきりしない．
b. OCT（垂直断）．内顆粒層レベルで高反射となっている．
c. 3 か月後の OCT．網膜内層が萎縮したため，黄斑は平坦化し中心窩の陥凹がなくなっている．

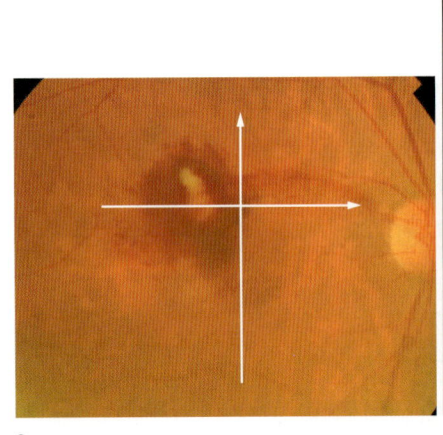
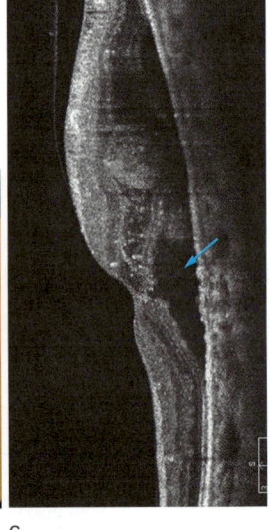
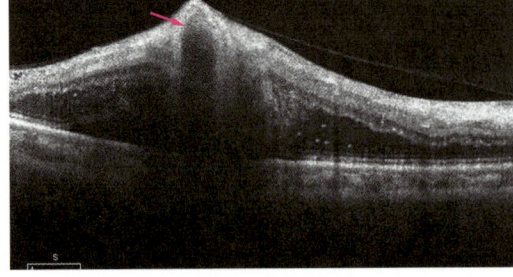

図 12 網膜細動脈瘤破裂
a. 黄斑上耳側に細動脈瘤と軽度の網膜下出血がある．
b. 細動脈瘤を含む OCT（水平断）像．動脈瘤は硝子体側に突出している（赤矢印）．
c. 中心窩を含む OCT（垂直断）．漿液性網膜剥離（青矢印）と網膜膨化がある．

表1 黄斑部毛細血管拡張症 (idiopathic macular telangiectasia)

病型		好発年齢, 性差	発症眼	病態	治療	OCT所見
Type 1	aneurysmal telangiectasia (血管瘤型)	中年男性に多い	片眼性	Coats病の亜型とみなされている．毛細血管の拡張・毛細血管瘤・浮腫などが特徴	毛細血管瘤への直接光凝固が有効	毛細血管瘤からの漏出によって，網膜膨化と中心窩に囊胞様変化が起こる．硬性白斑は網膜外層に高反射点として描出
Type 2	perifoveal telangiectasia (血管拡張型)	40〜50歳代に多く，性差はない	両眼性	網膜毛細血管拡張・網膜色素上皮の萎縮や過形成・囊胞様黄斑浮腫などがみられる．網膜毛細血管の拡張は二次的な変化であり，視細胞やMüller細胞の機能不全が原発であると考えられている．原因は不明	有効な治療法はない	網膜外層や網膜色素上皮の変化が主体であり，囊胞様変化は軽度あるが網膜膨化はほとんどない．病変部位の外顆粒層やIS/OSが消失することが多い（図13）

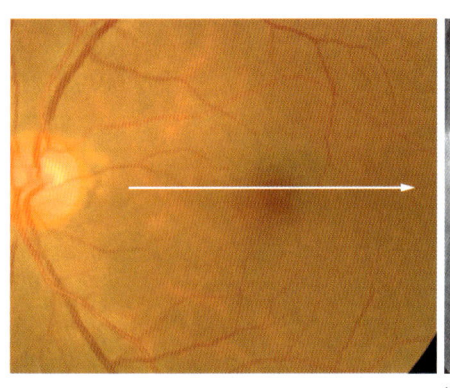

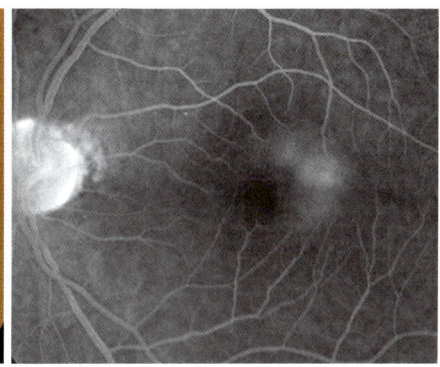

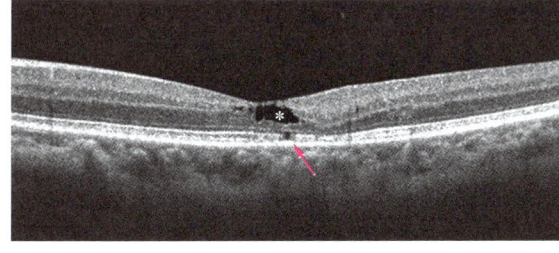

a.

b.

c.

図13 特発性傍中心窩毛細血管拡張症（血管拡張型）
a. 中心窩に囊胞様黄斑浮腫がある．
b. 黄斑耳側には網膜血管からの蛍光漏出がある．
c. OCT（水平断）では中心窩に囊胞様変化（*）があるが浮腫はない．一部IS/OSが消失している（赤矢印）．

破裂により網膜下・網膜内・網膜前に出血が起こることが特徴である．網膜下出血が中心窩を含む場合には，視力転帰が不良なことが多い．動脈瘤からの漏出によって網膜膨化や漿液性網膜剥離が起こることもある．

1. 動脈瘤そのものは，瘤状の隆起として描出される（図12）．
2. 網膜前出血が厚いとOCTの測定光がブロックされるため，出血よりも外層（網膜色素上皮側）の組織が低反射になる．内境界膜下の出血では剥離した内境界膜が写ることがある．

3. 出血が少ないタイプでは，網膜下液が中心窩下に貯留することがある（図12）．

特発性傍中心窩毛細血管拡張症

　特発性傍中心窩毛細血管拡張症（idiopathic juxtafoveolar retinal telangiectasis；IJRT）では，黄斑耳側を中心に毛細血管拡張・毛細血管瘤・黄斑浮腫・変性萎縮が起こる．2006年にYannuzziらは本疾患をType1：aneurysmal telangiectasia（血管瘤型）とType2：perifoveal telangiectasia（血管拡張型）に分け，黄斑部毛細血管拡張症（idiopathic macular telangiectasia）と名づけた[7]．血管瘤型と血管拡張型はまったく異なる疾患であると考えられている．それぞれの特徴を**表1**にまとめる．

（大谷倫裕）

2. 動脈硬化, 高血圧性変化

動脈硬化性眼底，高血圧網膜症

動脈硬化性眼底とは

　網膜血管は 100μm 以下の細動脈から始まる微小循環系であるため，正確には細動脈硬化とすべきである．大型血管の粥状硬化とは組織学的にも明らかな差がある，この網膜細動脈硬化は，従来から高血圧症（hypertension；HT）の放置，もしくは不十分なコントロールによってもたらされることがよく知られている．

動脈硬化性眼底（1）細動脈硬化と高血圧の関係

　細動脈硬化が病的な高血圧状態の持続によって生ずることは，筆者もすでに実験的に証明している．以下に，その経過を簡略に示す．人為的な血圧上昇とほぼ同時に出現する最初の眼底変化は，網膜細動脈の狭細であり，この所見は血管中膜でコイル状に配列する平滑筋細胞の全体的，かつ持続的な収縮を意味している（図1）．実験動物がラットなどの小型動物の場合，数か月ほどの高血圧状態が続けば，強く収縮していた中膜平滑筋細胞は，収縮状態のまま胞体を肥大させ始め，さらなる高血圧の持続では，中外膜および内皮下層の線維性肥厚を伴う平滑筋細胞の分断化（fragmentation）や，その壊死にまで進行する（図2）．このような血管中膜の線維性壊死と内皮下層から中外膜の線維性肥厚がいっそう高度になれば，硬化性病変として眼底検査でも検眼鏡的に観察可能となる．

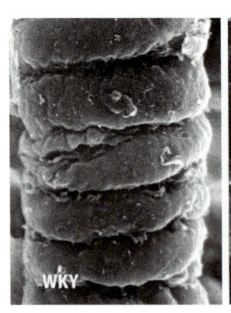

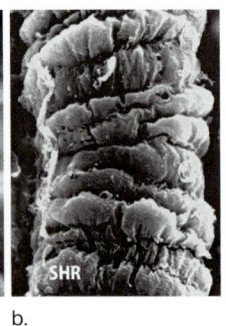

図1　正常血圧ラット（a）と昇圧期高血圧自然発症ラット（b）の網膜細動脈の中膜平滑筋の走査電顕像
平均血圧で灌流固定を行えば，SHR における平滑筋細胞の収縮状態がよくわかる．
a．正常血圧ラット（WKY）
b．昇圧期高血圧自然発症ラット（SHR）

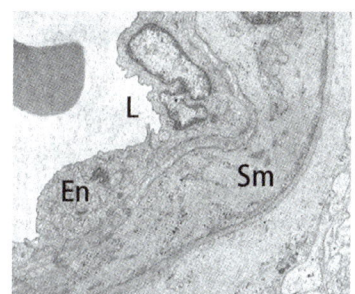

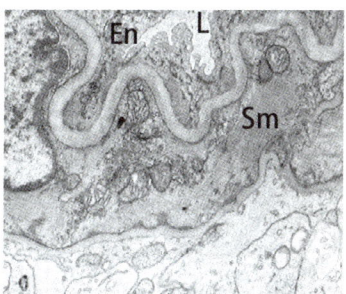

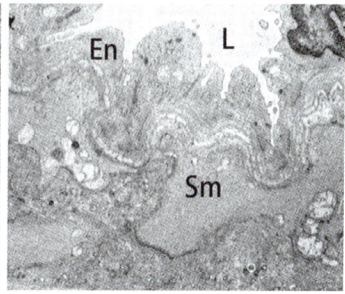

a. 早期昇期（術後 45 日）　　b. 高血圧持続 90 日　　c. 高血圧持続 180 日の所見

図 2　腎性高血圧ラット網膜細動脈の透過顕像

動脈硬化性眼底（2）どのような検眼鏡所見が硬化性病変か

　硬化性病変の重要な血管所見は，そのいずれもが血管壁の肥厚を意味する血柱反射亢進（R），交差現象（CS）および狭細（N）の三者である．なお狭細だけは，まだ硬化性病変を来たしていない昇圧期にみられる中膜平滑筋層の収縮によってもたらされた，それ（機能的狭細）ではなく，あくまでも管壁肥厚によって管腔が全体的に押しつぶされた結果（器質的狭細）である．よって，近年のようにHT の治療が格段に進歩した状況下では，昇圧期から硬化性病変への移行期にあるような症例では，N が欠落する場合もありうる．

反射亢進（R）：これを理解するにはアナログの温度計や寒暖計を考えると容易である．すなわち，血柱はこれらの着色アルコールや水銀柱になぞらえることができ，管壁はむろんガラス管などを意味している．このガラス管が厚ければそれだけレンズ効果は増し，水銀柱面などに発した反射光の幅が拡大することは自明である．

交差現象（CS）：この現象は，管内圧がより高い動脈壁の肥厚が内圧の低い細静脈の管腔を圧迫した結果にほかならない[*1]．注意を要するのは，CS があくまでも血圧が保たれた生体内でこそ顕著な所見という事実である．なお，図 3 には眼底における典型的な高度の硬化性所見を示した．

動脈硬化性眼底（3）硬化性所見の程度判定

　まずは，最も基本となる R の判定であるが，原則的に反射線幅が細動脈血柱径の 1/2 ほどに達していれば軽度とし，明らかに 1/2 を超えていれば中等度以上となる．これに加えて反射線の色調が，いわゆる銅線状や銀線状といわれるような色調の変化をも示していれば高度となる．ただし，この判定には画角 30° ほどの良質な眼底写

[*1] 少し以前に，屍体眼球のみを用いた組織学的な研究から，一部で主張されていた血管周囲増殖組織による隠蔽説は，蛍光眼底所見および網膜静脈分枝閉塞症（branch retinal vein occlusion；BRVO）の閉塞部が交差部であるという事実からも，すでに否定されたと考えるべきであろう．

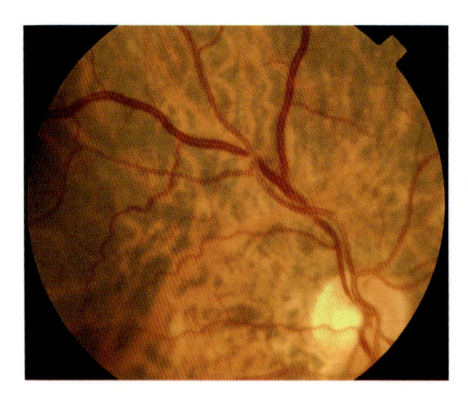

図3 高度の網膜細動脈硬化症

本例は，血圧の日内変動でも起床時血圧のみが 150 mmHg 前後でそれ以外に上昇を認めなかったため，糖負荷試験を行い，その結果，食後高血糖型の糖尿病と判明した．

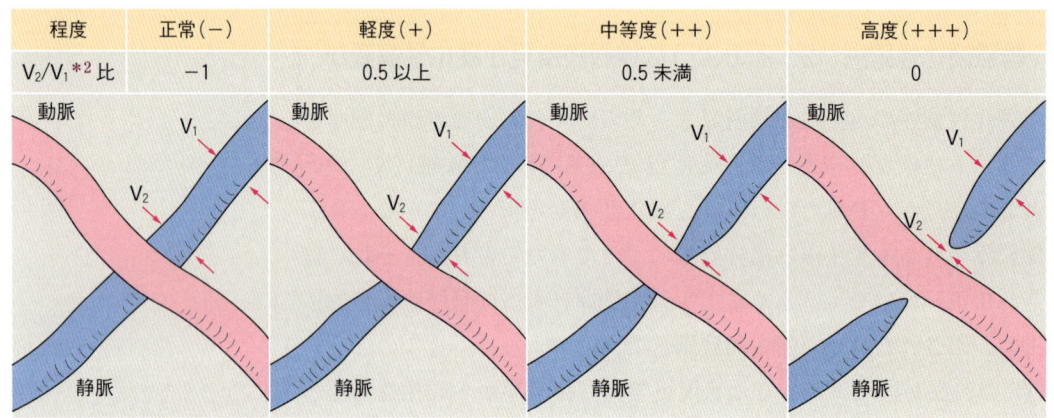

程度	正常（−）	軽度（＋）	中等度（＋＋）	高度（＋＋＋）
V_2/V_1 [*2] 比	−1	0.5 以上	0.5 未満	0

図4 交差現象の程度分類
（石田 晋：高血圧・動脈硬化．専門医のための眼科診療クオリファイ 5．全身疾患と眼．東京：中山書店；2011．p.71．）

真を用いるか，今では使用頻度が著しく低下した直像鏡での精密な観察が不可欠である．最も一般的な双眼倒像鏡の検査では，25 D 以下の観察レンズの使用でも倍率が低すぎて判定は無理である．

次いで CS の判定では，図4 に示したような交差前静脈径（V_1）と交差部静脈径（V_2）との比を用いれば便利である．この判定においても双眼倒像鏡のみでの検査では，R の判定と同様の理由でほとんど不可能である．

ちなみに双眼倒像鏡のみに頼った眼底検査の危うさを物語る症例を図5 に提示する．47歳の女性で4か月前に眼底検査をも含む健康診断を受け，まったく正常と判定されたという，この BRVO 症例では，筆者が確認した結果，眼科医が双眼倒像鏡のみの検査で，眼底撮影すらしていなかったことが判明している．よって出血斑に邪魔されて多少見えにくいことはさておき，この例が静脈閉塞を来たす4か月前にも高度の CS をもっていたことは間違いのない事実だったと思われる．

[*2] V_1 と V_2 の見方

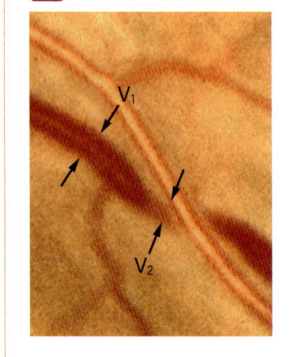

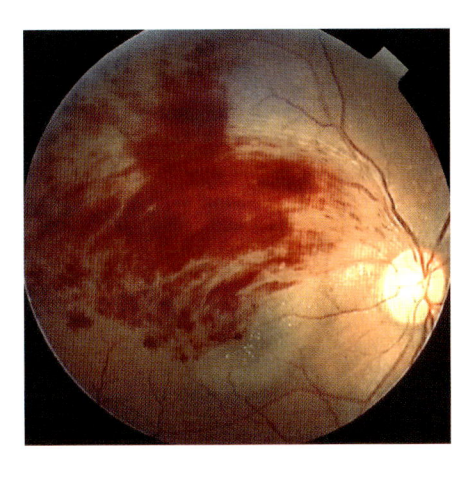

図5　BRVO 症例
（47 歳，女性）

眼底検査をも含む健康診断でまったく問題なしとされ，その4か月後にBRVOを発症し糖尿病と判明した．

動脈硬化性眼底（4）果たしてHTだけが硬化性病変の原因なのか

　先の図5に示した症例を再びもち出すが，本例では血圧の日内変動を繰り返し確認してもHTは否定されている．だが，基礎疾患はすぐに判明した．糖尿病である．健康診断でまったく問題ないと判定した担当医の過ちは，単に空腹時血糖だけでものをいってしまったことに由来すると思われる．

　筆者が本例に行ったO-GTT（oral glucose tolerance test；経口ブドウ糖負荷試験）では，負荷前血糖が105と確かに正常域ではあっても，糖負荷後の2時間値は206と糖尿病域を示していた．さらに本例は，負荷2時間後のIRI（immunoreactive insulin；血中インスリン）値が160μU以上の著明な高値を示しており，インスリン抵抗性をも伴う典型的な食後高血糖型の糖尿病と判定することができた次第である．

　ここで，もし現場の眼科医がきちんとした検査を行い，血圧が正常なのにこの高度の硬化性病変はなぜかという疑問や情報を提供すれば，事態は違った方向に推移した可能性すらも否定はできない．すなわち，このような症例は，簡易健康診断などで見落とされやすい食後高血糖型といわれるような早期糖尿病の発見においても，硬化性病変の正確な判定が実に有用である証左と言いえよう．

　その一方で，インスリン抵抗性を含めた初期糖尿病に硬化性病変が生じるとする研究には，いまだ症例報告程度がほとんどで，静脈閉塞症に関する報告以外には本格的な臨床研究が今なお，なされてないこともまた事実である．

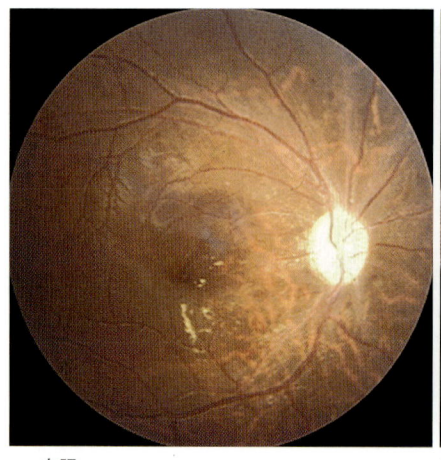

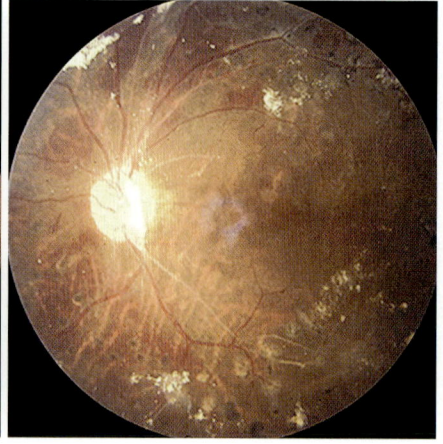

a. 右眼　　　　　　　　　　　　　　　　　　b. 左眼

図6　細動脈硬化性網膜症（65歳，男性）
20年余のHT歴をもちながら不定期治療に終始していた．血管れん縮網膜症ならば眼底所見の左右差を欠くことがむしろ特徴であるが，硬化性網膜症では逆に左右差をみる．

高血圧網膜症とは

　いわゆる高血圧網膜症（hypertensive retinopathy）は，いずれもが高血圧症を基礎に発症する重篤な網膜循環障害でありながら，明らかに性質の違う疾患二種類の総称といえる．その二つとは，血管れん縮（性）網膜症（angiospastic retinopathy），および細動脈硬化（性）網膜症（arteriolosclerotic retinopathy）である．その違いとは，前者が前項で昇圧機転として述べた，細動脈中膜平滑筋層の高度かつ持続的な収縮によって生じた動脈系由来の網膜循環障害であるのに比べ，後者がすでに細動脈硬化症をもつ例の血圧が加速度的に上昇するか，れん縮性網膜症が未治療のまま放置されて発症する網膜症という点にある．

　しかし，多発性の細小細静脈閉塞が本態と推測できる硬化性網膜症は，臨床的な遭遇頻度も明らかに減少していることもあって図6へ示すにとどめ，ここでは一般的に高血圧網膜症と称されもする，血管れん縮網膜症について主に述べる．

高血圧網膜症（1）血管れん縮網膜症の自然経過

　現在では本症の自然経過をみることなどはいかなる理由があっても許されはしないが，HTの治療薬が非常に乏しかった1970年代頃までは，どうしても血圧がコントロールできずにいる症例において，発症後に長期経過を経た眼底所見を診る機会も決してまれではなか

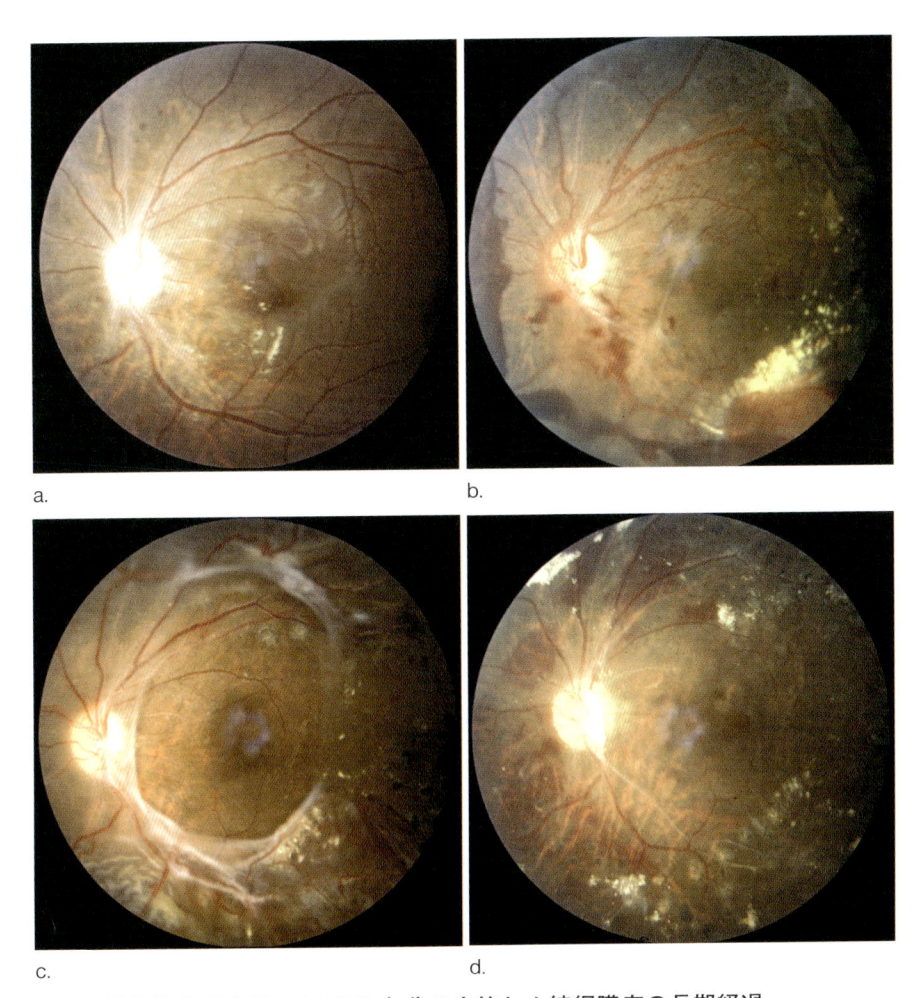

図7 視力予後不良だった1970年代の血管れん縮網膜症の長期経過

った（図7）．初期症状としては，網膜細動脈の著しい狭細とともに乳頭周囲に多発する綿花様白斑，および網膜全体に小線状出血が観察できる．図7に提示した24歳男性の症例では，この時期の眼底写真が欠落しているが，**図7a**は230台だった収縮期血圧が，180 mmHgほどに低下して内科退院を許可された発症4年後の所見であり，すでに硬化性病変がみられだした時期である．**図7b**はその6年後に再び著明な血圧上昇を来たして内科再入院となった時期で，網膜血管全体の閉塞性病変とともに血管増殖や硝子体出血が認められる．ここまで進行してしまえば牽引性網膜剥離を来たすのは当然で，この症例でも再入院4か月後に剥離を来たした（**図7c**）．なお，**図7d**は発症から11年後，すなわち硝子体手術も終了した時点の所見であるが，初診時0.8（1.5）だった視力は，すでに0.02（矯正不能）となっていた．一方，汎網膜光凝固だけで硝子体手術には

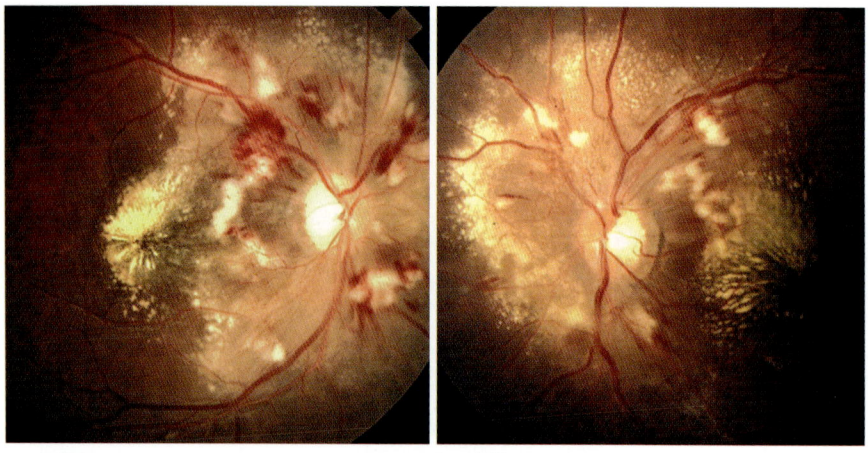

a. 右眼　　　　　　　　　　　　　　b. 左眼

図8　腎血管性高血圧症にみられた重症な血管れん縮網膜症（38歳，男性）

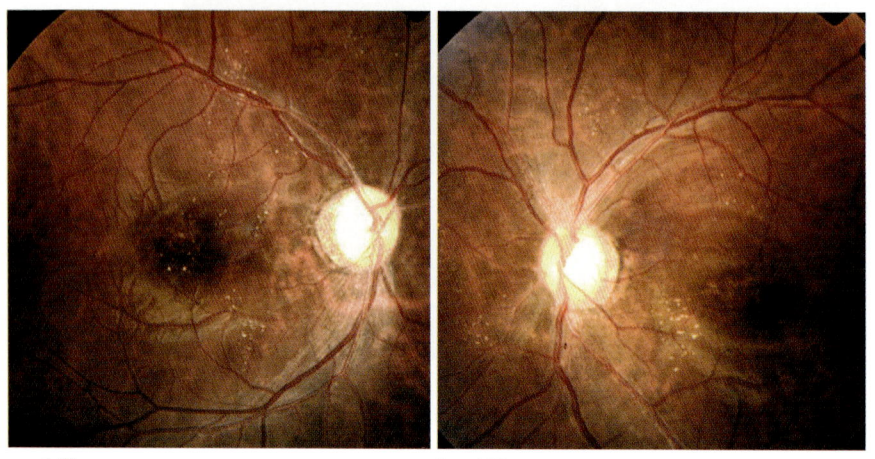

a. 右眼　　　　　　　　　　　　　　b. 左眼

図9　図8の血圧コントロール後の眼底所見
軽度の硬化性病変を認めるものの，視力予後は両眼とも矯正で1.5を得ている．

至らなかった左眼もまた，循環障害による視神経および網膜の広範な障害で，視力はやはり0.02（矯正不能）と著しく低下していた．

高血圧網膜症（2）血管れん縮網膜症は，ほぼ克服されている

図8に示した症例は，血圧のレベルも図7の症例と同程度の重症例であった，38歳男性の腎血管性高血圧症例である．視力も右0.4，左0.5ともに矯正不能だったこのような重症例でさえ，早期に適切な降圧療法が実行されれば，図9へ示したとおり，軽度の硬化性病変はやむを得ぬとしても，1年後には視力障害も残さずにほぼ完治してしまうのが現状といえる．

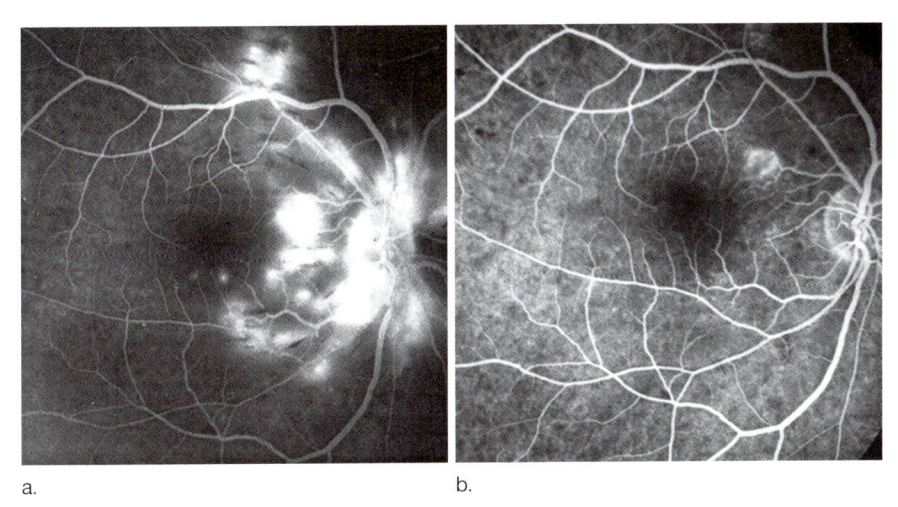

図10 最初にACE-Iが奏効した本態性高血圧症例の血管れん縮網膜症
（36歳，女性）
主幹細動脈の狭細改善に注目．

　先に示した**図7**の不幸な症例とはあまりに異なる予後の良好さは，本症の基本的な原因である中膜平滑筋層の高度，かつ持続的な収縮を解除できる複数の薬物が相次いで開発された結果にほかならない．それらの薬物としては，まず先駆的に開発されたアンジオテンシン変換酵素阻害薬（ACE-I）が挙げられ，次いでこの薬物の空咳という副作用を克服したアンジオテンシンⅡ受容体拮抗薬（ARB）や，さまざまな長時間作用のカルシウム拮抗薬を挙げることができる．このACE-Iが奏効した最初の症例として，1980年に霧視を訴えて受診し，本態性高血圧症が原因の血管れん縮網膜症と診断した36歳女性の経過を**図10**に示す．最も注目すべきは，蛍光眼底写真でも明らかな下耳側動脈の管径改善であろう．

高血圧網膜症（3）高血圧症の種類によって網膜症の所見に違いはあるのか

　この問いに対して最初に結論を述べてしまえば，応えは否である．二次性高血圧症の基礎疾患として代表的な褐色細胞腫や腎血管性疾患でも，左右差のない網膜細動脈の著しい狭細を基礎にして，視神経乳頭近位の綿花様白斑や小線状出血，局所的な網膜浮腫や滲出斑などに装飾される眼底所見はほとんど同一である．多少注意を要する差異としては，妊娠高血圧症候群の重症例などで**図11**に示したような非裂孔原性網膜剥離を挙げることもできるが，これは何も本症候群に特異的な所見ではなく，腎血管性高血圧や重度の本態性高

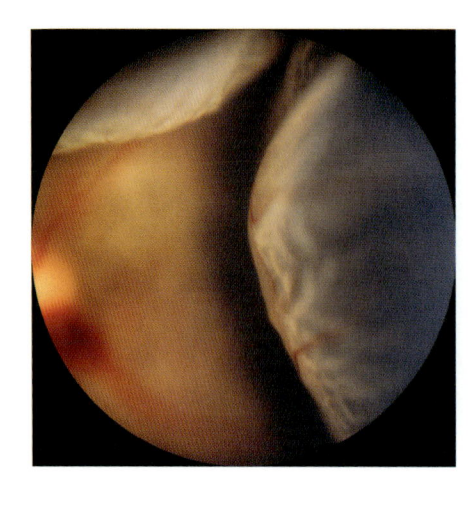

図11 妊娠高血圧症候群に発症した，血管れん縮網膜症での網膜剝離

この剝離も血圧のコントロール後に自然消退した．

血圧症にもみられることから，重症高血圧症に共通の眼底所見といえる．すなわち，細動脈のより強いれん縮による虚血性の循環障害が，一段階大型の細動脈をもつ脈絡膜にまで及んだ証拠にほかならず，それだけ重症高血圧症の証左ともいえるこの剝離は，降圧治療の奏効に並行して速やかに消退してしまう．このような事実は，本態性高血圧症のモデルとして開発された一群の高血圧自然発症ラット（spontaneously hypertensive rat；SHR）や腎血管性高血圧ラットなどにおいても実験的に確認がなされている．

高血圧網膜症は克服可能

結論を述べると，確かに個々の症例ではさまざまに多彩重篤な眼底像を呈して視力障害も生じる高血圧網膜症は，その持続期間と血圧のレベルによって装飾されるものの，早期発見，早期治療によって十分に克服可能な疾患といいうる．

カコモン読解 第18回 臨床実地問題2

網膜血管トリプシン消化伸展標本写真を図に示す．この病変が関与するのはどれか．3つ選べ．

a Coats病
b 網膜剝離
c 糖尿病網膜症
d 高血圧網膜症
e 網膜動脈閉塞症

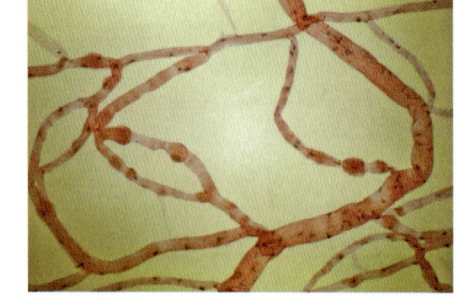

（PAS染色）

解説 この設問の問題点は例示した5疾患から"三つを選べ"という点にある.まず真っ先に挙げられるのは,cの糖尿病網膜症であり,この標本の細小血管瘤(microaneurysm;MA)が後毛細血管から集合細静脈に認められる所見からしても,これ以外の疾患はむしろ誤りとさえいえる.しかし,出題者の"関与"という言葉の意図が,組織所見からの診断ではなく,MAがみられる疾患を挙げよといったものであれば,aのCoats病もある種の病型ではMAが主体となるので,これを挙げてもあながち間違いとはいえない.しかし,問題は後の3疾患である.このなかでMAの出現頻度が最も高いのは,eの網膜動脈閉塞症(retinal artery occlusion;RAO)であるが,その基礎疾患には糖尿病(diabetes mellitus;DM)が多いことからしても,RAOのMAがそれ自体の必須所見では決してない.また,MAの分布もより動脈寄りのことが多く,表示された標本が血管壁細胞の配列から集合細静脈が中心とわかれば困惑はなおさらである.同様の意味で重症高血圧症にDMが合併する頻度はそれほど低くはないために,もしeを正解とすれば,dもまた正解としなければならない.また単に網膜剥離という表現のために牽引性網膜剥離や,ある種の漿液性,滲出性網膜剥離ではMAの関与も完全に否定はできないことからも,これは実に困った問題である.筆者の立場からすれば,正解はcのみである.

模範解答 c(三つを選ぶことはできないと考える.)

カコモン読解 第21回 一般問題44

妊娠高血圧症候群(妊娠中毒症)網膜症でみられないのはどれか.
a 網膜出血　b 軟性白斑　c 毛細血管瘤　d 滲出性網膜剥離
e Elschnig斑

解説 網膜出血と軟性白斑は高血圧網膜症の最も基本的な眼底所見であり,Elschnig斑は脈絡膜にも循環障害が及んだ証拠であり,本症での遭遇頻度も高い眼底所見といえる[*3].また滲出性網膜剥離は,脈絡膜循環障害がさらに広範となった証拠で,これは本文にも提示したとおりである.また,DMと妊娠高血圧症との合併は非常に少ないことからも毛細血管瘤の出現は特殊な例を除いてまず考えられない.正解はcの毛細血管瘤である.

模範解答 c

(吉本弘志)

[*3] FA(fluorescein angiography;フルオレセイン蛍光造影)でElschnig斑が確診できるといって妊婦に同検査を実行するのは,避けるべきである.

3. 血管閉塞性疾患

非増殖糖尿病網膜症

　糖尿病網膜症（diabetic retinopathy）は，①血管外漏出（浮腫），②血管閉塞（虚血），③血管新生の三つの病態から形成され，時間経過とともに，①→②→③へと進行する．そのため病期は，①②による非増殖糖尿病網膜症（nonproliferative diabetic retinopathy；NPDR），③による増殖糖尿病網膜症（proliferative diabetic retinopathy；PDR）に大きく分けることができる．NPDR の定義は，

表1　Davis 分類

網膜症病期	眼底所見
単純網膜症	毛細血管瘤
	網膜点状・斑状・線状出血
	硬性白斑・網膜浮腫（少数の軟性白斑）
増殖前網膜症	網膜出血
	軟性白斑
	静脈異常
	網膜内細小血管異常（IRMA）
増殖網膜症	新生血管（網膜・乳頭上）
	網膜前出血
	硝子体出血
	牽引性網膜剝離
	"燃え尽きた網膜症"：血管狭細化・白線化，線維血管性増殖膜

糖尿病網膜症を単純網膜症，増殖前網膜症，増殖網膜症の三つに分類する考え方は，Davis によって提唱された．"燃え尽きた網膜症"は，増殖網膜症のなかでも，自然経過で鎮静化したものを意味している．
IRMA：intraretinal microvascular abnormalities
　　　　NPDR

表2　福田分類

網膜症病期		眼底所見
良性網膜症（A）	A1：軽症単純	毛細血管瘤，点状出血
	A2：重症単純	しみ状出血，硬性白斑，少数の軟性白斑
	A3：軽症増殖停止	陳旧性の新生血管
	A4：重症増殖停止	陳旧性の硝子体出血
	A5：重症増殖停止	陳旧性の線維血管性増殖組織
悪性網膜症（B）	B1：増殖前	IRMA，軟性白斑，網膜浮腫，線状・火炎状出血，静脈拡張（FAにて無灌流域）
	B2：早期増殖	乳頭に直接連絡しない新生血管
	B3：中期増殖	乳頭に直接連絡する新生血管
	B4：末期増殖	硝子体出血，網膜前出血
	B5：末期増殖	硝子体の（線維血管性）増殖組織を伴うもの
合併症		黄斑病変（M），牽引性網膜剝離（D），血管新生緑内障（G），虚血性視神経症（N）
治療*		光凝固（M），硝子体手術（V）

福田分類は，Scott 分類を基礎にしてつくられ，現在は，1991年発表された"新福田分類"が主として用いられている．網膜症を悪性と良性とに分け，光凝固の治療対象となる増殖前網膜症や増殖網膜症を悪性に分類していること，光凝固や硝子体手術などの治療によって鎮静化することを考慮し，増殖停止網膜症として，これを良性網膜症に分類していることが特徴である．
*：治療により6か月間鎮静化している場合には，増殖停止網膜症とする．
　　　　NPDR，FA：fluorescein angiography.

表3　International Clinical Diabetic Retinopathy Disease Severity Scale

Proposed Disease Severity Level（重症度）	Findings Observable on Dilated Ophthalmoscopy（眼底所見）
No apparent retinopathy（明らかな網膜症なし）	No abnormalities（異常なし）
Mild nonproliferative diabetic retinopathy（軽症 NPDR）	Microaneurysms only（毛細血管瘤）
Moderate nonproliferative diabetic retinopathy（中等症 NPDR）	More than just microaneurysms but less than severe no proliferative diabetic retinopathy（毛細血管瘤より重く，重症 NPDR より軽い）
Severe nonproliferative diabetic retinopathy（重症 NPDR）	Any of the following（以下のいずれか〈表下の説明を参照〉）： ① more than 20 intraretinal hemorrhages in each of 4 quadrants ② definite venous beading in 2＋quadrants ③ Prominent intraretinal microvascular abnormalities in 1＋quadrant And no signs of proliferative retinopathy
Proliferative diabetic retinopathy（増殖糖尿病網膜症）	One or more of the following（以下のうち一つ以上）： Neovascularization, vitreous/preretinal hemorrhage（新生血管，硝子体／網膜前出血）

ETDRS 分類のなかで，NPDR から PDR への進行と関連が強かった三つの所見が，以下のような "4-2-1 ルール" として，重要視されている．
① 4 象限すべてにおいて，20 個以上の網膜出血．
② 2 象限以上で静脈の数珠状拡張．
③ 1 象限以上で明らかな IRMA．
の三項目のことであり，このうちいずれかを認める場合，重症 NPDR と診断する．
□ NPDR

"PDR ではない糖尿病網膜症"であり，所見上は，新生血管や増殖膜，硝子体出血，網膜剝離など PDR に特徴的な所見を認めない糖尿病網膜症である．しかし，①→②→③ の進行速度はさまざまであるため，患者ごとの網膜症病期，活動性に合わせた適切な経過観察方法，さらには的確な眼科的治療の介入を行うことが要求される．

糖尿病網膜症の病期分類

糖尿病網膜症の病期分類は，眼科医-眼科医間，眼科医-内科医間での共通言語として，正確に患者の病状を伝達できる内容である必要がある．そして，その共通の目的は，"適切な時期の適切な治療"の介入による失明防止にある．病期分類には，歴史的に Scott 分類，Davis 分類[1]，福田分類[2]，ETDRS 分類，国際重症度分類[3] などがあるが，なかでも，現在の診療内容に適し，予後との関連で臨床上有用な分類として，三つの分類を表に示し，NPDR の部分を赤枠で表示した．

Davis 分類（表1）は明瞭・簡潔で，内科医との連携に有用であり，福田分類（表2）では PDR が治療により病状が安定した，増殖停止網膜症の概念が導入されていることが特徴的である．さらに，

文献は p.237 参照．

American Academy of Ophthalmology（AAO）の提唱した国際重症度分類（表3）では，重症・非増殖糖尿病網膜症の"4-2-1 ルール"に該当する所見が，PDRへ移行する危険な検眼鏡的所見として重要視されている．

NPDRの検眼鏡的所見と蛍光眼底造影所見

NPDRのなかでも軽症の時期は，検眼鏡的に毛細血管瘤，網膜出血，硬性白斑，軟性白斑などが認められるが，重症化するに従い出血斑が増加し，静脈の数珠状拡張や網膜内細小血管異常（intraretinal microvascular abnormalities；IRMA）などが出現し，PDRに進行する．多数の出血斑，静脈拡張，IRMAが認められる場合には，蛍光眼底造影（fluorescein angiography；FA）を行い，無灌流域（non-perfusion area）の広がりに注意し，正しい病期を見極め，今後の方針を決定する必要がある（図1～6）[*1]．

さらに，黄斑浮腫は，単純網膜症の数％～40％，増殖前網膜症では約40～70％に合併するとされており，黄斑浮腫もまた，NPDRの重要な所見である．

NPDR患者のマネジメント

経過観察＝治療である！という認識：軽症のNPDRとは，国際重症度分類の軽症，福田分類のA2早期までに該当する時期である．実はこの時期は，網膜症治療としてではなく，患者教育を行う時期としては，たいへん重要な時期である．特に軽症の時期には，眼科に定期通院をするように説明しておきながら，出血があってもそれを止める治療はなく，眼科医の立場としては，それを説明しながらも，経過観察するしかない．しかし，その時期に定期的に通院を義務づける理由は，唯一，その後に重症化した際に，網膜光凝固を開始すべきタイミングを見落とさないためである[*2]．したがって，NPDR患者での経過観察は即治療につながる！という認識をもっていると，患者・主治医双方にとって間違いがない．

血糖コントロールが良好で，最近数回の眼底検査で変化がない軽症NPDR患者では，通常は3か月ごとの眼底検査が必要であるが，それよりも間隔を短くする条件は，①NPDRでも所見が徐々に重症化していることが明らかな場合，②内科的な治療などにより，血糖コントロール状態が急激に変動した場合などである．そのような場合には，状況により，2か月や1か月ごとに経過観察期間を短縮し

[*1] 検眼鏡的検査で網膜症の重症化を見逃さないためのポイント
通常の倒像鏡検査において，①網膜出血の数が増加，②静脈の数珠状拡張や口径不同，③網膜表面反射がほかの部位よりも暗い部位があるような場合には，無灌流域を疑う．その際には必ず接触ないし非接触型前置レンズを使用して拡大し，立体的に詳細な眼底観察を行い，異常血管（IRMAや新生血管）の有無を調べる．重点を置くのは，新生血管の好発部位である中間周辺部と視神経乳頭部位である．

[*2] early worsening
糖尿病網膜症の発症・進展予防には良好な血糖コントロールが重要であるが，DCCT（diabetes control and complications trial）の報告[4]によると，強化インスリン療法開始後，12か月の時点で13.1％の症例に網膜症の進展が認められたとされた（＝early worsening）．しかし，その後に網膜症の進展は有意に抑制されることも報告されており，その結果からは，血糖コントロール不良期間の長い，増殖前または増殖網膜症患者では，光凝固治療を行ってから血糖是正を行うのが望ましいとされた．また血糖是正開始後は，網膜症進展の可能性を考え，短い間隔で慎重に経過観察を行うことが必要である．

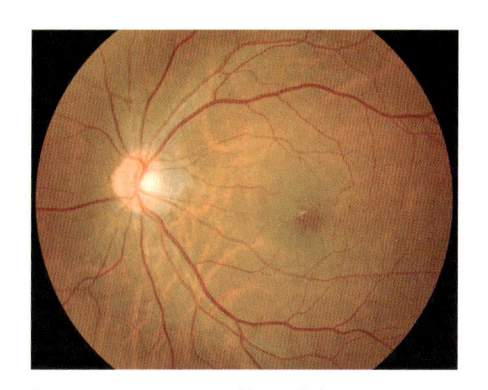

図1 mild NPDR/福田分類 A1 (43歳, 男性)
黄斑部近傍と鼻側に点状出血を認める.

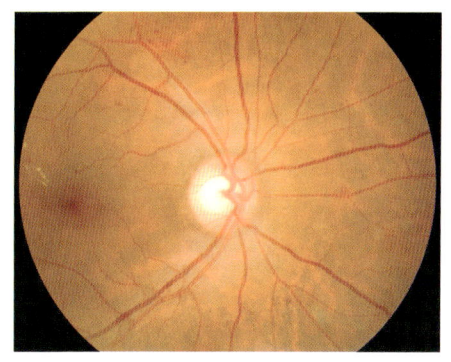

図2 moderate NPDR/福田分類 A2 (46歳, 男性)
しみ状出血と軟性白斑を認める.

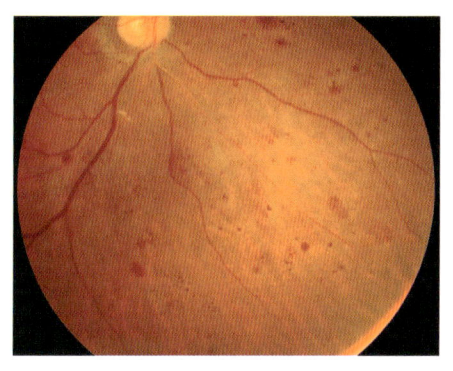

図3 severe NPDR/福田分類 B1 (59歳, 女性)
1象限に20個以上の網膜出血を認める.

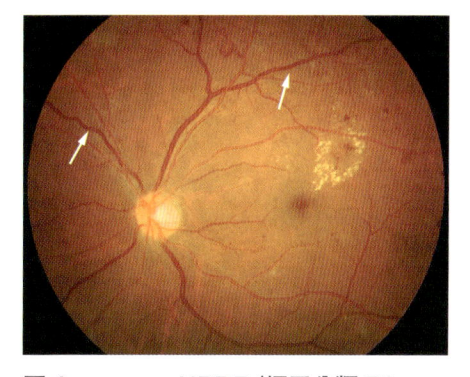

図4 severe NPDR/福田分類 B1 (42歳, 男性)
2象限に静脈拡張（矢印）を認める. 本症例の右眼は, 福田分類 B2.

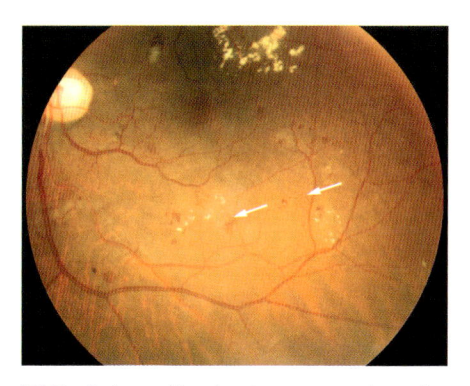

図5 intraretinal microvascular abnormalities (IRMA) (54歳, 男性)
黄斑部下方, 下耳側に IRMA を認める（矢印）.

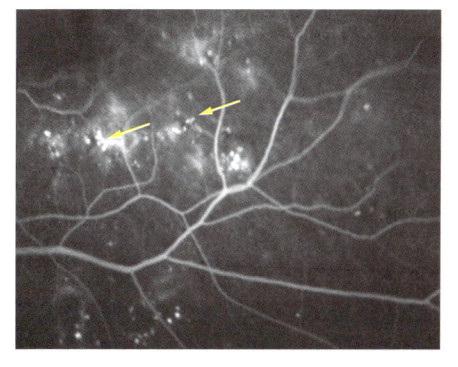

図6 FA写真（図5と同一症例）
新生血管のような旺盛な蛍光漏出ではないが, 無灌流域に隣接し奇妙に屈曲, 拡張する血管 (IRMA) が造影（わずかに染色）されている（黄矢印）.

ていく必要がある. その理由は, 網膜症の悪化スピードを正確に把握し, 適切な治療開始のタイミングを見落とさないためである. こ

の理由をきちんと患者に説明し，了解させながら通院を継続させることが重要である．

FAを行うタイミング：経過観察していた患者でFAを行うタイミングは，NPDRが重症化しPDRの状態に近い，と考えられるときである．具体的には，網膜出血が増加してきたり，静脈異常所見を認める場合，さらにはIRMAや初期の新生血管を疑うような異常血管を認めるようなとき，のいずれかである．それ以外にも，網膜の色調が悪く，無灌流域の存在が疑われる場合があるが，初診患者の場合で，過去の病歴が不明であるような場合は，見えている検眼鏡所見以上にFA所見が重症である場合も多く，注意が必要である．FAは副作用の点から，必要性を検討したうえで診療上有益な場合に行うようにする[5]．

網膜光凝固を施行するタイミング：わが国における糖尿病網膜症に対する網膜光凝固治療の適応は，1994年厚生省（現 厚生労働省）から示されたもの[6]が標準と考えられている．そこにはNPDRに対しては，「眼底中間部に，無灌流域があるときには，増殖前の状態である可能性が大きいので，この部位への光凝固を加える必要がある」と記載されている．

さらに，2010年日本糖尿病眼学会が発表した，多施設無作為臨床試験[7]においては，NPDRの時期に，無灌流域に対して部分凝固を施行することが，PDR発症予防に有効であったとされている．

一方，欧米では，NPDRの時期から光凝固を施行することは少なく，光凝固といえば，汎網膜光凝固を意味することが多いため，おのずとわが国の糖尿病網膜症の光凝固の適応とは異なってくる．

実際の光凝固開始時期[*3]については，断面的な網膜症の状態だけでなく，年齢，全身状態，進行速度，他眼の状態，ほかの眼疾患の合併，特に白内障の合併などにより異なるため，患者ごとの治療開始時期について慎重に検討し，適応を考えたうえで光凝固を開始する必要がある．さらに，光凝固をいったん開始したら，その後の経過観察をしっかりと行い，決して"やりっ放し"にはならないように，注意が必要である．"光凝固施行済み"という言葉に安心してしまい，病状の進行に気づかない場合もあるため，光凝固後は必ず確認のFAを行い，その後も小まめに手入れしていくような光凝固の方法が望ましいと考える．

（善本三和子，加藤　聡）

---

*3 NPDRで，通常よりも光凝固の適応を早めに考える場合

血糖コントロール不良，または変動が大
患者のコンプライアンスが不良（通院中断歴＋）
糖尿病以外の重篤な全身疾患を合併
インターフェロンによる治療中または治療予定
全身状態などのために蛍光眼底造影が不可能
年齢が若い
妊娠中，または妊娠の希望・予定
白内障手術の予定
他眼の糖尿病網膜症の転帰が不良

増殖糖尿病網膜症

疫学と社会的背景

　糖尿病網膜症（diabetic retinopathy；DR）は緑内障に次いで，わが国における失明原因の第2位の疾患である．年間約3,000人が糖尿病網膜症で失明しており，特に就労年代における主要失明原因であることもあり，社会的に重要な問題である．失明例まで至る症例は，ほとんどが増殖糖尿病網膜症（proliferative diabetic retinopathy；PDR）であり，単純網膜症，前増殖網膜症の段階で適切な治療を行うことが大切である．血糖コントロール，網膜光凝固により糖尿病網膜症の進行が予防されることはよく知られているが，現実には増殖糖尿病網膜症への進行が後を絶たない．手術，薬物治療の進歩により，以前と比べれば重症の増殖糖尿病網膜症の治療成績は向上し，失明まで至る割合は減少している．しかし，糖尿病網膜症の患者数自体が今後も増加するという報告もあり，増殖糖尿病網膜症の治療は，今後ますます重要度を増すと考えられる[1]．

文献はp.237参照．

成因

　糖尿病網膜症は，高血糖に伴う網膜毛細血管障害により発症するが，毛細血管閉塞による虚血に続いて，新生血管が形成されると増殖糖尿病網膜症となる．網膜虚血が起こると低酸素刺激により種々の増殖因子が誘導され，病的新生血管を形成する．これらの増殖因子としては，血管内皮増殖因子（vascular endothelial growth factor；VEGF）[*1]が注目されている．その他にも多くの分子が増殖糖尿病網膜症には関与していることが示唆されており，アンジオポエチン2（angiopoietin-2；Ang 2）やニューロピリン1（neuropilin-1；NP 1），エリスロポエチン（erythropoietin；EPO）は血管新生作用を有し，エンドスタチンは血管新生を抑制すると考えられている．

[*1] **VEGF**
当初，血管透過性因子（vascular permeability factor；VPF）として発見された．その後，この糖蛋白に血管内皮細胞の増殖と遊走を促進することによって血管新生を誘導することが示された．生理的にも発現しているが，癌における血管新生や加齢黄斑変性，糖尿病網膜症などで過剰に発現している．

病態

　網膜虚血によりVEGFなどの増殖因子が誘導されると，網膜血管

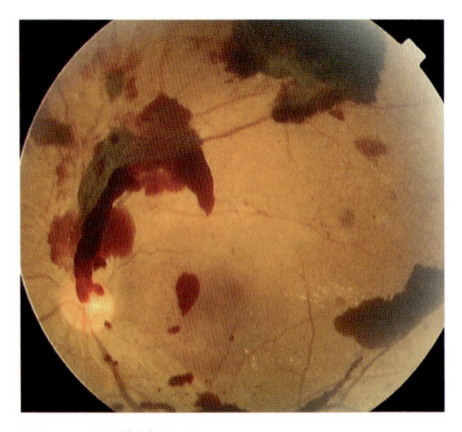

図1 網膜前出血
37歳，男性．境界明瞭な出血で，出血下の網膜血管は観察できない．

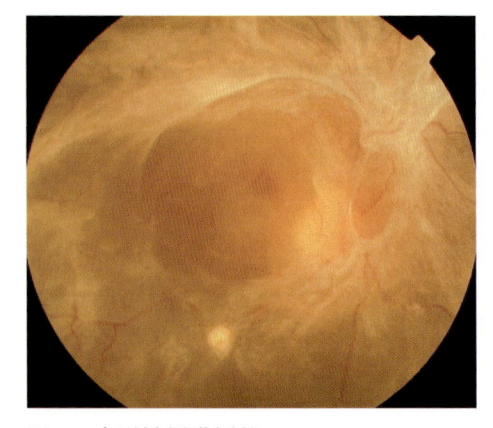

図2 牽引性網膜剝離
44歳，女性．視力は Vd＝(0.01)．増殖膜の収縮により後極部の全体の網膜が剝離し，高度の視力障害を来たしている．

から硝子体側に立ち上がる病的血管新生が始まる．新生血管は脆弱で破綻しやすく，容易に出血を起こす．硝子体内に拡散すれば硝子体出血となり，後部硝子体未剝離眼で後部硝子体膜と網膜の間に出血を起こせば網膜前出血となる（図1）．新生血管はさらに線維芽細胞を伴った線維血管性増殖組織（fibrovascular proliferation；FVP）へと成長する．この増殖膜は新生血管を介して網膜に強く癒着しており，また収縮する性質をもっているため，しばしば牽引性網膜剝離（traction retinal detachment）を引き起こす（図2）．牽引性網膜剝離は裂孔原性網膜剝離（rhegmatogenous retinal detachment；RRD）とは異なり，硝子体腔に凹面を呈し，剝離部位が限局している．剝離の進行も緩徐であるが，時に増殖膜の牽引により網膜裂孔を併発し，この場合は急速に網膜剝離が進行する．また，視神経乳頭近傍の増殖膜の牽引により視神経乳頭の循環障害が生じると，中心暗点を来たす糖尿病性牽引性偽視神経症となる．増殖膜の形成とは独立して，増殖性因子により前房隅角に新生血管が形成されると，線維柱帯の機能不全や周辺虹彩前癒着により眼圧が上昇して，血管新生緑内障となる．

検査

増殖糖尿病網膜症は多くの場合，通常の眼底検査で診断可能である．しかし，なかには一見，単純網膜症のようにみえる症例もあるので注意が必要である．網膜出血や軟性白斑は時間経過とともに消失することがあり，増殖膜を伴わない新生血管のみ認める場合があ

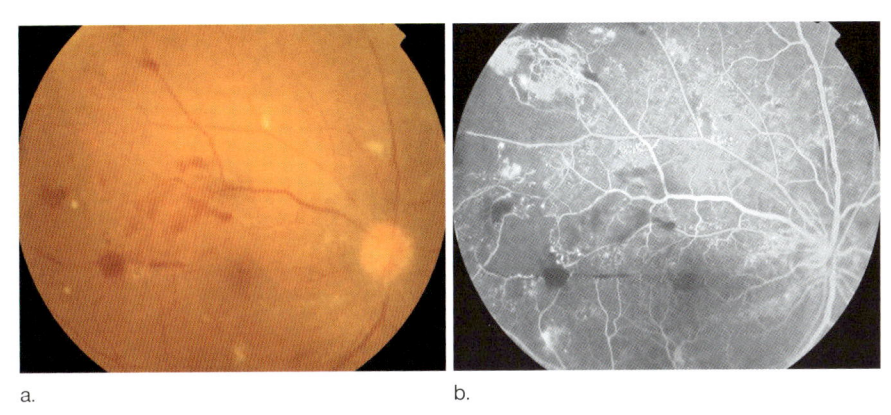

図3 増殖糖尿病網膜症の眼底写真とフルオレセイン蛍光造影写真
45歳，男性．カラー眼底写真（a）では軽度の出血と軟性白斑がみられるが，新生血管はわかりにくい．蛍光造影写真（b）では，広範な無灌流域と新生血管が明らかである．

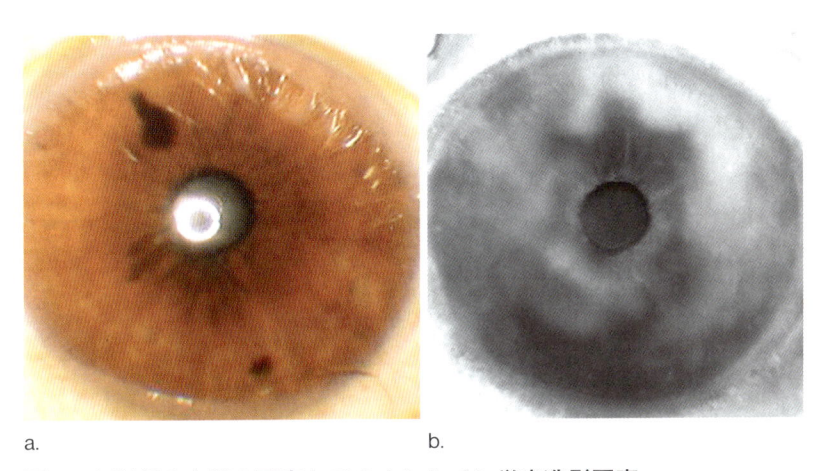

図4 虹彩新生血管の写真とフルオレセイン蛍光造影写真
42歳，男性．前眼部のカラー写真（a）では虹彩新生血管を確認することはできないが，蛍光造影写真（b）では新生血管からの旺盛な蛍光漏出がみられる．

る．このような症例では，フルオレセイン蛍光造影検査（fluorescein angiography；FA）を行うと広範に無灌流域があることがわかる（図3a, b）．糖尿病患者の眼底検査は，必ず散瞳後に前置レンズか接触レンズを用いて詳細に行うべきである．前房隅角検査も定期的に行い，隅角の新生血管の有無をチェックする必要があるが，隅角の正常血管と初期の新生血管の区別が難しい場合もある[*2]．FAは眼底だけではなく虹彩の新生血管の検出にも有効であり，細隙灯顕微鏡では目立たない新生血管も造影検査では一目瞭然である（図4）．硝子体出血を生じた症例では，超音波Bモード断層検査が有効である．牽引性網膜剥離が黄斑部へ及んでいるようであれば，硝子体手術を早めに行う．また，光干渉断層計（optical coherence tomograph；OCT）を用いると，眼底検査ではとらえることが難しい詳細な網膜

[*2] 初期には隅角の新生血管よりも，瞳孔縁の新生血管のほうが見つけやすいことも多い．散瞳するとみえなくなってしまうので，増殖糖尿病網膜症では散瞳前に細隙灯顕微鏡検査を行うことが望ましい．

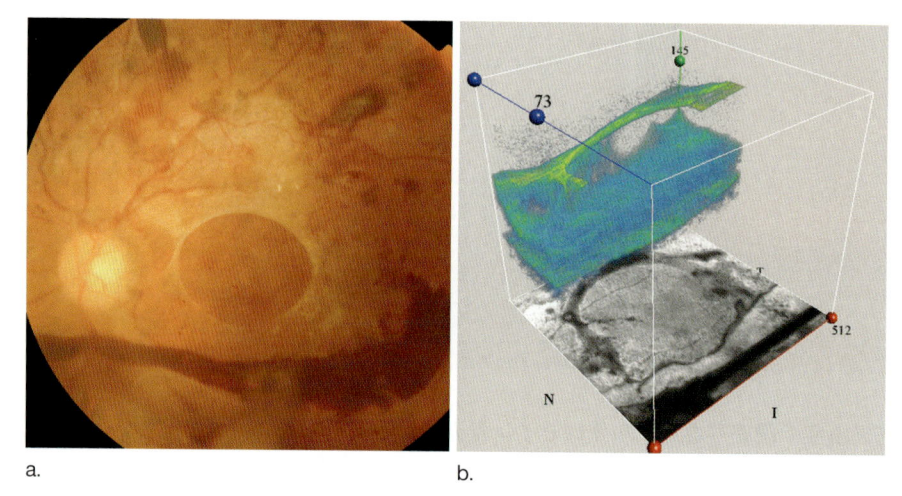

図5 増殖膜のカラー眼底写真とOCT画像
58歳，男性．カラー眼底写真（a）では，増殖膜の網膜への癒着の程度を判断するのは難しいが，OCT画像（b）では癒着部位や範囲を立体的にとらえることができる．

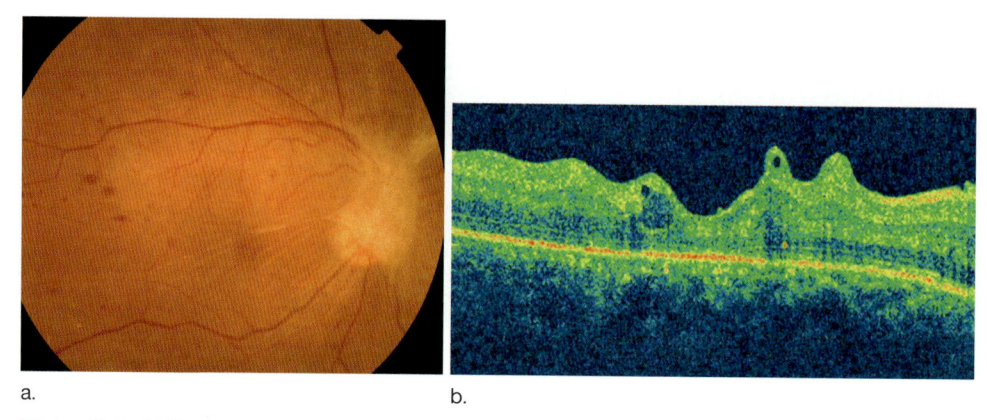

図6 黄斑牽引による視細胞障害
43歳，男性．視力はVd＝(0.4)．カラー眼底写真では黄斑部の皺襞がみられる．OCT断層像（b）では黄斑部の牽引と，それに伴う網膜の嚢胞様変化がみられる．さらに中心窩の視細胞内節外節接合部が不明瞭であり，視細胞障害が起こっていると考えられる．

の状態を把握できる．増殖膜の状態を三次元的にとらえることができ，網膜との癒着部位を正確に知ることができる（図5）．また，黄斑部の牽引の状態だけではなく，牽引や浮腫による視細胞の障害もOCTにより，ある程度評価できるようになってきている（図6）．

治療（1）内科的治療法

糖尿病網膜症の最も基本的な治療は血糖コントロールであり，それは増殖糖尿病網膜症であっても変わりはない．網膜症の発症および進展に血糖コントロールが，大きく関与していることは過去の研究から明らかになっており，また，急激な血糖コントロールにより

網膜症が悪化する early worsening という概念が提言されている[2]．特に長期間血糖コントロールが不良であった場合に起こりやすく，血糖コントロール開始前の網膜光凝固が推奨されている．血糖以外には，レニン・アンジオテンシン系が網膜症の発症・進展因子といわれており，アンジオテンシン変換酵素阻害薬により増殖糖尿病網膜症の進行が抑制されたとの報告もある[3]．

治療（2）網膜光凝固術

外科的治療としては，虚血網膜による VEGF などの増殖因子産生を抑制する光凝固が基本となる．すでに光凝固を行ってある場合でも，まずは FA にて虚血部位を確認し，不足部位へ光凝固を追加する必要がある．軽度の増殖網膜症であれば，光凝固により新生血管は消退し，網膜症の鎮静化を得ることができる．鎮静化が得られずに硝子体手術が必要となった場合でも，術前の汎網膜光凝固が完成しているほうが良好な手術結果を得られる[4]．

治療（3）硝子体手術

吸収不良な硝子体出血，黄斑に及ぶ牽引性網膜剥離，血管新生緑内障などは硝子体手術の適応となる．近年，手術成績の向上に伴い，より早期に硝子体手術を行うようになってきている．手術手技も手術器具の進歩に伴い以前とは変わってきている．増殖糖尿病網膜症の手術において重要となる増殖膜処理は，以前のような硝子体剪刀を用いたものから硝子体カッターを用いた手技に変化している．これは，23 G や 25 G といった小切開硝子体手術用のカッターでは吸引口が小さく，また先端部近くにあることで可能となった．網膜と増殖膜の間に硝子体カッターの先を入れ，網膜を誤吸引しないように増殖膜のみを切除していく（図 7）．癒着が強い部位の処理には双手法が有利であり，シャンデリア照明を用いると便利である（図 8）．増殖膜処理後に網膜光凝固を追加するが，剝離網膜に対しては液体パーフルオロカーボンを用いるか，液空気置換を行って復位させてから行う（図 9）．

治療（4）抗 VEGF 療法

抗 VEGF 抗体であるベバシズマブ（アバスチン®）の硝子体内注射は新生血管の抑制に有効である．ただし，これはオフラベルでの使用となるので，院内倫理委員会の承認と，十分なインフォームド・

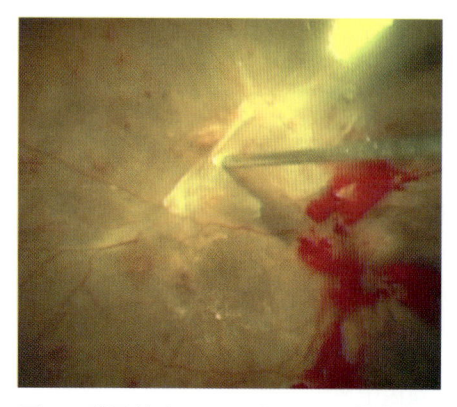

図7 硝子体カッターを用いた増殖膜処理
42歳, 男性. 増殖膜と網膜の癒着の弱い部位に, 25G硝子体カッターを入れて, 網膜を誤吸引しないように増殖膜を切除する.

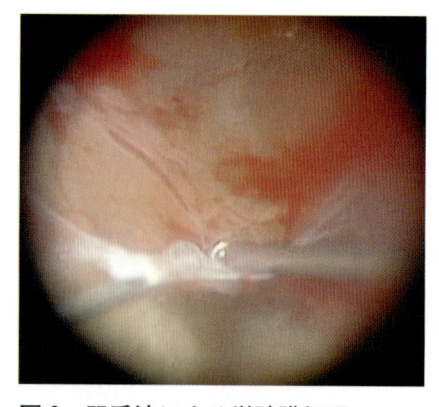

図8 双手法による増殖膜処理
65歳, 女性. 鉗子で増殖膜を持ち上げ, 網膜との癒着部位を硝子体カッターで切除する.

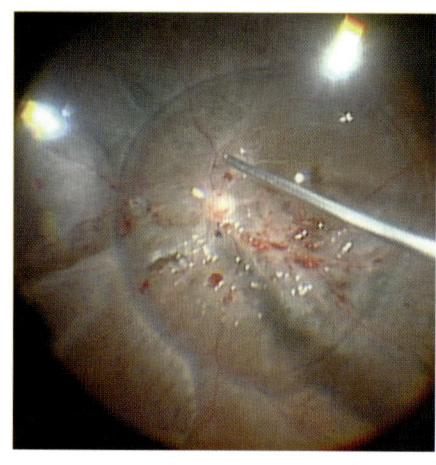

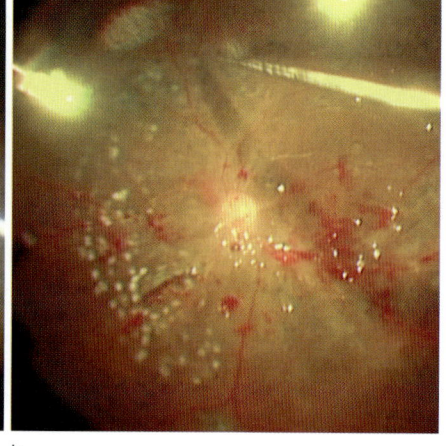

図9 液体パーフルオロカーボンを用いた網膜復位
49歳, 女性. 液体パーフルオロカーボン (a) を用いて網膜を復位させると視認性がよく, 過剰凝固とならずに適切な条件で網膜光凝固を行うことができる (b).

コンセントが必要である. 通常, ベバシズマブ1.25 mg (0.05 mL) を硝子体内投与する. これにより増殖膜, 虹彩新生血管の退縮, 黄斑浮腫の軽減といった効果が得られるが, 網膜虚血自体を治療しているわけではないので, 効果の持続は1か月ほどと限定的である(図10). したがって単体での治療は通常行わず, 光凝固や硝子体手術, 緑内障手術の術前処置として用いることが多い. 新生血管の退縮により術中, 術後の出血を抑え, また一時的に眼圧下降を得ることで手術成績の向上に貢献している[5]. ただし, 広範な牽引性網膜剥離を生じている症例では, 新生血管の退縮に伴い増殖膜が急激に退縮して収縮し, 網膜剥離が悪化することがあるので注意が必要である.

a.　　　　　　　　　　　　　　b.

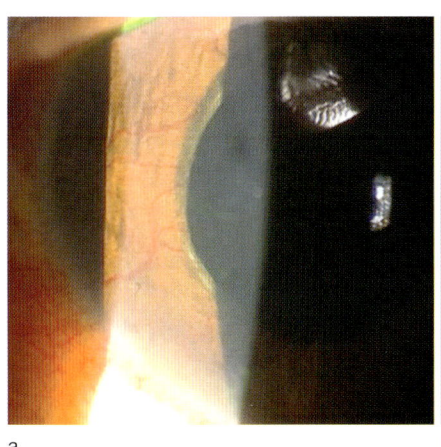

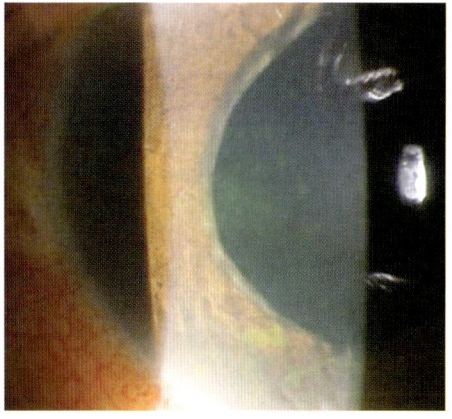

図10. 血管新生緑内障に対する抗VEGF療法
61歳，女性．虹彩新生血管が著明（a）で眼圧が55mmHgであった．緑内障手術前にベバシズマブ硝子体内注射を行い，新生血管は消退した（b）．

期待される治療法の進歩

　増殖糖尿病網膜症は，治療の進歩した現在でも中途失明原因の多くを占めている．あくまでも血糖コントロールと光凝固が治療の基本であるが，より低侵襲な手術や薬物の併用療法により治療成績は向上してきている．失明を予防し，良好な視力を獲得するために，さらなる病態の解明と新しい治療法の開発が期待される．

〔山根　真，門之園一明〕

エビデンスの扉

糖尿病網膜症の有病率

久山町研究と舟形町研究

　糖尿病網膜症（網膜症）は糖尿病の代表的な合併症である．厚生労働省による2007年の糖尿病実態調査では，わが国における糖尿病患者総数は890万人と報告されている．現在も糖尿病自体の患者数はさらに増加しつつあり，今後もその傾向は変わらないと予想されている．これに伴い網膜症患者数も増加することが容易に想像できる．網膜症に対する予防的治療の確立のためには，糖尿病ならびに合併症の有無を把握し，長期にわたり追跡していくことが重要である．

　福岡県久山町は福岡市東部に隣接する人口約7,500人の都市近郊型農村地域で，人口の年齢分布や職業構成および生活様式や疾病構造（高血圧，脂質異常症，肥満，糖尿病など）が全国統計と差異がなく，わが国の平均的な集団であるとされている（**図1, 2**)[1]．1998年より九州大学眼科では福岡県久山町における住民健診に参加し，その後10年以上にわたり2,000人以上に及ぶ住民を対象に前向き追跡調査を行い，疫学調査"久山町研究"を行っている．継続的な

文献はp.238参照．

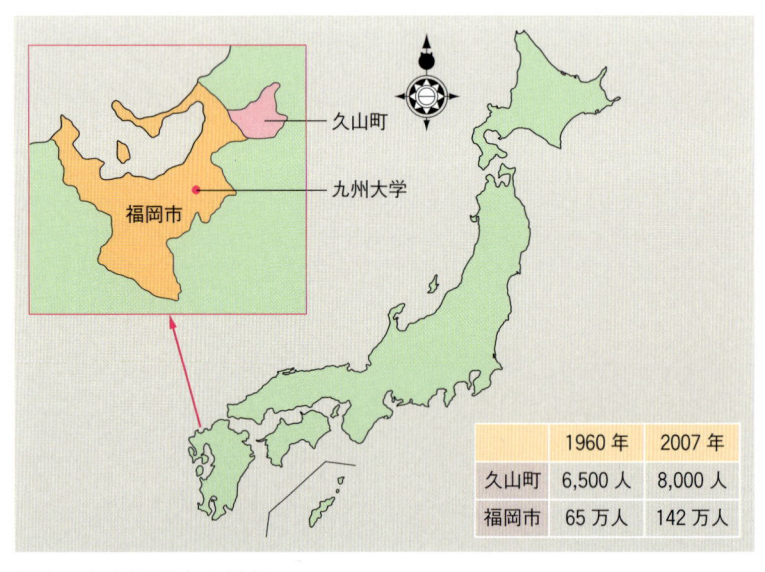

	1960年	2007年
久山町	6,500人	8,000人
福岡市	65万人	142万人

図1　久山町研究の対象

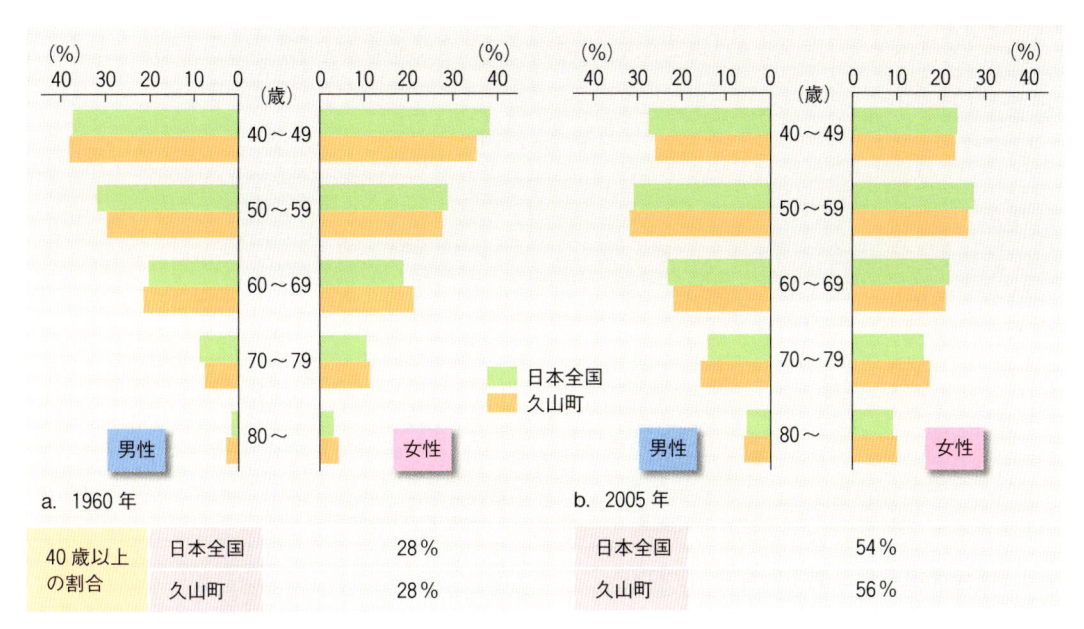

図2 久山町と日本全国での40歳以上の年齢分布

40歳以上の割合		
a. 1960年 日本全国	28%	
a. 1960年 久山町	28%	
b. 2005年 日本全国	54%	
b. 2005年 久山町	56%	

表1 舟形町研究

糖尿病を中心とした疫学研究
山形大学生命情報内科学（旧第3内科）と舟形町
35歳以上の一般住民
眼科検診は2000〜2002年から開始（第1期検診）
5年おきに検診を行う 2005〜2007年には第2期検診を行った
全体検診には1,961人が参加
眼科検診には1,830人（93.3%）が参加

人口　6,781人
世帯数　1,908世帯
男性　3,324世帯
女性　3,457世帯
（2005〈平成17〉年3月31日現在：住民基本台帳）

山形県舟形町

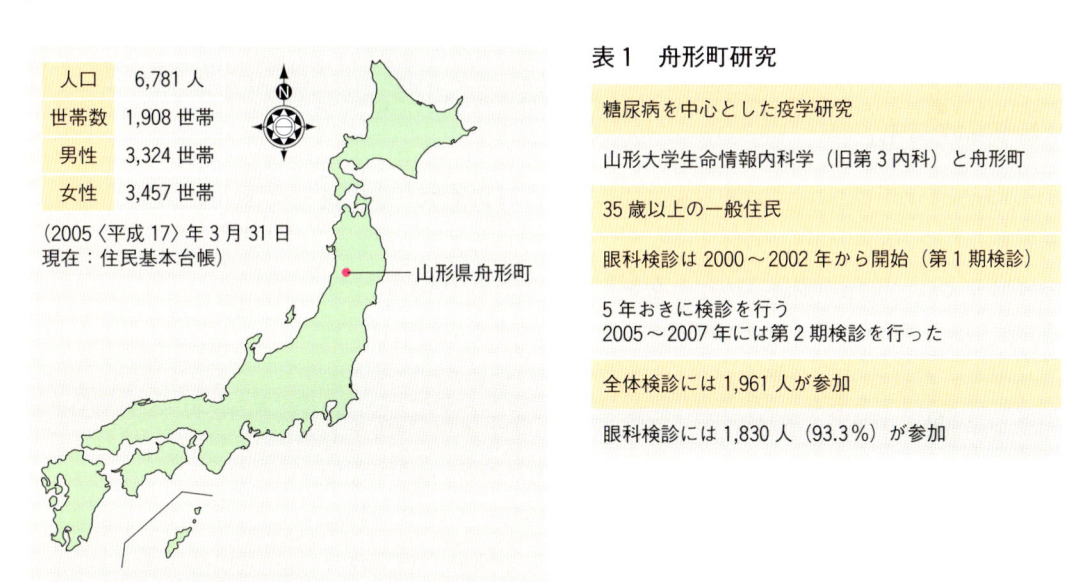

図3 舟形町研究の対象

　眼科検診を長期的に行うことにより，地域一般住民を対象とした前向きな疫学研究が可能となり，網膜症の有病率の変化や発症率などが明らかになってきた．

　また，山形県舟形町は人口約6,700人の農村地域で，糖尿病とその合併症について調査する目的で"舟形町研究"が立ち上げられ，2000〜2002年に35歳以上の全住民を対象に住民健診を行い，網膜症の有病率が調査された（図3，表1）．

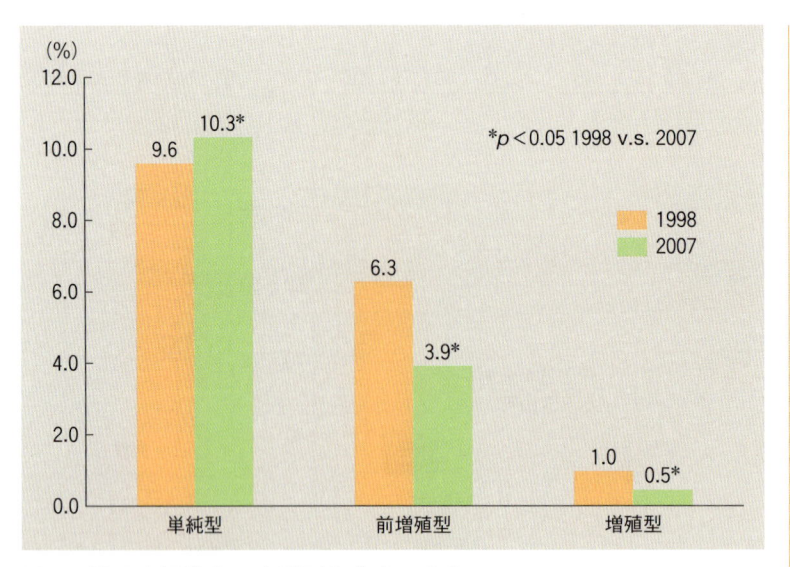

図4 糖尿病網膜症の病型別有病率の変化

これらの疫学調査の結果から明らかとなった，わが国での網膜症の特徴について概説する．

有病率の変化

これまでわが国においては網膜症の疫学研究，特に地域一般住民を対象とした population-based study はあまり行われていない．久山町研究では，実際の網膜症の患者数を把握するため1998年に40歳以上の久山町全住民を対象に網膜症の有病率の調査を開始し，網膜症の有病率は糖尿病患者の16.9％（WHO世界標準人口にて年齢調整したもの）であることがわかった[2]．さらに9年後の2007年に行った調査では網膜症の有病率は糖尿病患者の15.0％（1998年のWHO世界標準人口にて年齢調整したもの）であり，この9年間では患者数はほとんど変化していなかった．しかし，これらの頻度を網膜症の病型別に1998年と2007年で比較してみると，この9年間で単純型の網膜症が有意に増加し，前増殖型と増殖型の網膜症は有意に減少していた（図4）．このように頻度には変化がないことがわかったが，病型別にみてみると，近年では網膜症の重症化が抑制されていることがわかった．このことは糖尿病患者への眼科受診の啓発による網膜症の早期発見，早期治療の促進や眼科治療技術向上による重症化の予防などによるものが大きく貢献していると考えられる．

また，舟形町研究では網膜症の有病率は糖尿病者の23.0％と報告

図5 糖尿病網膜症の有病率

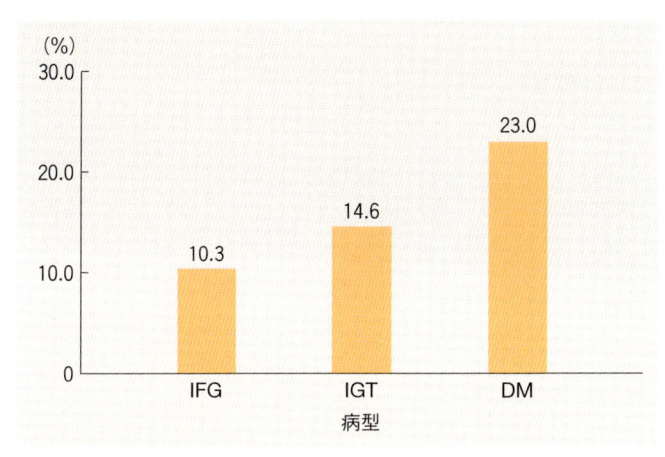

正常型を基準とした場合の危険（オッズ比）	
糖尿病	2.7倍 (95% CI 1.8-4.3)
糖尿病境界型	1.6倍 (95% CI 1.1-2.4)
impaired glucose tolerance（IGT）	1.6倍 (95% CI 1.1-2.5)
impaired fasting glucose（IFG）	1.2倍 (95% CI 0.4-3.6)

されている[3]．対象集団の年齢分布や受診率の違いにより単純に比較はできないが，久山町研究での報告（16.9%〈1998年〉，15.0%〈2007年〉）と比較すると，舟形町での網膜症有病率は高く，わが国の網膜症の有病率には地域差があることがわかる（図5）．

危険因子

網膜症を発症する危険因子についても追跡調査の結果，明らかとなってきた．久山町研究では，1998年に住民健診を受けた福岡県久山町在住の40～79歳の住民のうち，網膜症の既発症者37人を除いた糖尿病者177人を9年間追跡し，網膜症の発症率と発症にかかわる危険因子を調査した（追跡率79.3%）．9年間の網膜症の累積発症率は男性が18.0%，女性が4.2%で男性に多い傾向を認めたが，統計学的に有意差はなかった．

発症に関係する危険因子を検討すると，高血圧，脂質異常，BMI[*1]，喫煙，飲酒などの生活習慣に関する因子と糖尿病網膜症の発症には有意な関連は認めず，糖尿病罹病期間とヘモグロビン A_{1c}（HbA_{1c}）が網膜症発症の有意な危険因子となった．糖尿病の罹病期間が長くなるほど，また，HbA_{1c} の値が上昇するほど網膜症発症のリスクが有意に増加した．糖尿病の罹病期間5年未満をオッズ比1.0とすると，罹病期間5年以上10年未満でオッズ比は1.2（95%信頼区間0.3-10.1），糖尿病の罹病期間が10年以上になると有意に網膜症発症のリスクが増加し，そのオッズ比は4.0（95%信頼区間1.1-13.9）であった．また，HbA_{1c} 6.0%以下をオッズ比1.0とすると，HbA_{1c} 6.0%以上7.0%未満ではオッズ比2.4（95%信頼区間0.5-11.7），

[*1] **BMI**
body mass index（体格指数）．肥満の有無や程度を知る指標で，以下の式で求める．

$$BMI = \frac{体重（kg）}{\{身長（m）\}^2}$$

日本肥満学会の診断基準では22が標準で，このときの体重が標準体重となり，疾患の合併が最も少ないとされる．25以上が肥満とされる．

表2　糖尿病罹病期間と網膜症発症

糖尿病罹病期間(年) (ベースライン時)	人数	9年発症率 (%)	性・年齢調整オッズ比 (95%信頼区間)	p値
<5	71	8.5	1.00	
5〜10	14	14.3	1.18 (0.31-10.1)	0.52
10≦	31	22.6	3.97 (1.14-13.9)	0.03

表3　HbA_{1c}と網膜症発症

HbA_{1c} (%) (ベースライン時)	人数	9年発症率 (%)	性・年齢調整オッズ比 (95%信頼区間)	p値
<6.0	59	5.1	1.00	
6.0〜7.0	34	11.8	2.38 (0.48-11.7)	0.29
7.0〜8.0	12	25.0	6.83 (1.15-40.5)	0.03
8.0≦	11	45.5	15.5 (2.81-85.7)	0.002
1%増加分ごとのオッズ比			1.61 (1.04- 2.50)	0.03

HbA_{1c} 7.0％以上から8.0％未満でそのリスクは有意に増加しオッズ比6.8（95％信頼区間1.2-40.5）となり，8.0％以上ではオッズ比15.5（95％信頼区間2.8-85.7）とリスクが大きく増加した．この結果から，長期にわたり網膜症の発症を予防するためには，HbA_{1c}を7.0％以下に抑える必要があることがわかった（表2, 3）．つまり，HbA_{1c}を低めに維持することが網膜症の発症に最も重要であり，特に罹患期間が10年以上の罹病期間が長い糖尿病患者においては，血糖管理を厳しく行うことが網膜症の発症予防に重要であると思われる．

早期発見，早期治療で一層の重症化抑制を

　糖尿病網膜症の疫学調査の結果では，網膜症の頻度は10年前と変わらないものの，網膜症の重症化が抑えられていることが明らかとなった．今後，わが国では糖尿病患者の増加とともに網膜症患者数はさらに増加することが予想される．地域により網膜症の有病率にも差があり，糖尿病患者への眼科受診の啓発による網膜症の早期発見，早期治療が発症予防に大きく貢献すると考えられる．

（安田美穂）

エビデンスの扉

糖尿病罹患後の網膜症の発症時期

The Wisconsin Epidemiologic Study of Diabetic Retinopathy（WESDR）

　糖尿病発症後から糖尿病網膜症を発症するまでの期間について検討された代表的な研究に，The Wisconsin Epidemiologic Study of Diabetic Retinopathy（WESDR）がある．本研究は，米国 Wisconsin 州の住民を対象として行われた住民健診（population-based study）[*1]による疫学調査で，30 歳未満に糖尿病を発症した若年発症群[1]と 30 歳以上で糖尿病を発症した成人発症群[2]に分けて検討が行われている．

　まず，30 歳未満に糖尿病を発症した 1,396 人の若年発症群は，1,210 人のインスリン使用群と 186 人のインスリン非使用群により構成されており，平均年齢は 14.6 歳であった．検討の結果，若年発症群では，糖尿病罹病期間と網膜症の有病率に強い関連を認めた（表1）．さらに，糖尿病罹病期間が 5 年未満の患者においては網膜症が 17％ であるのに対し，糖尿病罹病期間が 15 年以上になると 97.5％ であ

[*1] 住民健診（population-based study）
病院の患者を対象として調査する研究は hospital-based study と称するが，医療施設は疾患を有する者が集まるため，hospital-based study から得られる結果は，健康人がほとんどである一般住民とは，かけ離れた結果になってしまう．そこで，一般住民における疾患の頻度や重症度を知るためには，一般住民を対象とした研究を行う必要がある．

文献は p.238 参照．

表1　若年発症糖尿病における網膜症の有病率と各因子との関連
（Speaman の順位相関係数）

因子	相関係数	因子	相関係数
糖尿病罹病期間	0.73	BMI（body mass index）	0.24
診断時年齢	0.05	脈拍数	0.17
検査時年齢	0.58	性	−0.02
HbA_{1c}	0.10	インスリン量	−0.16
尿蛋白	0.42	インスリンの種類	−0.12
収縮期血圧	0.42	インスリン投与回数	−0.08
拡張期血圧	0.34	糖尿病家族歴	−0.14

（Klein R, et al：The Wisconsin epidemiologic study of diabetic retinopathy. II. Prevalence and risk of diabetic retinopathy when age at diagnosis is less than 30 years. Arch Ophthalmol 1984；102：520-526 より抜粋，改変.）

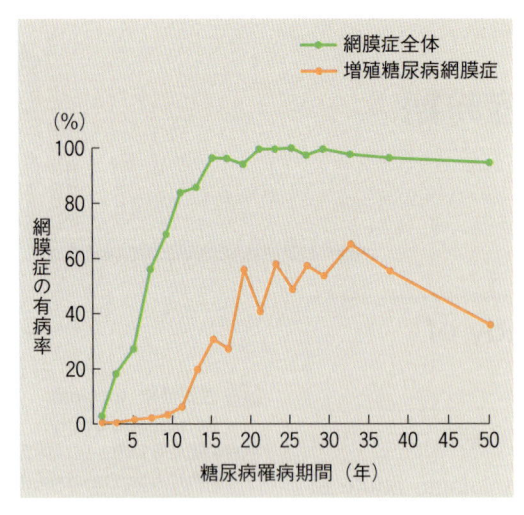

図1 若年発症群における糖尿病罹病期間と網膜症の有病率

(Klein R, et al：The Wisconsin epidemiologic study of diabetic retinopathy. II. Prevalence and risk of diabetic retinopathy when age at diagnosis is less than 30 years. Arch Ophthalmol 1984；102：520-526.)

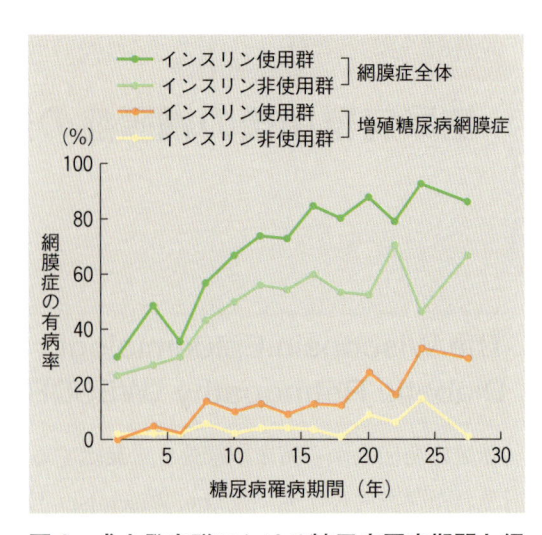

図2 成人発症群における糖尿病罹病期間と網膜症の有病率

(Klein R, et al：The Wisconsin epidemiologic study of diabetic retinopathy. III. Prevalence and risk of diabetic retinopathy when age at diagnosis is 30 or more years. Arch Ophthalmol 1984；102：527-532.)

った（図1）．また，増殖糖尿病網膜症の有病率は糖尿病発症から5年未満では0％，10年では4％，15年で25％，35年で67％であった（図1）．以上の結果より本検討では，若年発症例においては糖尿病発症から5年以内にルーチンの眼底検査をまず行い，その後は網膜症の重症度に合わせて定期的に行うことが推奨されている．

さらに，興味あることに，糖尿病の罹病期間にかかわらず10歳未満の患者では網膜症を有する症例はまれであるが，思春期を過ぎると網膜症の発症が多くなることが示されている．これを年齢によるプロテクト効果と考え，思春期以降の有病率の増加の原因は，成長ホルモンや内分泌量の変化と関連することが推察されている．

一方，成人発症群では，糖尿病罹病期間が5年未満の場合，網膜症は28.8％，増殖網膜症は2％に認められ（図2），これらの有病率が若年発症群に比べて多いことから，成人発症例は，若年発症例よりも頻回に眼底検査を行うことが推奨されている．また，糖尿病罹病期間が短い場合は，糖尿病の診断年齢と網膜症の有病率に差はないが，罹病期間が5年以上になると，低年齢で糖尿病を発症した症例ほど網膜症が多いことが示されている（図3）．

日本人を対象とした大規模臨床研究

日本人の糖尿病は2型糖尿病が圧倒的に多く，また，欧米に比較

図3 成人発症群における糖尿病罹病期間と診断年齢

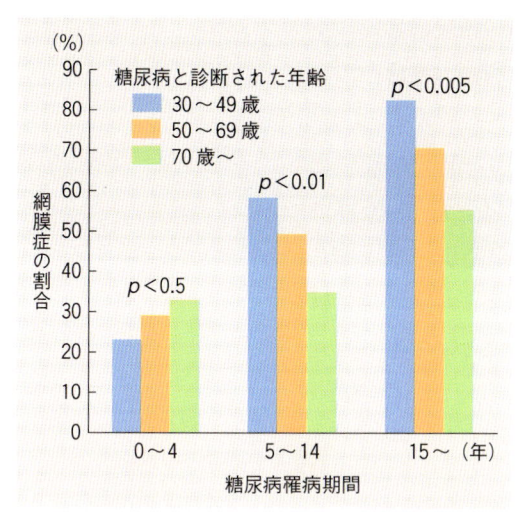

(Klein R, et al：The Wisconsin epidemiologic study of diabetic retinopathy. III. Prevalence and risk of diabetic retinopathy when age at diagnosis is 30 or more years. Arch Ophthalmol 1984；102：527-532.)

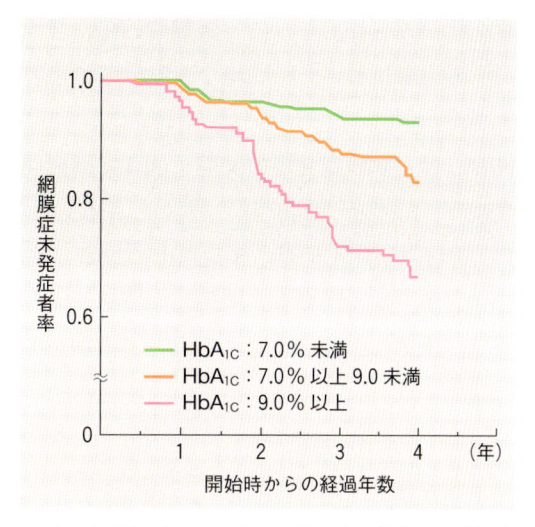

図4 JDCSにおける観察開始4年間の網膜症の発症

(曽根博仁ら：糖尿病網膜症一次予防および二次予防のエビデンス―他の合併症との関連ならびにJDCS中間報告から．あたらしい眼科 2007；24：1281-1285.)

して肥満度が少ないことが指摘されている．したがって，欧米のエビデンスをそのまま日本人に適応することが疑問視されていることから，日本人における大規模臨床研究が不可欠であることはいうまでもない．しかし，残念ながら，現在では日本人を対象として糖尿病発症から網膜症の発症までの期間について検討された研究はない．一方，多数のわが国の糖尿病患者の経過を経時的に追った代表的な研究に Kumamoto Study[3] がある．また，1996年に開始された Japan Diabetes Complications Study（JDCS）[4] は，わが国で唯一の多施設大規模介入研究[*2]である．本項では JDCS の中間成績からみた網膜症の発症について紹介する．

Japan Diabetes Complications Study（JDCS）

JDCSでは，わが国の糖尿病専門施設59か所に通院する2型糖尿病患者2,205人が対象で，8年間の観察が行われた．日本人を対象とした多施設大規模研究から得られるデータにより，日本人2型糖尿病患者の病態が的確にとらえることが可能になれば，今後の日本人の糖尿病治療および保険行政にもたらされる恩恵は計り知れないものと考えられる．以下に，結果を概説する．

糖尿病網膜症の新規発症率：対象糖尿病患者全体でのうち，観察開始時に網膜症を有しない患者において平均5〜6%/年に網膜症の新

[*2] **介入研究**
糖尿病網膜症の発症および進展のリスクファクターは血糖，血圧などが代表的である．これらのファクターを軽減することによって，網膜症の発症および進展が減少するか否かについて検討する目的で，治療群とコントロール群を比較する研究．

規発症がみられ，さらに，観察開始時に軽症非増殖糖尿病網膜症を有する患者において，平均1～2%/年の患者に網膜症の進展がみられた．

HbA$_{1c}$値と網膜症発症の関連：図4に研究開始後4年間の網膜症の発症率（Kaplan-Meier法）を示す．HbA$_{1c}$が9%以上であった群では，観察開始後4年間に3割以上の患者で網膜症が発症した．一方，HbA$_{1c}$が7%未満でも，網膜症の発症が完全に抑えられるわけではなく，次第に網膜症を有する患者が増加していくことがわかった．

〔山本禎子〕

> エビデンスの扉

糖尿病黄斑症に関する最新のランダム化比較試験

結果がまとめられた初めてのランダム化比較試験

現在，糖尿病黄斑症（diabetic maculopathy）に対して，硝子体手術，トリアムシノロンアセトニド（TA）治療，抗VEGF薬治療[*1]などが行われている．そのうちどれが優れているかについて数多くの研究がされてきたが，非ランダム化比較研究がほとんどであり，最終的結論を得るに至っていなかった．この問題を解決するために，数年前から米国で大規模ランダム化比較試験（randomized controlled trial；RCT）が行われ，最近その結果が報告された．

ラニビズマブ併用網膜光凝固およびTA併用網膜光凝固のRCT[1]

糖尿病黄斑症に対する治療の優劣を調べるために，抗VEGF薬とTAを比較した試験である．ただし，現在，治療効果が証明されている格子状網膜光凝固を行わないことは倫理上許されないために，それを併用していることが特徴である．結果報告の論文をみればわかるが，RCTの教科書になるような大規模研究である．900眼近い参加眼数もさることながら，関係した網膜専門医の多さに驚かされる．眼科領域に限れば，米国の国家プロジェクトといえるものであり，今後長期にわたって糖尿病黄斑症治療の指標になると思われる．

網膜専門医である限りは，オリジナル論文を読むべきであるが，それ以外の人のために概略を述べる．視力0.05から0.6程度の糖尿病黄斑浮腫眼を対象とした．薬物注射をせずに網膜光凝固を行った群（対照群），ラニビズマブ併用網膜光凝固群，ラニビズマブ投与半年後に網膜光凝固を行った群，TA併用網膜光凝固群の4群にランダムに患者を割り付けて，1年後の視力変化と副作用発生を調べた．その結果，1年後の視力はラニビズマブ併用網膜光凝固群，ラニビズマブ投与半年後に網膜光凝固を行った群においては平均視力が対照群より有意に改善したが，TA併用網膜光凝固群では改善がみられなかった．一方，中心網膜厚についていえば，TA併用網膜光凝固群を含むいずれの治療群でも，有意な減少が認められた．そして，

[*1] VEGF
vascular endothelial growth factor（血管内皮増殖因子）

文献はp.238参照．

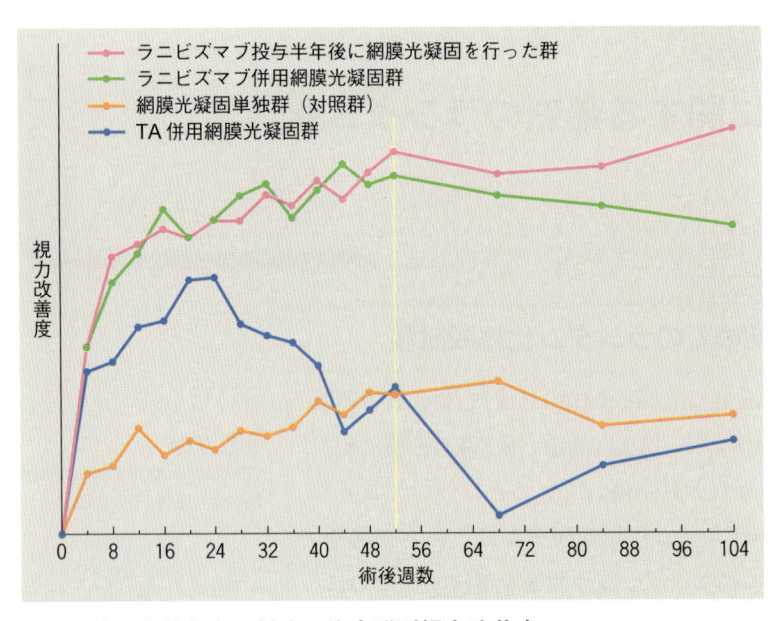

図1 糖尿病黄斑症に対する治療群別視力改善度
2年後にはラニビズマブ群の視力改善度が大きい．しかし，偽水晶体眼に限れば，その差はなくなる．
(Diabetic Retinopathy Clinical Research Network, Elman MJ, et al：Randomized trial evaluating ranibizumab plus prompt or deferred laser or triamcinolone plus prompt laser for diabetic macular edema. Ophthalmology 2010；117：1064-1077.)

この結果は2年後もほぼ同じであった．TAは白内障を起こす頻度が高かったので，その影響を排除するために，偽水晶体眼についてのみ検討すると，TA併用網膜光凝固群においてもラニビズマブ併用群と同程度の視力改善がみられた．つまり，TA治療においても，副作用の危険を除けば，ラニビズマブと同程度の治療効果が期待できるという結果であった（図1）．

結果の解釈と臨床への応用

　この結果はおおむね予想されたものであったが，RCTで得られたことによる意味は，けた違いに大きい．治療法に差が出た理由を，患者バイアスなど治療因子以外に求めていたものが，通用しなくなったのである．また，加齢黄斑変性への治療経験から，抗VEGF薬のほうがTAよりも格段に優れているかのような印象があったが，網膜への影響だけからいえば，差は大きくないことがわかった．

　さらに，このRCTの優れた点は副作用調査内容の細かさである．調査項目は，全部で数百に及び，抗VEGF薬使用時に問題とされた虚血性脳疾患頻度をはじめとして，犬猫に咬まれる頻度まで調査している．結果的に，群間の差はなかったが，このような調査は前向

き研究でなければできない．

　ただし，解釈には慎重を要する．著者らも述べているように，この結果が当てはまるのは，提示された条件に該当する患者の一部に限られる．これほどしっかりとした研究であるので，糖尿病黄斑症の治療は，ラニビズマブが最適であるかのように錯覚してしまうが，そうではない．一般的に，最近のRCTの問題として，治療効果が出やすい患者を優先的に被験者として登録する傾向が挙げられている．ランダム化されるので問題ないように思われるが，たとえば発症したばかりの若年黄斑症患者グループ内で行われたRCTと，発症して10年以上経過した高齢黄斑症患者グループ内で行われたRCTでは，同じRCTでも異なる結果が出ると考えられる．患者の年齢幅を広げないと，実際の医療を反映しないので仕方がない点ではあるが，RCTの盲点をついた操作が可能であることは覚えておくべきである．

カコモン読解　第19回 臨床実地問題44

62歳の男性．15年前から糖尿病がある．最近，右眼の視力低下を訴えて来院した．視力は右0.4（0.7×＋1.00D），左1.0（矯正不能）．右眼眼底写真と蛍光眼底造影写真（造影早期と後期）とを図A，B，Cに示す．適切でない処置はどれか．2つ選べ．

a 経過観察
b トリアムシノロンアセトニド後部テノン嚢下注射
c 蛍光漏出部への直接光凝固
d 格子状光凝固
e 硝子体手術

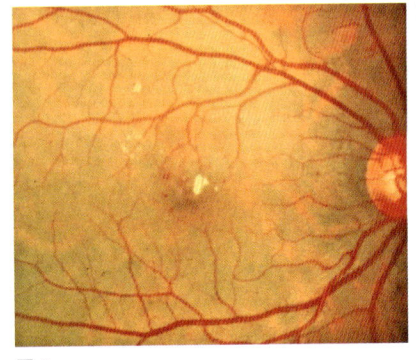

図A

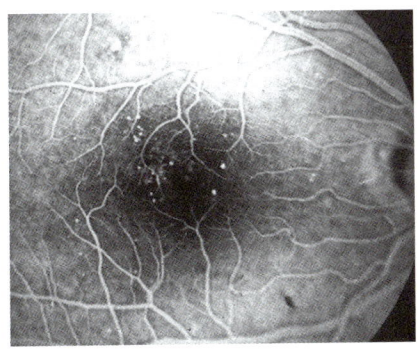

図B 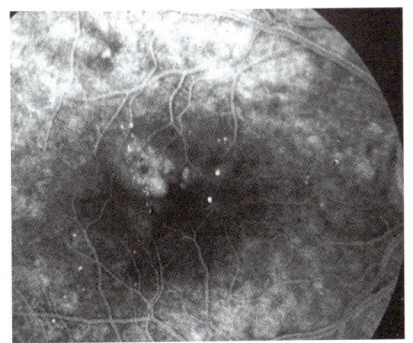　　図C

[解説] 中心窩の上耳側を中心とした，局所性の糖尿病黄斑浮腫と診断できる．

a. **経過観察**：視力が比較的保たれており，経過観察も適切な選択肢となりうる．

b. **トリアムシノロンアセトニド後部 Tenon 囊下注射**：眼圧上昇，白内障などの合併症の可能性はあるが，黄斑浮腫軽減が期待され，本症例に適切である．

c. **蛍光漏出部への直接光凝固**：視力低下に関連する漏出部は中心窩の上耳側に限局していると考えられ，局所光凝固の適応がある．

d. **格子状光凝固**：びまん性糖尿病黄斑浮腫に対して有効な治療法であるが，本症例では過度の治療と考えられる．凝固斑拡大などの合併症が懸念される．

e. **硝子体手術**：糖尿病黄斑浮腫に対する硝子体手術の有効性については，現在明確なエビデンスはない．本症例では硝子体黄斑牽引の存在も不明なため，適切とはいえない．

[模範解答] d, e

（有村　昇，坂本泰二）

クリニカル・クエスチョン
新しい光凝固装置 PASCAL® の特徴を教えてください

Answer この新しい網膜光凝固装置は、レーザー照射の軌跡をステップ状に変化させることで、従来に比べ10分の1（10 ms）の短時間照射と網膜上への均一な照射パターンを可能にしました（図1）。

光凝固って何が起こっているの？

網膜光凝固の概念は、網膜視細胞を選択的に破壊することで、該当する網膜での酸素需要を減らし、網膜虚血を予防することである。視細胞をレーザー光によって破壊するメカニズムは、レーザーのエネルギーを網膜へ集束させ、熱エネルギーに変換させて破壊させるわけであるが、網膜組織において最も効率よく熱エネルギーへと転換する部位は、色素を有する網膜色素上皮細胞である。視細胞は網膜色素上皮細胞に隣接しているため、間接的に破壊されることになる。

つまり、光凝固で直接障害を受けるのは網膜色素上皮細胞である。

上手な光凝固ってなんですか？

酸素需要を減らす目的で光凝固を施行するのであるから、酸素需要の高い網膜外層に位置する視細胞だけを破壊すればよく、網膜内層まで破壊が起こるのは好ましくない。また、視細胞の破壊は視野感度の低下を招くので、照射間隔は均一であるほうが視野障害が少

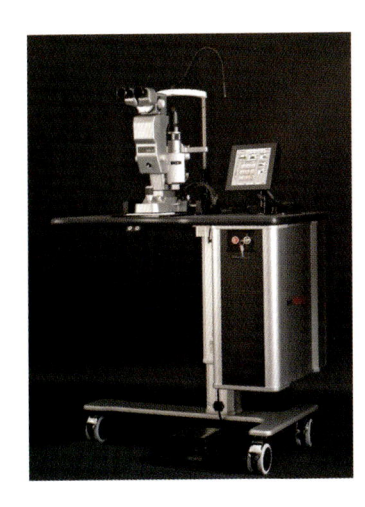

図1　PASCAL® 装置
従来の光凝固装置と大きさは変わらない。

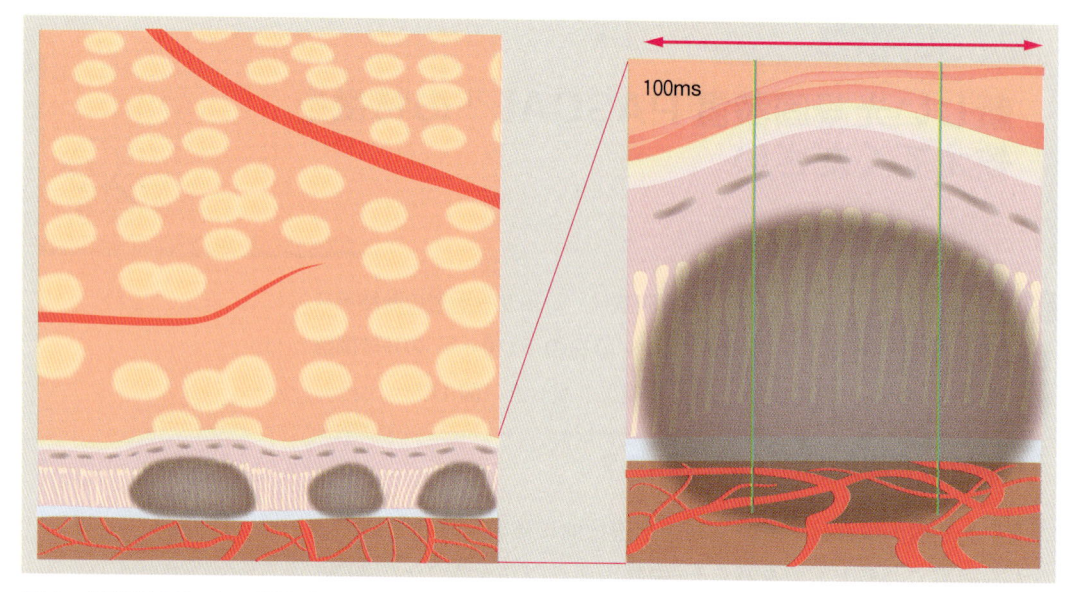

図2 通常装置による凝固斑
照射時間が長い（150〜200 ms）ため網膜障害は広範囲となる．
|←→| 100 ms での照射時のレーザーパルス振幅
←→ 網膜障害の範囲

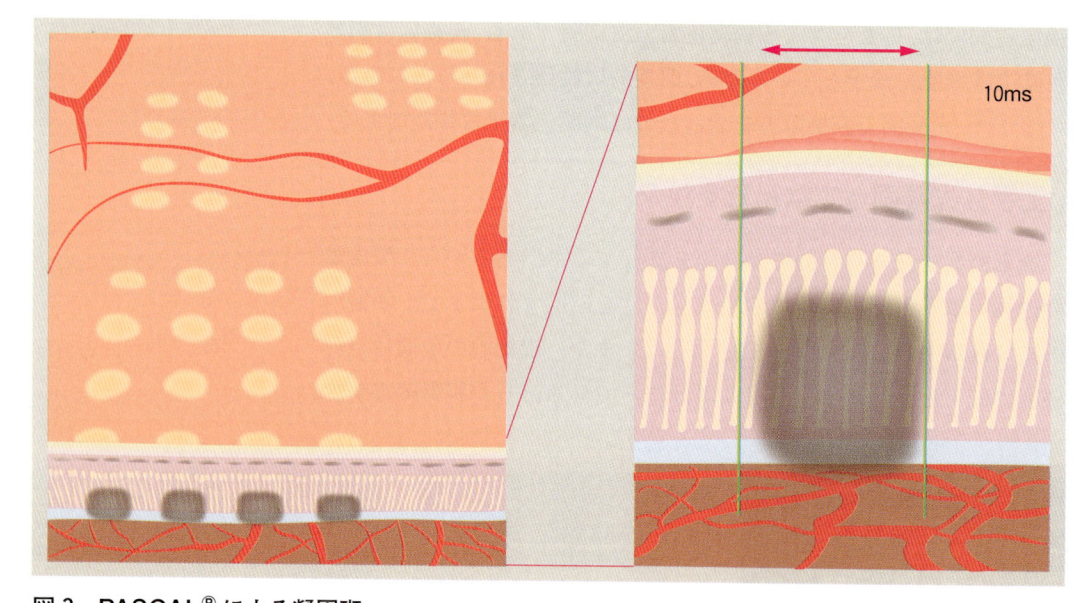

図3 PASCAL® による凝固斑
短時間照射（10〜20 ms）のため網膜障害は限局的となる．
|←→| 10 ms での照射時のレーザーパルスの振幅
←→ 網膜障害の範囲

なくてすむ．したがって，必要最低限の破壊を心掛けるべきである．
　従来は網膜面状に淡い灰白色のスポットが出現する程度の出力で，1スポット間隔を空けて照射するという，あいまいな照射基準と"経験"がものをいう世界であった．

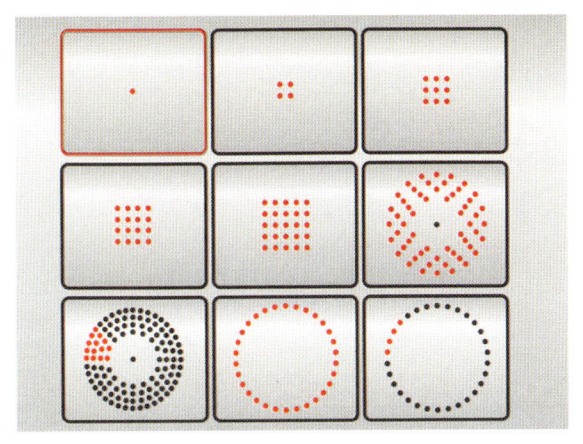

図4 PASCAL® で可能な照射パターン
single shot（左上）から 5×5 multi shots（中央）のほか，さまざまなパターンが選択可能である．

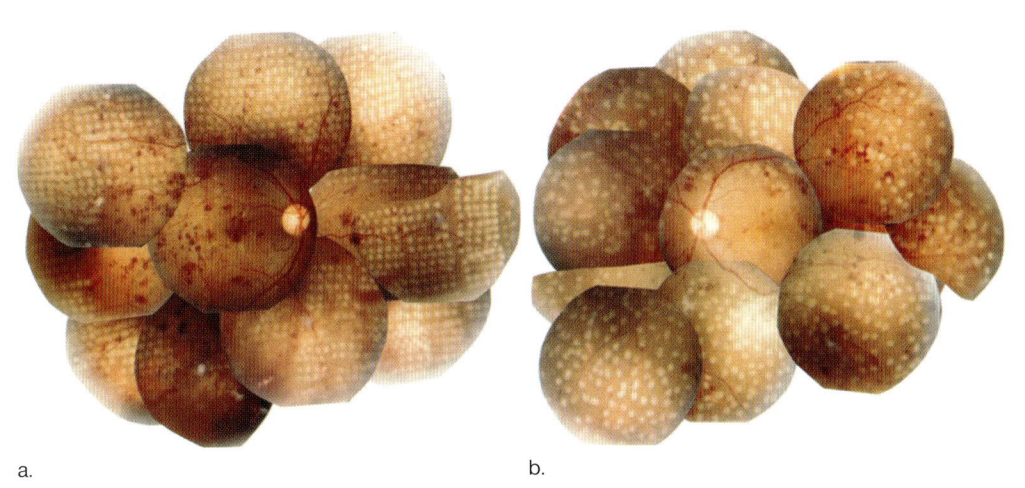

a. b.

図5 PASCAL® と通常装置による汎網膜光凝固の比較
a. PASCAL® による汎網膜光凝固．規則化された凝固斑がみられる．
b. 通常装置による汎網膜光凝固．不規則な凝固斑がみられる．

PASCAL で照射すると何がよいの？

　従来の光凝固による照射時間は 100〜200 ms であるため，網膜全層に瘢痕が及ぶことがまれではなかった（**図2**）．新しい光凝固装置 PASCAL®（Pattern Scan Laser）では 10〜20 ms と短時間照射のため網膜外層に瘢痕が限局される（**図3**）．これによって視細胞を選択的に破壊することが可能になる．ただし，照射時間が短い分，照射出力を上げる必要があり，従来の 150〜200 mW に比べ 400〜600 mW という高出力で照射をする．しかし，総エネルギーは照射時間と出力の積に比例するため，従来よりも少なくてすむのである[1]．
　また，凝固パターンの選択（**図4**）によって，一度のアクション（足踏み）で自動的に均一な照射が可能になり，視細胞への障害に偏

文献は p.238 参照．

りをなくすこともできる（図5）．

　なお，副次的な利点として施行時疼痛の緩和がある．光凝固施行時に疼痛を感じるのは網膜色素上皮細胞に発生した熱が脈絡膜の血管に伝わるためであるが，PASCALでは瘢痕が広がりにくいため施行時疼痛が起こりにくいと考えられている[2]．もっとも，疼痛の閾値は個人差が非常に大きいため，参考程度に考えておいたほうがよい．

PASCAL® 装置の概要

　PASCAL® による短時間照射を可能にしたのは，レーザー光の"on-off"という従来の考えから，"on"にしたまま反射ミラーを調整することで，少しずつ規則的にずらしていくという考え方に変えたことによる．加えて，照射をパターン化するために2枚のミラーを高速で上下・左右にステップ状に変化させている（図6）．

　PASCAL® では連続照射を行うためにYAGレーザーを用いて1,064 nmの励起光を発生させ，半波長の532 nmにして使用している．したがって，いわゆる緑色波長レーザーであるため，比較的組織の深部には到達しにくい．硝子体出血や黄斑浮腫に際しては，やや不利であることは否めない[*1]．

どんなときに PASCAL® が有用？

　PASCAL® がその性能を圧倒的に発揮できるのは，やはり大量照射である汎網膜光凝固時である．最も汎用性が高いと思われる5×5パターンを選択すると一度に25発の照射が可能であるため，汎網膜光凝固時には従来の10分の1程度の時間で完成できる．ただし，注意しないといけないのは，瘢痕が広がらないため1スポット間隔ではなく，1/2～3/4スポット間隔で打つ必要があり，結果として汎網膜光凝固では総照射数は5,000発程度と従来の2倍程度必要になる．それでも，2回のセッションで（1回2,500発程度まで可能）終了でき，光凝固の完成にかかる時間や期間をきわめて短縮することができるのは，患者の負担軽減のみならず，われわれ術者の負担も軽減される．

　糖尿病網膜症に対する汎網膜光凝固では，網膜の活動性を早急に鎮静化させるためにも速やかな光凝固の完成が重要であるが，黄斑浮腫による視力低下という合併症を考慮しなくてはならない．前述のようにPASCAL® は低侵襲で短時間大量照射が可能であり，従来

[*1] 可視光線の波長
波長が長くなるほど組織深達度が高い．

青	450～495 nm
緑	495～570 nm
黄橙色	570～620 nm
赤	620～750 nm

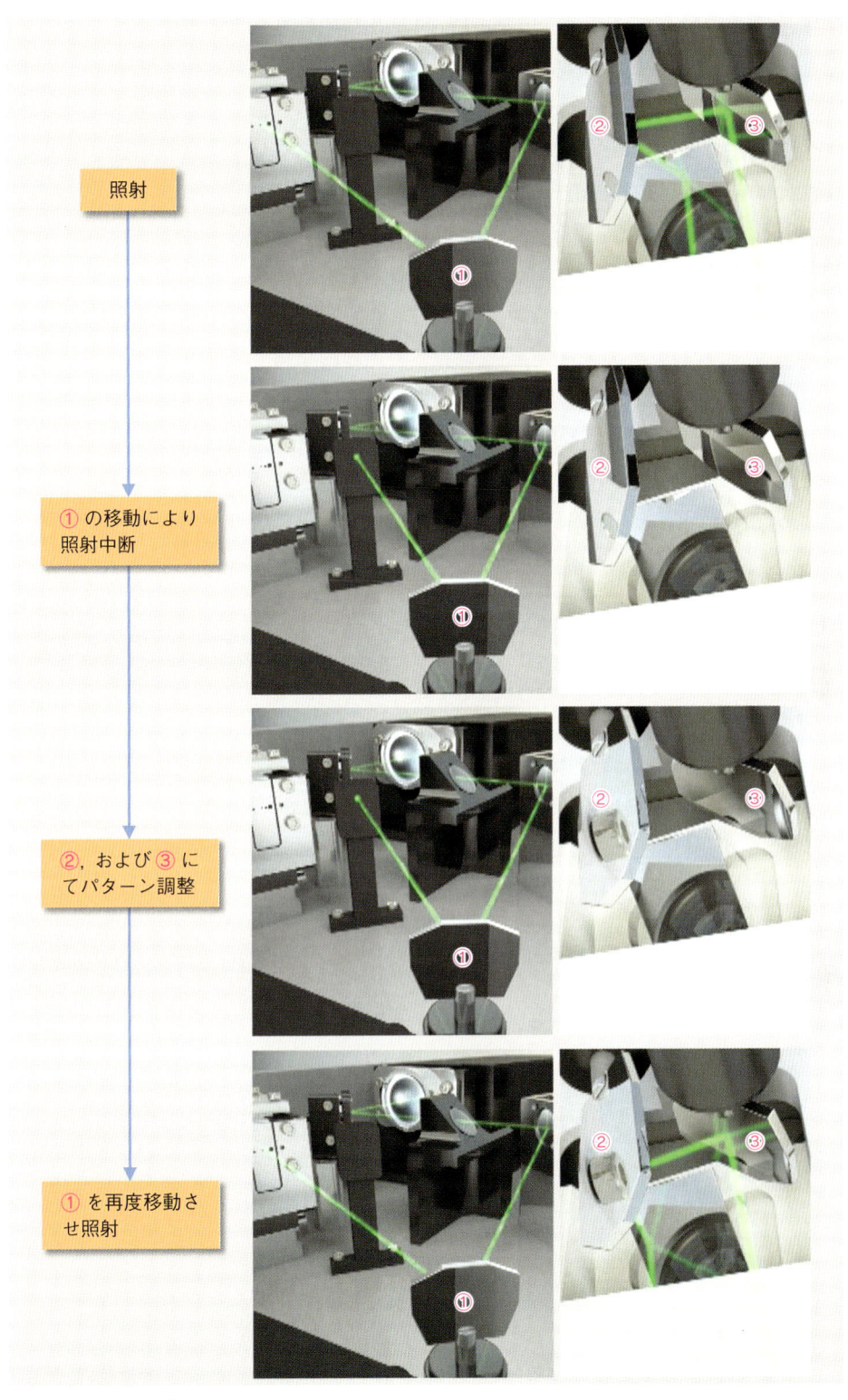

図6 PASCAL® 装置の原理

レーザー光の軌跡をガルバノミラー①によって移動させることにより，短時間照射が可能となる．パターン化への微調整はスリットランプ内のガルバノミラー②，および③にて行う．

の光凝固に比して黄斑浮腫の発症を抑制しうるという臨床研究結果もあり[3]，積極的に適応となると考えられる．

また，網膜中心静脈閉塞（central retinal vein occlusion；CRVO）のような血管閉塞疾患では，無理な汎網膜光凝固では脈絡膜剥離を誘発する危険性があったが，PASCAL®では網膜内層への影響が少ない分，安全に施行できる．黄斑浮腫を伴うCRVOに対してベバシズマブを硝子体内投与し，PASCAL®による汎網膜光凝固を併用することで，治療成績が向上するという報告もある[4]．

PASCAL®のもう一つの利点である色素上皮細胞への限局的な刺激は，難治性の糖尿病黄斑浮腫に対する格子状光凝固に適していると思われる．ただし，黄斑浮腫への格子状光凝固は照射出力の調整が難しいため，あらかじめトリアムシノロンのTenon囊下投与を施行して浮腫を抑制させたうえで，PASCAL®による格子状光凝固を施行するとよい[5]．

PASCAL®があまり奨められないときは？

PASCAL®の利点でもある網膜外層への限局的な瘢痕は，裏を返せば網膜内層の虚血に対する有効性は期待できない．したがって，網膜虚血による血管新生緑内障に対してはPASCAL®は奨められない．余談だが，血管新生緑内障に対してはベバシズマブを硝子体内投与して3日以内に硝子体手術を施行し，網膜周辺部から毛様体扁平部にかけて広範に眼内光凝固（もちろん通常凝固法である）を行うことで鎮静化を得ることが多い．

（志村雅彦）

クリニカル・クエスチョン

アバスチン®硝子体内投与の適応と投与量について教えてください

Answer アバスチン®（ベバシズマブ）は，血管内皮増殖因子（VEGF）[*1] のヒト化モノクローナル抗体であり，VEGF がもつ血管新生作用と血管透過性亢進作用をブロックします．抗血管新生作用を目的とした適応は，広義の加齢黄斑変性を除く，特発性や高度近視性，網膜色素線条などの脈絡膜新生血管や血管新生緑内障，増殖糖尿病網膜症（PDR）に用い，抗血管透過性亢進作用を目的としての適応は，網膜静脈分枝閉塞症や網膜中心静脈閉塞症などの静脈閉塞症，糖尿病黄斑浮腫，黄斑部毛細血管拡張症，汎網膜光凝固後などの黄斑浮腫の治療として用います（表1）．投与量は一般的に 1～1.25 mg の硝子体内投与となりますが，PDR の硝子体手術前の投与では 0.25 mg の少量でも十分な効果が得られます．

[*1] 略称の説明

AMD
加齢黄斑変性（age-related macular degeneration）

ASO
閉塞性動脈硬化症（arteriosclerosis obliterans）

BRVO
網膜静脈分枝閉塞症（branch retinal vein occlusion）

CNV
脈絡膜新生血管（choroidal neovascularization）

CRVO
網膜中心静脈閉塞症（central retinal vein occlusion）

DME
糖尿病黄斑浮腫（diabetic macular edema）

DR
糖尿病網膜症（diabetes retinapathy）

IVB
硝子体内投与（intravitreal bevacizumab）

NVG
血管新生緑内障（neovascular glaucoma）

表1 アバスチン®の適応

		アバスチン®の適応	コメント
CNV	AMD, PCV	×	保険適応薬の使用
	それ以外の CNV	○	
RVO	黄斑浮腫あり	○	
	黄斑浮腫なし	×	
傍中心窩毛細血管拡張症		△	第一選択は直接凝固
DR	PDR 硝子体手術前	○	活動性が高いもの
	PDR PRP 前	○	活動性が高く，牽引性剝離がないもの
	DME 局所浮腫	△	第一選択は直接凝固
	DME びまん性浮腫	○	無効例には代替治療
強膜創血管新生		○	複数回投与も可
NVG		○	閉塞隅角期には緑内障手術も併用

除外基準：脳梗塞の既往，ASO，妊娠中もしくは治療中に妊娠の可能性のあるもの

VEGF[*1]とは

　VEGFは生理的な血管形成においても重要な働きをしているが，主に虚血によって血管内皮から分泌され，血管新生を誘導する．また，VEGFは五つのアイソフォームが知られており，眼内での血管新生に関与しているのはVEGF$_{165}$とVEGF$_{121}$である．VEGF$_{121}$は主に生理的な血管形成に作用しているのに対し，VEGF$_{165}$は病的な血管新生に関与している[*2]．

　VEGFは強力な血管新生作用をもち，PDRによる網膜血管新生やAMDなどのCNVの発生，NVGにおける虹彩血管新生に関与している．また，血管透過性亢進もあわせもっており，CRVOやBRVO，DMEにもかかわっている．

アバスチン®硝子体内投与の効果持続期間と複数回投与

　アバスチン®はすべてのVEGFのアイソフォームをブロックし，強力な抗VEGF作用をもち，一般的に1回のIVBでは1か月後が最も網膜厚減少効果が強く，効果持続期間は有硝子体眼では約2～3か月であるが，一方，無硝子体眼ではクリアランスが早いため効果持続期間が非常に短く，通常，無硝子体眼には行わない．また，再発症例に対しては症例に応じ，2～3か月ごとに再治療を検討する．あるいは1～2か月ごとに数回連続投与を行う方法もある．

黄斑浮腫に対するアバスチン®

　網膜静脈閉塞症（RVO）では虚血によって眼内のVEGFは増加しており[1,2]，循環不全と相まって黄斑浮腫が生じているため，IVBによって網膜厚の減少が期待できる．一方，DMEではIVBがRVOと比べて効果が劣ることもあり（図2，3），DMEの黄斑浮腫にはVEGF以外のファクターもかかわっていると思われる．IVBで有効性の認められないものに対しては，硝子体手術などの代替治療を検討する．当然DMEではびまん性浮腫が適応であり，局所性浮腫の場合は光凝固が第一選択となる．黄斑部毛細血管拡張症についても第一選択は光凝固であるが，光凝固ができないものに対しては適応となる．黄斑浮腫に対するIVBの目的は，黄斑浮腫の改善によって中心窩を含めた網膜機能の改善や，浮腫の持続によるさらなる網膜機能の障害を防ぐことである．たとえIVBで黄斑浮腫が消失しても，視力の改善がみられないものに対しては再治療の適応はない

（[*1]のつづき）

PCV
ポリープ状脈絡膜血管症（polypoidal choroidal vasculopathy）

PDR
増殖糖尿病網膜症（proliferative diabetic retinopathy）

PRP
汎網膜光凝固（panretinal photocoagulation）

RVO
網膜静脈閉塞症（retinal vein occlusion）

VEGF
血管内皮増殖因子（vascular endothelial growth factor）

[*2] 抗VEGF薬のなかで，ルセンティス®やアバスチン®はすべてのVEGFのアイソフォームと結合するが，マクジェン®はVEGF$_{165}$を選択的に結合するため，生理的なVEGF$_{121}$の作用を阻害せず，安全性が高いことが推測されている．

文献はp.239参照．

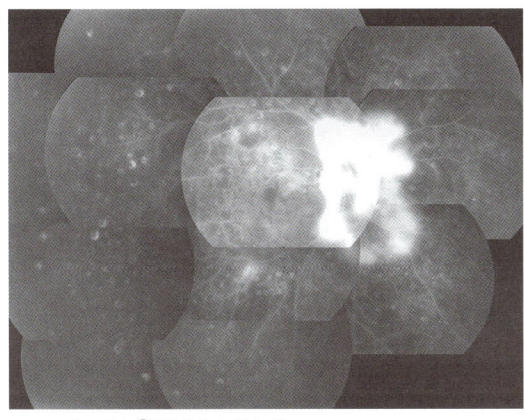

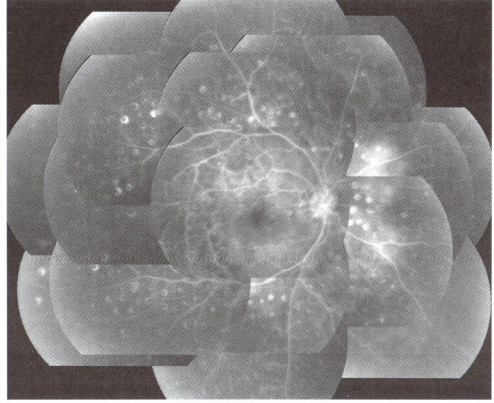

a. アバスチン®硝子体内投与前　　　　　　　　b. 投与後

図1　0.25 mg アバスチン®硝子体内投与前後のフルオレセイン造影
65歳,男性. 0.25 mg アバスチン®硝子体内投与前 (a) は,フルオレセイン造影では新生血管からの漏出は旺盛であったが,24時間後 (b) には著明な蛍光漏出の減少がみられた.
(Yamaji H, et al : Reduction in dose of intravitreous bevacizumab before vitrectomy for proliferative diabetic retinopathy. Arch Ophthalmol 2011 ; 129 : 106-107.)

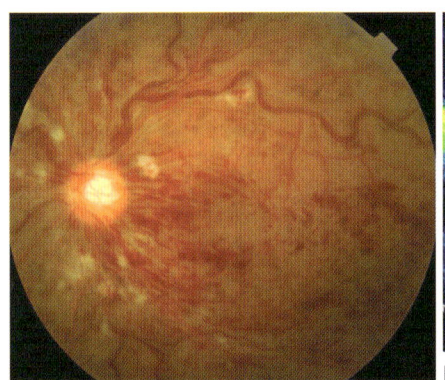

a. 眼底所見

b. 投与前 OCT 所見

図2　CRVO に対するアバスチン®硝子体内投与前後
54歳,男性. CRVO に対し,アバスチン® 1.25 mg を硝子体内投与した. 投与前 (b) に対し1か月後著明な黄斑浮腫の消失 (c) を認め,視力も投与前 (0.07) が (0.5) に改善した.

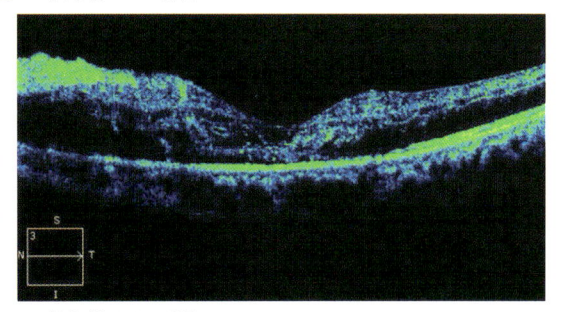

c. 投与後 OCT 所見

(図4). また,治療に反応しても再発を繰り返すものも,頻回投与による感染性眼内炎のリスクが上昇するので代替治療を検討する.

CNV に対するアバスチン®

AMD やポリープ状脈絡膜血管症 (polypoidal choroidal vasculopa-

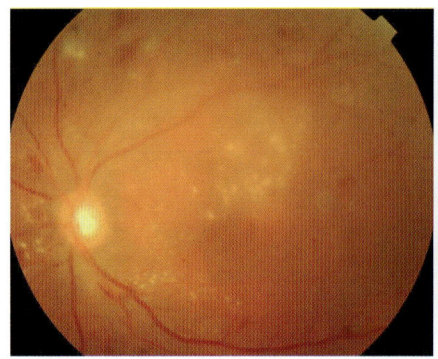

a. 眼底所見

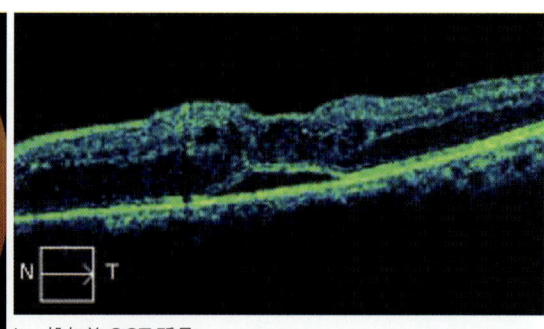

b. 投与前 OCT 所見

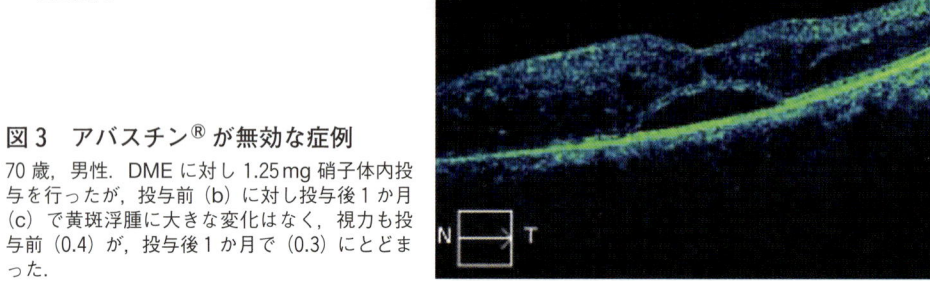

c. 投与後 OCT 所見

図3 アバスチン®が無効な症例
70歳, 男性. DME に対し 1.25 mg 硝子体内投与を行ったが, 投与前 (b) に対し投与後1か月 (c) で黄斑浮腫に大きな変化はなく, 視力も投与前 (0.4) が, 投与後1か月で (0.3) にとどまった.

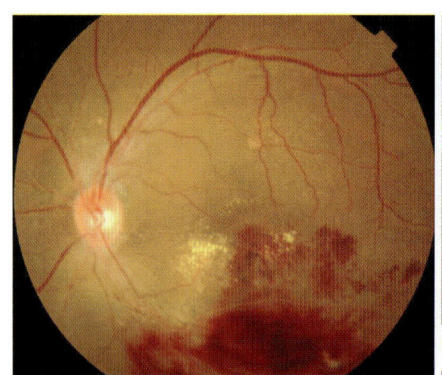

a. 眼底所見

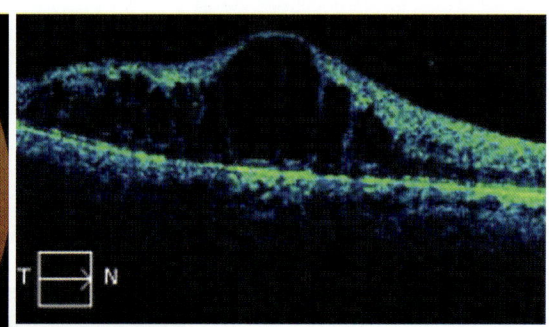

b. 投与前 OCT 所見

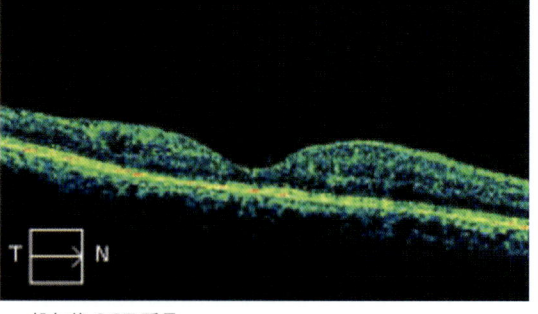

c. 投与後 OCT 所見

図4 治療に反応しても視力改善のない症例
70歳, 女性. BRVO に対してアバスチン® 1.25 mg を硝子体内投与を行い, 投与前 (b) と比べ, 黄斑浮腫の著明な改善 (c) が得られたが, 視力は投与前 (0.2), 投与1か月 (0.2) で改善がみられないため, 再発に対しては再治療は行わなかった.

thy；PCV) は, 抗 VEGF 薬のルセンティス®(ラニビズマブ) やマクジェン®(ペガプタニブ) が保険適応となっているので, ルセンティス®やマクジェン®が適応とならない脈絡膜新生血管に対して

IVBを検討する．再治療は症例ごとに滲出の残存や再発を認めた場合に適宜行う．アバスチン®はルセンティス®より分子量が大きいため，硝子体内投与で網膜を通過しにくい可能性があるが，ほぼ同等の効果である[3]．

PDRに対するアバスチン®

無治療の活動性の高いPDRでは眼内のVEGFが増加しており[4]，血管新生が進行中である．網膜新生血管（neovascularization elsewhere；NVE）や乳頭新生血管（disc neovascularization；NVD）は，活動性が高いPDRではフルオレセイン蛍光眼底造影（fluorescein angiography；FA）で旺盛な色素漏出を認める．このような場合，PRPの適応となるが，一部が硝子体出血で完成できない場合や光凝固途中に硝子体出血を生じ，完成できないことがあるため，増殖膜がわずかで，牽引性網膜剥離のおそれの少ない症例[5]で軽度の硝子体出血を伴うものや硝子体出血が生じるおそれがある場合には，光凝固と並行してIVBを行う．IVBを行うことによってNVD，NVEはFAでの漏出が減少し，増殖膜は収縮して白っぽくなってくる．このアバスチン®の効果が得られている間に光凝固を完成させる．通常，1回のIVBでよい．一方，すでに濃い硝子体出血を認めた場合や，増殖膜による牽引によって硝子体手術が必要な症例では，術前1〜7日前にIVBを行うことによって，網膜症の活動性を低下させた状態で硝子体手術を行うことができるので，術中出血を減らすことができる．PDRに対するIVBは光凝固や手術を行うためのつなぎの治療であるため，活動性が高いものにのみ行えばよく，0.25 mgの少量で十分な効果が得られる（図1）[6]．また，硝子体術後の強膜創血管新生に対してもIVBは有効である．

NVGに対するアバスチン®

NVGには開放隅角期と閉塞隅角期があるが，IVB単独で開放隅角期では眼圧下降が得られる可能性が高く，IVBでNVGの活動性を抑えた状態で虚血に対する光凝固などの治療を行う．しかしながら閉塞隅角期に至ってしまうと，アバスチン®単独では眼圧下降が不十分であり，線維柱帯切除術などの緑内障手術が必要となる．

アバスチン®は適応外使用

アバスチン®は，わが国のみならず海外でも眼疾患に対しては適

応がなく適応外使用であるので，加齢黄斑変性など，ほかの抗VEGF薬が保険適応となっている疾患に対しては用いるべきではなく，安全性が確立されているわけではないので，十分なインフォームド・コンセントのうえで慎重に投与する必要がある．合併症は直接の注射手技による眼内炎や網膜裂孔，眼圧上昇，水晶体損傷といったものがあり，投与に際しては細心の注意を払う必要がある．全身合併症については同様の抗VEGF薬のルセンティス®で脳血管障害のリスクが増加するとの報告[7]がなされており，アバスチン®はルセンティス®と比べて血中での半減期が20日とかなり長く，ルセンティス®以上に全身への抗VEGF作用が予想されるため，投与に際しては注意が必要である．特にアバスチン®は適応外使用であるため，脳梗塞などの既往の患者，閉塞性動脈硬化症（arteriosclerosis obliterans；ASO），妊娠中または治療期間中に妊娠の可能性のあるものは禁忌である．また，投与量については疾患によっても違いがあると思われるが，PDRの硝子体手術前投与のように，1.25 mgより低用量でも十分な効果が得られるので，全身合併症の観点からは低用量での投与が推奨されるが，最適な投与量についてはさらなる検討が必要である*3．

（山地英孝）

*3 PDRに対するIVBは，一過性の効果を得ることが目的であるため0.25 mgで十分であるが，黄斑浮腫のように効果が持続する必要のある疾患では，若干増量が必要であると思われる．

網膜中心動脈閉塞症

網膜動脈閉塞症とは

網膜動脈閉塞症（retinal artery occlusion；RAO）は，突然重篤な視力障害で発症する眼疾患の一つである．閉塞部位により，網膜中心動脈閉塞症（central retinal artery occlusion；CRAO），網膜動脈分枝閉塞症（branch retinal artery occlusion；BRAO）に分類され，両者の鑑別は眼底検査で可能ある．

網膜動脈本幹およびその分枝が急激に閉塞し，網膜への血行が途絶することから網膜虚血・壊死に至り，重篤な視機能障害を引き起こす．実験的には，サル眼で網膜循環が98分以上停止すると不可逆的な神経節細胞や神経線維の萎縮・変性が生じてくることが知られている[1]．臨床的には，発症後48時間以内であれば，視機能回復の見込みがあると考えられている[2]．筆者らが日常臨床の場で，発症早期例に遭遇する機会は少ないが，できるだけ早期に積極的な加療を開始する必要がある．

CRAO

主訴は，片眼性の突然の急激な視力低下[*1]で，極端な場合，視力は眼前手動弁や光覚弁に低下する．眼底所見としては，網膜動脈の狭細化，数珠状または分節状の血流，後極部を中心とする網膜白濁，中心窩の脈絡膜のみが赤く透見する桜実紅斑（cherry-red spot）で

文献は p.239 参照．

[*1] **臨床上の注意．鑑別診断**
突然重篤な視力低下で発症する疾患で，CRAOと鑑別を要するのは視神経疾患である視神経炎と虚血性視神経症である．CRAOでみられる対光反応の減弱と中心フリッカの低下が，これらの疾患でも認められる．また，眼動脈閉塞症も鑑別の一つである．CRAOの鑑別点は黄斑部の網膜白濁を認めることであるが，cherry-red spot を呈していないこともある．フルオレセイン蛍光眼底検査で，腕脈絡膜循環時間の遅延が認められる．

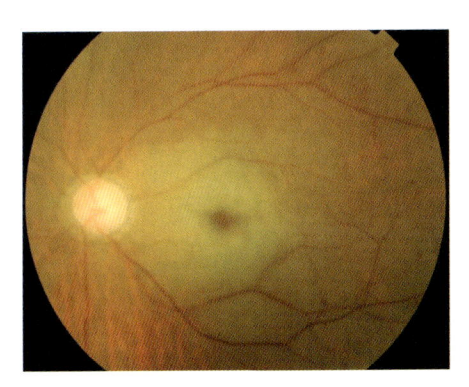

図1　CRAO（86歳，男性）
視力低下により受診した．既往歴は糖尿病．視力は光覚弁．眼底は cherry-red spot[*2] を呈している（散瞳眼底カメラ TRC-50LX，TOPCON）．

[*2] cherry-red spot とは，日本語訳では桜実紅斑であるが，英語表現が主に使用される．

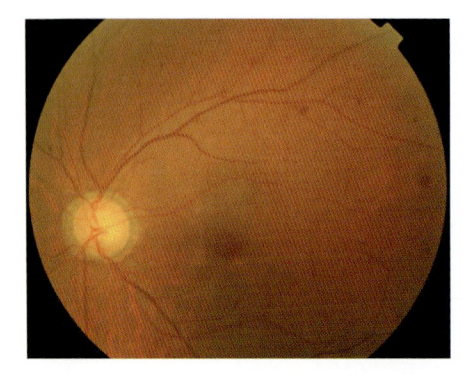

図2 図1の症例の2年前の所見
単純糖尿病網膜症であった（散瞳眼底カメラ TRC-50LX, TOPCON）.

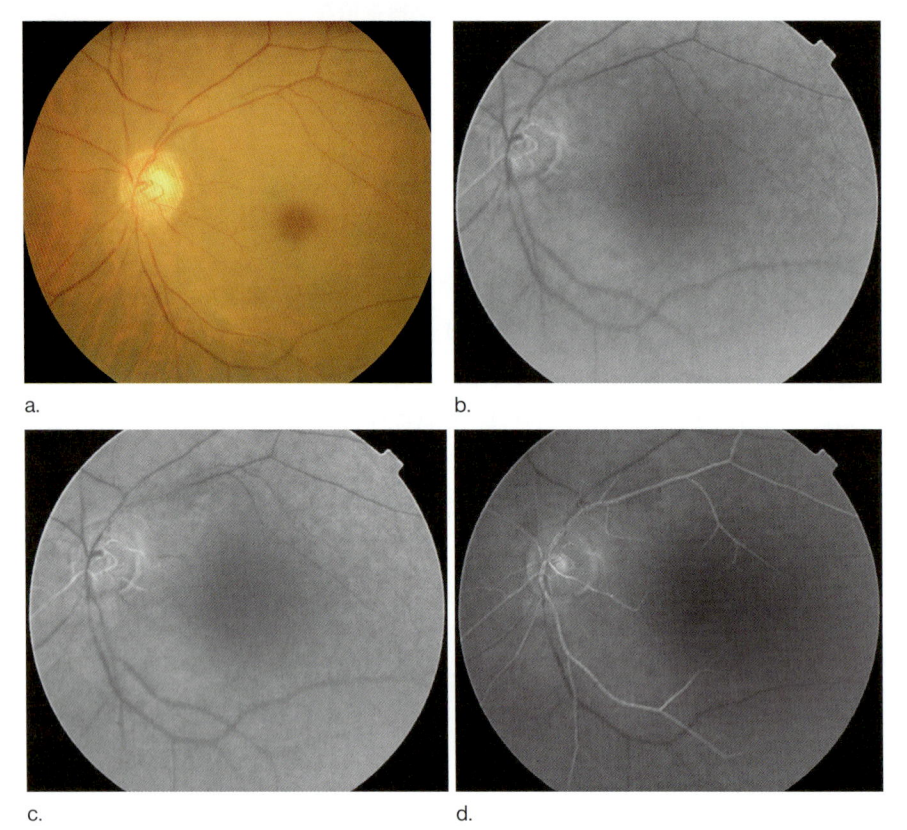

図3 CRAO（74歳，男性）
発症8時間後で視力は光覚弁（散瞳眼底カメラ TRC-50IA, TOPCON）.
a. 眼底写真. cherry-red spot を認める. 種々の治療を施行したが, 1年後の視力は指数弁と, 改善しなかった.
b. 蛍光眼底造影38秒, ようやく網膜中心動脈の造影が開始された.
c. 造影後42秒.
d. 造影2分6秒で, 動脈はほぼ造影されたが, まだ静脈は造影開始されていない. 参考までに, 通常の網膜動脈-静脈充盈時間は10秒以内.
（勝村ちひろ, ら：網膜中心動脈閉塞症. 大鹿哲郎編. 眼科プラクティス10 眼科外来必携. 東京：文光堂；2006. p.178-182. 図1.）

ある（図1, 2）. 網膜への血液供給は, 網膜の内層の2/3は網膜中心動脈の分枝血管からであり, それより外層は脈絡膜血管から栄養を

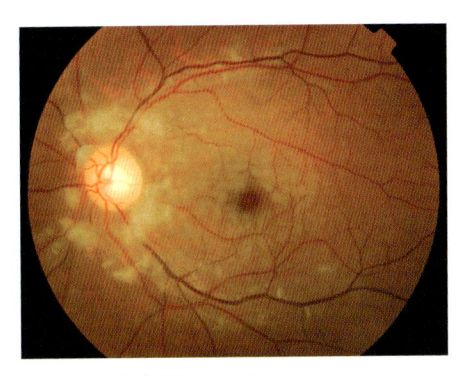

図4 不完全型 CRAO（47歳, 男性）
視神経乳頭周囲に軟性白斑と中心窩周囲にまだらな網膜白濁を認める（散瞳眼底カメラ TRC-50LX, TOPCON）.
（上田美子ら：視力良好な網膜中心動脈閉塞症の1例. 眼科 2009；51：443-446.）

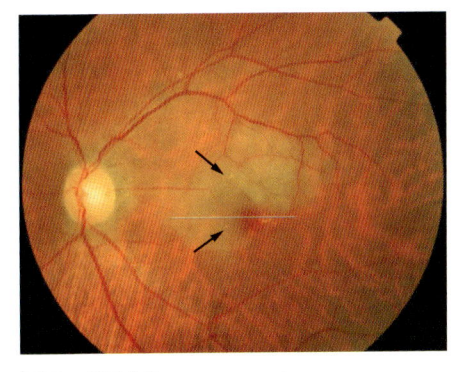

図5 BRAO（64歳, 男性）
視力低下にて受診した. 視力は指数弁. 網膜白濁とその支配領域の網膜動脈に塞栓を認める（矢印）（散瞳眼底カメラ TRC-50LX, TOPCON）.
白線：図7の OCT 部.

受けている. CRAO では，急性期に網膜内層が虚血となり浮腫を生じる. フルオレセイン蛍光眼底検査では腕網膜循環時間の遅延，血流は顆粒状を呈し，網膜内循環時間は著明に遅延する（図3）. ただし，不完全型 CRAO は視力予後が良好で，後極部を中心としたまだらな網膜白濁や綿花様白斑の多発を呈することが多い（図4）[3]. この病態は，partial CRAO や CRAO resembling Purtscher-like retinopathy ともいわれている[4,5].

BRAO との鑑別

CRAO と異なり，網膜内で網膜動脈が分岐したあとに血栓や塞栓で血流が途絶する. 黄斑部に虚血が及べば高度な視力低下を自覚することがあるが，及ばなければ視野異常のみを訴えて受診することが多い. 網膜が白濁した領域に塞栓を認めることがある（図5）.

全身疾患

RAO は高齢者にみられることが多く，動脈硬化，高血圧，糖尿病，血液疾患などが原因として考えられているが，臨床的には高齢者が多く，すでに複数の全身疾患に罹患している患者が多い[2]. 一方，若年者にはまれな疾患であるが，血管炎や抗リン脂質抗体症候群などの全身疾患や，局所的には内頸動脈の狭窄やその内膜の解離などが原因で発症することがある. 原因の究明に努めなければならないが，最終的に原因不明であることも多い.

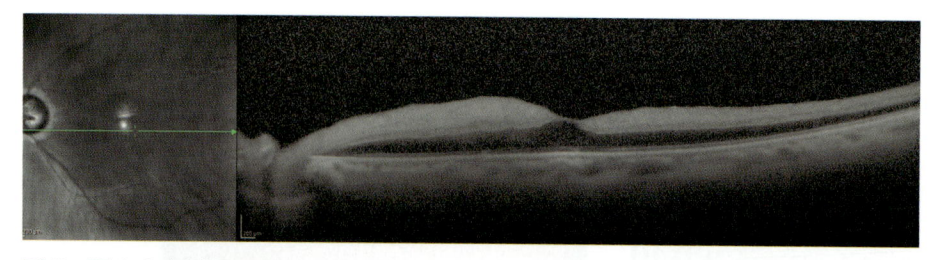

図6 図1の症例のOCT
網膜内層の高輝度と肥厚を認める（Heidelberg Retina Tomograph 3, Heidelberg）.

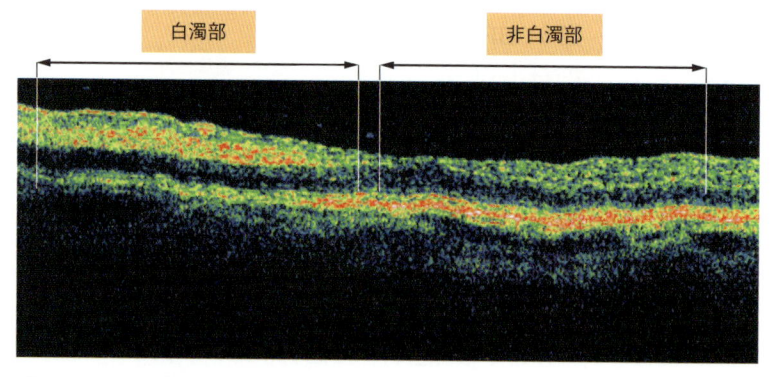

図7 図5の症例のOCT所見（図5の白線部位）
白濁部と非白濁部で網膜厚と輝度が異なる．白濁部の網膜色素上皮の反射は網膜内層の高輝度によってブロックされているが，非白濁部の網膜色素の反射（赤色のライン）は正常である（OCT 3000, カールツァイスメディテック）．

治療

局所的には眼球マッサージ，前房穿刺，星状神経節ブロックなどがあり，全身的には血栓溶解薬の点滴，プロスタグランジン E_1 の点滴，炭酸脱水酵素阻害薬の静脈注射，亜硝酸アミル吸入，ニトロール舌下，ペーパーバック法，高気圧酸素療法などがある．しかし，どの治療法の組み合わせが治療に有効か明らかではないので，その施設で行うことができる治療法を積極的に行う．

OCT所見

RAO の網膜浮腫は網膜内浮腫により，糖尿病などの網膜浮腫と異なり網膜内層の高輝度と肥厚を認める．その後は，数週間かかって次第に網膜は菲薄化する[6]．CRAO の眼底所見で cherry-red spot や軟性白斑は CRAO における虚血の程度を反映しており，網膜白濁は網膜内層が壊死に陥ることにより，網膜機能が不良であるとしている．視力予後不良の症例では急性期での網膜内層の肥厚が強く（図6），その後の網膜の菲薄化が強く中心窩の陥凹が消失する．

BRAOでは，白濁部と非白濁部で網膜内層の高輝度と肥厚の差が明瞭にわかる（図7）．

日常の患者教育と救急外来への啓発

網膜中心動脈閉塞症（CRAO）は，視力予後不良であり緊急を要する疾患であることを再認識する必要がある．

中心静脈閉塞症と合併する網膜中心動静脈閉塞症[*3]もある．全身的に危険因子を有する患者，具体的には，過去の既往歴に一過性黒内障，内頚動脈狭窄，心臓弁膜症や虚血性心疾患，糖尿病，膠原病，脳血管障害などがある場合は，日ごろからの患者教育も重要である．

初診の時点で，視力回復の可能性がまったくないわけではないので，できる限り速やかな治療を施行することが重要である．眼科医が不在である夜間など時間外に患者が受診することもあるので，救急外来の医師などに疾患の啓発や，対処法の教育を病院内で日ごろ行っておくことが重要である．また，他眼が発症したときに，視力低下の危険性を最小限にとどめるため，応急処置として眼球マッサージやペーパーバッグ呼吸を自己にて行いながら，眼科救急外来を受診するよう指導しておくことが重要である．

[*3] **網膜中心動静脈閉塞症**
網膜動脈閉塞症の網膜白濁に，網膜中心静脈閉塞症の網膜静脈の蛇行・拡張と網膜出血の両方の眼底所見がみられる疾患である．急激な視力低下を来たし，血管新生緑内障に至り予後不良である．汎網膜光凝固が必要である．

カコモン読解　第18回 臨床実地問題28

65歳の男性．右眼の急激な視力低下を自覚して来院した．初診時の視力は右0.02（矯正不能），左1.0（矯正不能）．右眼眼底写真を図に示す．正しいのはどれか．2つ選べ．

a 毛様網膜動脈がある．
b 中心窩下出血がある．
c 網膜色素上皮剥離がある．
d 網膜の白濁は網膜外層の浮腫による．
e ERGでb波の振幅が低下する．

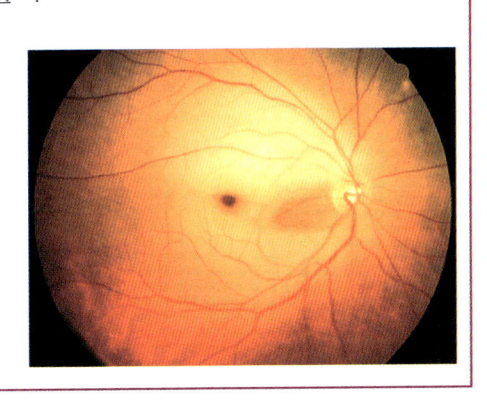

解説　毛様網膜動脈があることがわかる．なぜなら，乳頭に接して正常網膜に近い色の部分が，網膜血管に沿った部位に扇形になっている．毛様網膜動脈は，脈絡膜血管支配で短後毛様動脈から由来し，網膜中心動脈閉塞症症例の約25％に存在するといわれている．

網膜中心動脈からでなく乳頭の縁から網膜内に入る．網膜中心動脈支配ではないので，CRAOとなっても閉塞せず開存している．中心窩がこの血管で栄養されているときは，比較的良好な視力を残すが，この症例は中心窩が赤くcherry-red spotを呈しているので，視力は不良であると予想される．ERGのa波は視細胞由来であるが，b波は網膜内層に由来するので，網膜表層2/3の虚血のためb波の振幅が低下する．

【模範解答】 a，e

【カコモン読解】 第20回 一般問題12

網膜中心動脈閉塞症で最も障害される部位はどれか．
a 内網状層　　b 外顆粒層　　c 内顆粒層　　d 視細胞層
e 網膜色素上皮層

【解説】　網膜中心動脈閉塞症では，網膜中心動脈閉塞から網膜主幹動脈が閉塞し虚血となる．網膜中心動脈は網膜の硝子体側の表層2/3を栄養し，網膜の外層1/3の約130μmの厚さの部分は脈絡膜から栄養されている．そのため，網膜動脈が閉塞すると表層2/3が虚血となり，極端な視力低下を来たす．表層2/3にある神経線維層，神経節細胞層，内網状層，内顆粒層，外網状層などが影響を受ける．そのなかでも最も影響を受けるのは細胞体で内顆粒層である．そして，主に神経線維層が白濁，膨張するので，眼底所見は網膜全体もしくは部分的に著明な白濁を来たす[*4]．また，中心窩はこれらの組織が，視軸に対して斜めに配列しているので，網膜表層に白濁する組織が少なく，脈絡膜の赤い色が周囲の白濁と対比されて際立って写り，cherry-red spotと呼ばれる．

【模範解答】 c

（岡本紀夫，張野正誉）

[*4] 閉塞領域は，神経線維の走行に一致して病変が生じるので，眼底の白濁の部位と形には注意が必要である．

網膜中心静脈閉塞症

CRVO と BRVO

網膜中心静脈閉塞症（central retinal vein occlusion；CRVO）と網膜静脈分枝閉塞症（branch retinal vein occlusion；BRVO）は，名称からもわかるとおり共通点が多い疾患であるが，単に BRVO の重症例が CRVO であるとはいえず，相違点も多い．共通点は，基礎疾患として高血圧・動脈硬化を有する症例が多いこと，網膜出血や浮腫，軟性白斑といった眼底所見，灌流状態によって虚血型と非虚血型に分類されること，遷延する黄斑浮腫が視力予後の最も重要な因子であること，などである．一方，相違点としては，CRVO に特徴的な点として，血管新生緑内障を生じること，また，それに伴う完全失明の危険性が存在すること，高度の静脈閉塞では動脈灌流遅延から動脈閉塞を引き起こすこと，動脈硬化以外の原因（原因不明）が BRVO に比べ多いこと，などが挙げられる．本項では，CRVO に特徴的な点を重点的に解説する．

分類

複数の観点から分類がなされており，表1にまとめる．このうち

文献は p.239 参照.

表1 網膜中心静脈閉塞症の分類

虚血型（図1）	非虚血型（図2）
若年性（図3）	中高年性*
半側（図4）	全周（3/4周）性*
切迫型（図5）	完全型*

＊：大部分を占めるため，特に呼称しない．

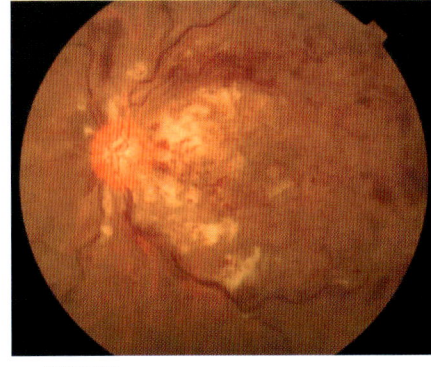

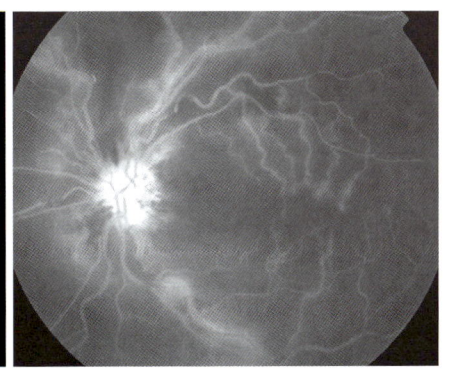

a. 眼底写真　　b. FA 写真

図1　虚血型網膜中心静脈閉塞症
多数の軟性白斑がみられ，静脈の色調も暗赤色である．FA で背景が黒く抜けて見え，毛細血管レベルの血流が途絶えていることがわかる．

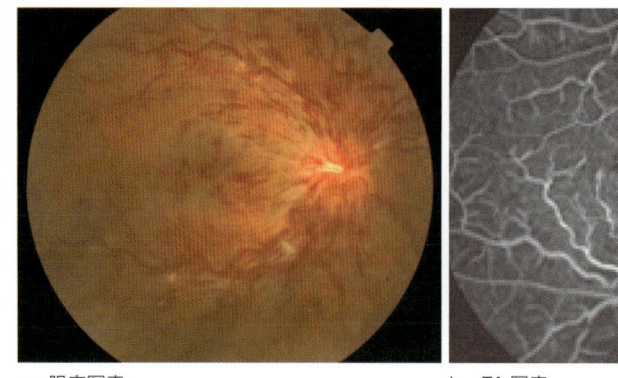

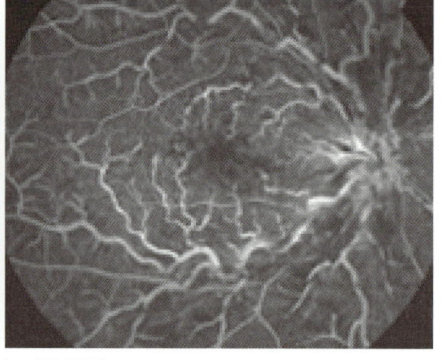

a. 眼底写真　　　　　　　　　　　b. FA 写真

図2　非虚血型網膜中心静脈閉塞症
軟性白斑が少なく，FA で無灌流領域がほとんどみられない．

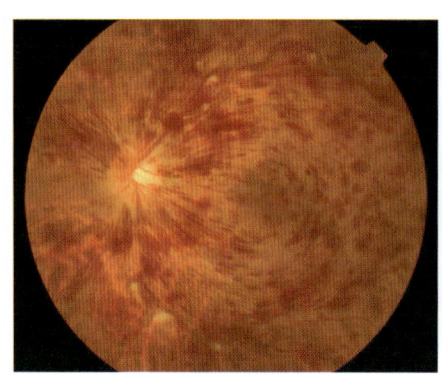

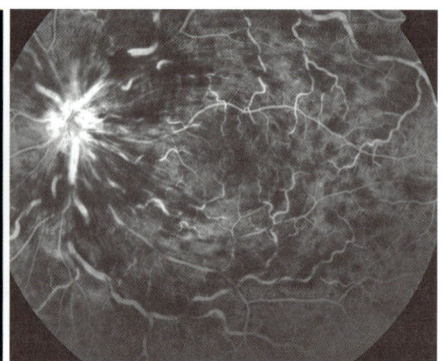

a. 眼底写真　　　　　　　　　　　b. FA 写真

図3　若年性網膜中心静脈閉塞症
40歳，男性．高血圧なし．FA では，視神経乳頭での過蛍光が著明．

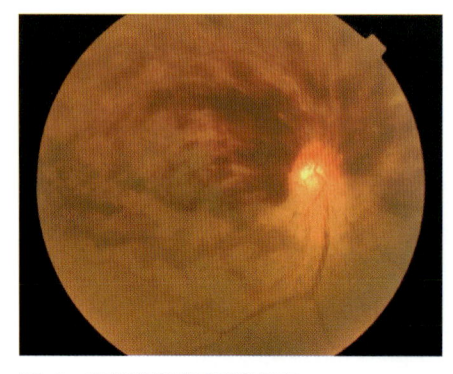

図4　半側網膜静脈閉塞症
上方2象眼にのみ出血と静脈拡張・蛇行，網膜浮腫を認める．

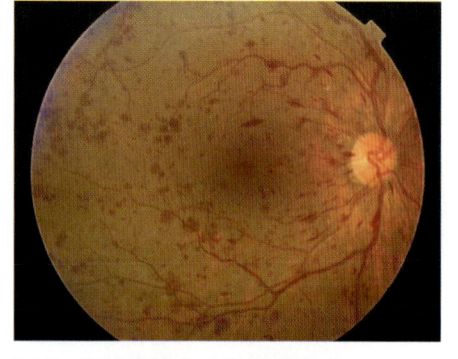

図5　切迫網膜中心静脈閉塞症
しみ状出血が散在し静脈の軽度拡張を認めるものの，網膜浮腫はほとんどみられない．

重要なのは，若年性か否か，虚血型か否か，である．若年性は50歳未満で，基礎疾患に動脈硬化，高血圧が存在しないものである．原因として，乳頭血管炎などの視神経周囲での炎症が考えられ，ステ

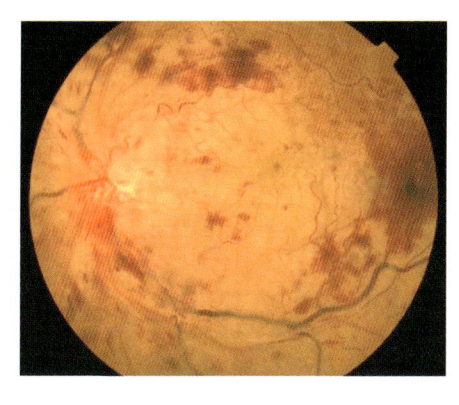

図6 網膜中心動脈灌流遅延（閉塞）を伴う網膜中心静脈閉塞症
網膜全体に浮腫が高度で，拡張・蛇行した静脈の色調は暗赤色を呈している．

ロイドの内服・点滴や局所投与が奏効することが多い．虚血型は虹彩新生血管を生じることが多く，特に高度であれば，早期に汎網膜光凝固（panretinal photocoagulation；PRP）を施行しないと，血管新生緑内障から失明に至る危険性が高いので要注意である．ただ，発症早期で網膜出血が多量のため虚血の判定がつかない症例が，全体の1/4～1/3程度存在する．

眼底所見

網膜静脈拡張・蛇行：ほぼ，すべてのタイプのCRVOで認められる．静脈の色調が暗赤色の場合は閉塞が高度で，動脈の灌流遅延を引き起こしていることが多い（図6）．

網膜出血：一般に火炎状網膜出血がみられるが，しみ状・軽く刷毛ではいた程度の軽度のものから，べったりと絵の具を塗ったような高度の出血まで，さまざまである．また，切迫型では，斑状，しみ状の出血が静脈周囲に散在するのみである（図5）．

軟性白斑：神経線維層での混濁であり，病理学的には虚血に伴って軸索流の停滞が生じ，細胞内小器官が偏在したものとされている．まったく認められない症例もある．虚血が高度になれば，その数が増える．しかし，多数認められても視力予後良好な症例もある．

硝子体出血：まれに合併する．眼底がまったく透見できないほどのものはなく，視神経乳頭がぼんやりみえたり，最周辺が透見可能である例が多く，軽度～中等度の出血である．網膜出血量が多い症例でみられ，血管外への血液成分，特に赤血球の破綻性漏出が生じたためと考えられる．

検査所見

蛍光眼底造影：動脈の流入まで遅延していることがあるので，① 腕-

網膜循環時間, ② 網膜内循環時間, ③ 中心窩無血管領域の拡大の有無, ④ 無灌流領域の有無, ⑤ 漏出の部位と程度, などをチェックする.

① 腕-網膜循環時間：正常（10～15秒）であることが多いが, 蛍光色素注入開始より20秒以上たっても動脈相が現れない症例は, 高度の静脈閉塞に伴い動脈灌流遅延を引き起こしており, 初診時視力も悪く, 予後もきわめて不良である.

② 網膜内循環時間：動脈に色素の流入がみられだした時点から, 静脈壁に層流がみられだす時点までと, 静脈が完全に充盈されるまでの, 二つの時間を評価する. 前者は正常で3～5秒, 後者は10秒以内である. CRVOでは前者が5～10秒前後に遅延していることが多い. 30秒以上かかるような高度閉塞例もある. 充盈までの時間は15秒以上かかることがほとんどで, 層流までの時間に比べ著明に遅延が認められる. 20秒以上かかるなら, 遅延は高度で, 狭窄が強いと判断できる.

③ 中心窩無血管領域の拡大の有無：黄斑浮腫が高度で, 囊胞様変化が著明な場合は, 中心窩が低蛍光に描出される. 囊胞様変化がみられない, もしくは, その範囲を超えて低蛍光がみられる症例は黄斑部の虚血が強く, 視力予後不良な症例が多い.

④ 無灌流領域の有無：BRVOと違い, 全周性に無灌流領域が認められる症例は, 1か月以内に新生血管緑内障に進展することもあるので, 注意が必要である. 15乳頭面積以下であれば, 網膜光凝固は適応とならない.

⑤ 漏出の部位と程度：視神経乳頭からの漏出が主であれば, 炎症の要素が強いと判断できる. 主要血管からの漏出が主な場合は, 比較的予後良好な症例が含まれている. びまん性の漏出を来たす場合は, 治療が困難で, 黄斑浮腫が遷延することが多い.

ICG造影：出血が多い症例では, ブロッキングのため蛍光眼底造影（fluorescein angiography；FA）所見が十分に得られないことが多い. そのような症例に関しては, ICG造影（indocyanine green angiography）を行うと, 上記の① 腕-網膜循環時間, ② 網膜内循環時間は評価できることが多い. しかし, ICG造影では, 無血管領域の評価, および, 漏出の部位と程度の評価には不向きである.

網膜断層撮影（OCT）：切迫型の場合, 網膜浮腫がまったくないこともあるが, それ以外の場合, 基本的に網膜浮腫は生じる. したがって重要なのは, 黄斑にかかっているか, いないか, 黄斑を含んで

いるならば，浮腫の程度（中心窩網膜厚など），浮腫の部位（内層か外層か，囊胞があるかなど），IS/OS の連続性，網膜下液の有無をチェックする．マップ表示のできる機種ならば，経時的に二次元的な広がりの消長を比較検討する．

ERG：虚血型では b 波が減衰するとされており，出血多量のため発症早期に FA で虚血の判定が困難な場合に有用である．ただ，すべての施設で簡易に測定できるというわけではない．

RAPD（relative afferent pupillary defect）：ERG と同様に，発症早期虚血型の判定に有用との報告がある．健眼から患眼にライトを移動させたときに，瞳孔が拡大するようならば陽性であり，虚血型である可能性が高い．簡便に判定できるので，ERG に比べ，設備上の制約を受けない．

治療

現在，確立された標準的治療はないといえる．

手術療法：単純硝子体手術や，放射状視神経乳頭切開術（radial optic neurotomy；RON），網膜静脈内選択的 tPA 注入術といった外科的治療が試みられたこともあるが，期待したほどの大幅な視力改善が得られなかったため，大規模な前向き試験が施行されることなく，現在手術治療はほとんど行われなくなった．

内科的治療：レーザー光凝固・トリアムシノロン硝子体注射・抗 VEGF 抗体硝子体注射の三つの治療法が，無作為対照前向き試験（CVO Study，SCORE Study，CRUISE Study）の結果，エビデンスとして有効性が示されている（治療成績に関しては，本巻の"エビデンスの扉"参照）．これらに対し，アスピリンなどの抗血小板薬内服や，ウロキナーゼなどの線溶療法は，有効性が示されていない．

レーザー光凝固：非虚血型の黄斑浮腫に対する格子状凝固により蛍光漏出は減少するも，視力は有意な改善が得られないと結論されている．虚血型に対する汎網膜光凝固（PRP）によるルベオーシスの予防効果は無治療では 35％ で生じるのに対して 20％ と新生血管発生率は低いが，有意差はない．しかし，ルベオーシス発生後，緑内障に進展するのは有意に抑えることができると報告されている．以上の CVO Study の結果に基づけば，PRP はルベオーシス発生後でよいことになるが，虚血の高度な CRVO では，1 か月で重症な新生血管緑内障に進展することもあり，手遅れになることもありうる．したがって，蛍光眼底造影で高度虚血と診断されれば，ルベオーシ

スの発生を待たずに，早急にPRPを完成させたほうがよいと考えられる[*1]．

対新生血管治療：経過中に非虚血型から虚血型に移行する症例も少なくなく（下記"予後"参照），途中から急激に悪化する症例もある．そのような症例の場合，眼圧上昇でルベオーシスに気づくこともある．最近では，抗VEGF抗体の硝子体投与を併用し，早急にPRPを完成させることで，緑内障手術が回避できることが多い．ただ，発見や治療が遅れ，隅角閉塞期に至ってしまうと，眼圧コントロールのためにトラベクレクトミーが必要となってくる．

若年者CRVO：乳頭炎，乳頭血管炎に続発するものが大部分であり，ステロイド治療が第一選択となる．筆者の場合，FAで視神経乳頭の過蛍光が確認されれば，プレドニン®8Tから内服開始し，1〜2週間ぐらいで4Tに漸減し，その後は症状をみながら，3〜6か月かけて漸減していく．初期の反応が悪い場合は，トリアムシノロンのTenon囊下注射を併用する．改善が得られない場合は，ミニパルスも考慮する．バイアスピリン®内服を併用し，その他の副作用防止のための投薬もあわせて行う．半年以上経過しても遷延する（それ以降の時期に初発することもある）黄斑浮腫に対しては，抗VEGF抗体の硝子体投与を考慮する．大抵は1回の投与のみで，寛解することが多い．

[*1] 治療に関してここまでの解説をまとめると，非虚血型ならばトリアムシノロン，もしくは抗VEGF抗体の硝子体注射，虚血型ならばPRPと上記薬剤硝子体注射の組み合わせ，が現状推奨される治療法といえる．

予後

　自然経過では，視力改善は1年で6％，3年で14％のみであり，初診時（0.1）以下の症例の80％は3年たっても視力不良である．非虚血型から虚血型への移行は，4か月で15％，3年で34％と報告されている．非虚血型では約30％で黄斑浮腫が消退し，最終視力が（0.2）以上になる割合が約8割だが，虚血型では（0.2）以上はわずか12％であり，新生血管緑内障発症率も15か月で23％と，虚血型CRVOは予後不良な疾患といえる．

　トリアムシノロン硝子体注射・抗VEGF抗体硝子体注射の治療成績に関し，詳細は"エビデンスの扉"の項目に譲るが，概略としては，治療前平均視力が（0.1）程度であり，治療により（0.3）前後に改善すると報告されている．

　若年者の炎症性CRVOは，初期治療に成功すれば，予後はきわめて良好である．

（瓶井資弘）

> エビデンスの扉

網膜中心静脈閉塞症の自然経過と格子状光凝固に関するCVO Study

　1990年代に米国のNEI[*1]の主催で，網膜中心静脈閉塞症（central retinal vein occlusion；CRVO）の自然経過と汎網膜光凝固の効果，および続発する黄斑浮腫に対する格子状レーザー光凝固の有効性を確認するために，大規模な多施設前向きランダム化研究が行われた（Central Vein Occlusion Study；CVO Study）[1]．この研究以後に，前向きの多施設研究は行われていない．貴重な結果であると思われるので，ここにとりあげる．

[*1] **National Eye Institute**
米国，国立衛生研究所（NIH；National Institute of Health）の一部として，NEI（国立眼研究所）がある．その使命は，"失明疾患，視覚障害，視覚機能のメカニズムに関して研究，視覚トレーニング，健康情報の普及，および他のプログラムを実施し，サポートすること"である．

文献はp.240参照．

目的

この研究の目的を以下にまとめる．
1. 汎網膜光凝固が虚血型CRVOの虹彩新生血管を予防できるか？
2. 黄斑部の格子状光凝固が黄斑浮腫による視力低下を改善できるか？
3. 10乳頭大以下の無灌流領域虚血のCRVOの自然経過はどうなるか？

　1988年8月～1992年7月末までに725人728眼がエントリーされた．対象の基準は，発症3か月以上1年以内，矯正視力0.025～0.5，視力が改善傾向にないもの，蛍光眼底造影検査で黄斑浮腫が確認された症例で，眼圧30mmHg以下を対象とした．除外されたのはこれまでにレーザー治療を受けた既往がある症例，ヘパリンやワルファリンカリウムを中止できない症例，糖尿病網膜症を合併している症例などであった．また，傍中心窩に毛細血管の閉塞がある症例も除外された．

自然経過について

　無灌流領域が10乳頭径大より広いか狭いかで，グループP（perfused）と，グループN（non perfused）に分けられた．グループPは，研究開始当初4か月ごとの経過観察予定であったが，4か月目に診察したときに，エントリー時には無灌流領域がなかったにもかかわらず，無灌流領域が10乳頭径大より広くなっていたり，出血が

増加していたり，虹彩や隅角新生血管が生じていた症例があったので，2か月間隔の経過観察に変更された．グループPには547眼がエントリーされ，522眼が検討対象となった．81眼16％がNに進行した．そのうち31眼は4か月の時点で汎網膜光凝固が必要となった．グループNからPに戻った症例はなかった．グループPからNへ悪化する危険性と関連がある因子は，症状発生から1か月以内という期間，年齢50歳以上，喫煙者，視力0.1以下，5-9乳頭大の無灌流領域の広さであった．

また，視力予後に最も影響する因子は，エントリー時視力であった．すなわち0.5以上の65％が，3年後も0.5以上を維持していた．一方，0.1～0.5の視力の人の予後はさまざまであった．19％は0.5以上となり，44％は同程度の視力，37％は0.1以下となった．初め0.1以下の人の80％は，最終時点でも0.1以下であった．虹彩や隅角に新生血管が生じる最も強い予測因子は，無灌流領域とエントリー時視力であった．

格子状光凝固について[2]

対象はCVO Studyの728眼中，症状発生後3か月以上経過した症例で，蛍光眼底造影で中心窩を含む黄斑浮腫があり，視力が0.025～0.4の症例は155眼であった．これをグループMと称している．黄斑浮腫に対する格子状光凝固の方法は，黄斑部の毛細血管から蛍光漏出の認められる領域を，各凝固斑を1～1.5スポットずつ離して，血管アーケード内ほぼ全体に行った．中心窩より2乳頭径以内の部位にレーザーを施行し，それより外側は治療せず，中心窩の無灌流領域にも施行しなかった．レーザーは側副血行路を避け，網膜出血の部位も避けた．レーザーの条件は，凝固斑の大きさは100μm，網膜上で強〜中等度の強度，0.1秒であった．4か月ごとに診察を行い，ETDRSチャートによる視力測定により，9文字以下の改善しかみられなかった場合で，蛍光眼底造影検査で黄斑浮腫があるとき，レーザー治療が追加された．格子状光凝固の方法は，アルゴンのグリーンレーザーで，100μm，0.1秒，白くはっきりした凝固斑がつく程度の強さで施行し，網膜出血のあるところは凝固しないという方針で行った．

レーザー凝固斑の数は，中間値143（37〜798）であった．再度レーザーを追加されたのは，77眼中23眼であった．年間の経過観察を完了できたのは治療群46眼，未治療群42眼であった．格子状光

凝固の合併症はなかった．光凝固を行った77眼と，行わなかったコントロール78眼を比較した結果，治療群での視力変化は36か月で平均4文字の低下となった．未治療群では3文字の低下で，両者に有意な差はなかった．10文字以上低下した症例の割合や，最終平均視力も差がなかった．立体眼底観察で検討可能な黄斑部の網膜浮腫は，治療群で有意に少なかった．蛍光眼底造影検査による黄斑部の蛍光漏出は治療群で有意に減少していた．しかし治療後のどの期間でも視力で両群間に有意な差はなく，格子状光凝固は無効であると結論された．ただし，60歳以下のグループにおいては，治療群において年齢と視力の改善率に関係が示唆され，年齢が若い症例には格子状光凝固が有効である可能性は残された．

筆者のコメント

　エントリー時には無灌流領域がなかったにもかかわらず，4か月目に診察したときに，無灌流領域が10乳頭径大より広くなっていたり，出血が増加していたり，虹彩や隅角新生血管が生じていた症例があったので，2か月間隔の経過観察に変更された．このことは病初期には綿密な経過観察が必要で，2か月間隔でも長く，最低1か月間隔で診察する必要があることを示唆している．また，CRVOは虚血型と非虚血型に分かれ，前者のほうが明らかに予後が悪い．格子状光凝固の研究では，虚血型か非虚血型か分類されずに検討されたため，治療群と未治療群で，症例の型別の割合が同じなのかどうか明瞭ではない．したがって，格子状光凝固の効果も厳密には，まだ結論づけることができないと思われる．OCT（optical coherence tomograph；光干渉断層計）検査で黄斑浮腫の客観的評価が可能になった現在，黄斑浮腫による視力低下が視力予後不良の主な原因となる割合が大きい非虚血型に対象を絞って，格子状光凝固の再評価をしてもよいと考える．

（張野正誉）

クリニカル・クエスチョン

抗VEGF時代のCRVOの黄斑浮腫治療について教えてください

Answer 網膜中心静脈閉塞症（central retinal vein occlusion；CRVO）の黄斑浮腫の治療には，現時点では抗VEGF（vascular endothelial growth factor；血管内皮増殖因子）薬の硝子体内注射が最も有用で，かつ副作用が少ないと考えられます．投与方法は，1回ずつの投与から初回連続注射が主流となっていく可能性が高くなっています．今後期待される治療に，徐放作用を有するステロイドの眼内投与があります．硝子体手術も一定の効果がありますが，薬物治療との比較研究が必要です．いずれの場合においても，虚血型CRVOに対する汎網膜光凝固を忘れてはいけません．

抗VEGF療法

現時点において，CRVOの黄斑浮腫（図1）に対して最も効果が高く，かつ副作用が低いと考えられている治療法は，抗VEGF薬の硝子体内注射療法である[1]．使用される薬剤としては，ベバシズマブ（アバスチン®），ラニビズマブ（ルセンティス®），ペガプタニブ（マクジェン®），VEGF Trap-Eye®[*1]などがある．わが国では，ベバシズマブを適応外投与として使用する方法が広く用いられている．

具体的な投与方法としては，まず，発症から2〜3か月は経過を観察することが多い．これは，特に非虚血型CRVOの黄斑浮腫では，まったく無治療でも2〜3か月以内に約20%の症例で自然回復することが知られているためである．

発症から2〜3か月経過しても黄斑浮腫が回復しない例には，抗VEGF薬の硝子体内注射を行うが，この場合，大きく分けて，① 1回ずつ注射と，② 初回，3回もしくは6回の毎月連続注射，という二つの方法がある．CRVOの黄斑浮腫はBRVO（branch retinal vein occlusion；網膜静脈分枝閉塞症）と比較して治療効果が低く，また1回の注射のみでは十分な効果が得られにくい症例も多いことから，最近では②の方法が主流になりつつある．いずれの場合も再発したら再投与となるので，毎月1回は検査を行い再発の有無を確認

[*1] **VEGF Trap-Eye®**
完全ヒト型の可溶性VEGF受容体融合蛋白質で，VEGFに対して特異的で強力な結合能を有する．

文献はp.240参照．

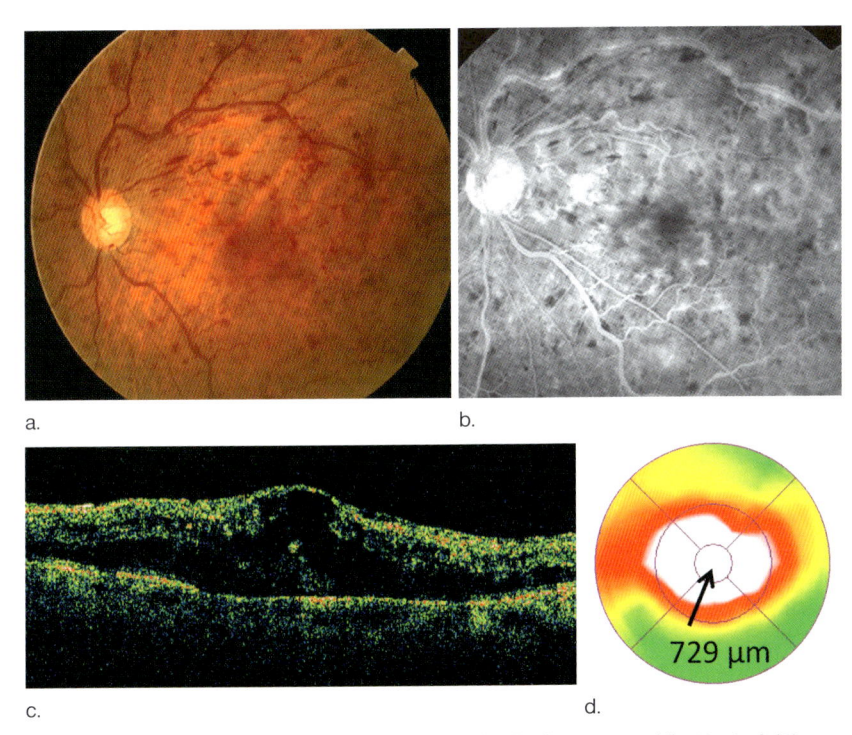

図1 左眼のCRVOによる黄斑浮腫で，矯正視力が0.4に低下した症例
(56歳，男性)

発症から3か月が経過している．
a. 眼底写真．
b. 蛍光眼底造影．
c. 光干渉断層計（optical coherence tomograph；OCT）で記録した網膜の水平断面．
d. 網膜の厚みのマップ．中心部が729μmまで肥厚している．

する．

抗VEGF療法の成績は？

CRVOの黄斑浮腫に対する抗VEGF療法の効果は，症例によりさまざまである．1回の投与のみで治療後1か月で明らかな視力改善と中心窩網膜厚の低下がみられ，その後再発しない例（図2）がある一方で，抗VEGF薬の投与後に視力も中心窩網膜厚も一時的に改善するが，投与後2～3か月で再発して再投与が繰り返される例（図3）や，黄斑浮腫そのものは改善しても視力や患者の自覚症状はまったく不変という例もある．治療を開始する前に，再発や再注射を繰り返す可能性が高いことや，注射しても効果のない可能性があることを患者によく話しておくことが重要である．

図4に，2010年に報告されたCRVOの黄斑浮腫に対するラニビズマブ硝子体内注射の臨床試験[2]の結果（CRUISE Study[*2]）を示す．この試験では，最初に毎月6回のラニビズマブ連続注射（0.5

[*2] **CRUISE Study**
米国で行われた大規模な多施設無作為比較試験であり，CRVOによる黄斑浮腫で視力が低下した患者392人を無作為に3群（ラニビズマブ0.3mg毎月6回投与群，ラニビズマブ0.5mg毎月6回投与群，無治療群）に割り当てて，視力の変化，中心窩網膜厚や副作用などを比較した．

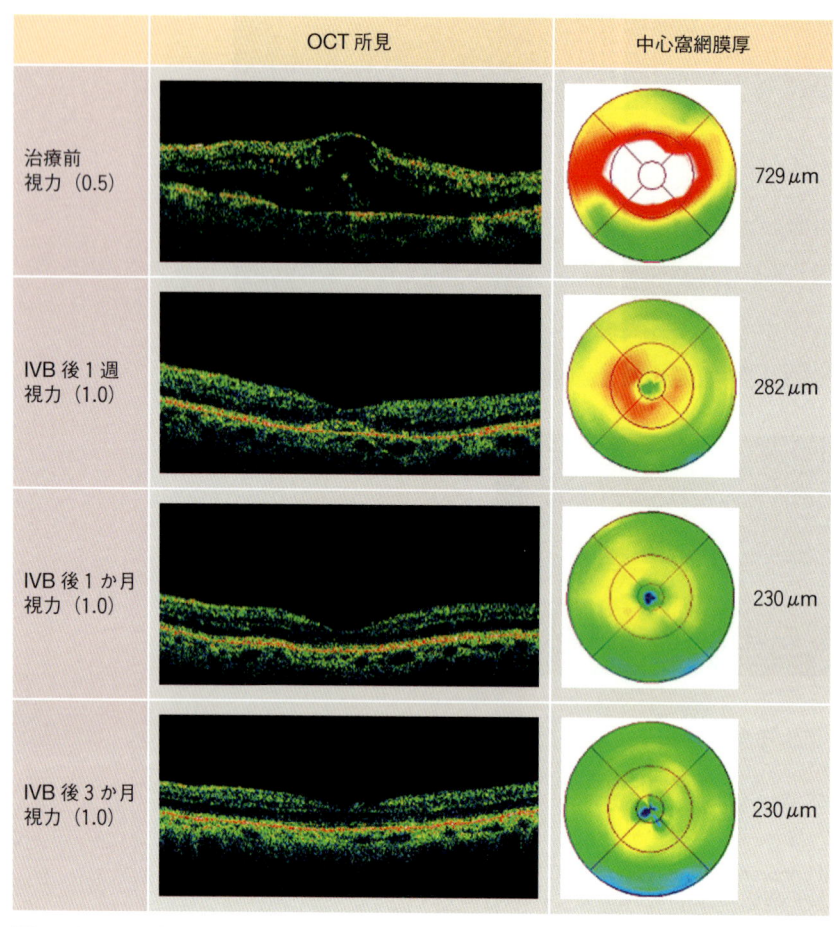

	OCT所見	中心窩網膜厚
治療前 視力（0.5）		729μm
IVB後1週 視力（1.0）		282μm
IVB後1か月 視力（1.0）		230μm
IVB後3か月 視力（1.0）		230μm

図2　図1の症例にベバシズマブ硝子体内注射（intravitreal bevacizumab；IVB）を施行した後の経過

注射後1週ですでに黄斑部網膜厚の明らかな低下がみられ，視力は1.0に改善している．注射後1週では網膜下に高反射の沈着物がみられるが，注射後1か月では消失している．この症例は1回の注射のみで改善し，以後再発しなかった．

mg群と0.3mg群）が行われている．ラニビズマブ0.5mg投与群では，6か月後には平均で約15文字の視力改善[*3]が得られており，満足できる治療効果といってよい．

抗VEGF療法はどこまで続けるのか？

前述のCRUISE Studyでは，毎月6回のラニビズマブ投与後に何％の症例が再発して再投与となったか，という疑問に対する答えは述べられていない．これまでのCRVOの黄斑浮腫に対する抗VEGF薬投与の報告では，半数以上の症例が投与後2〜3か月で再発し，再投与もしくはほかの治療が必要であったと述べている．再発例にどこまでこの治療を続けるか，悩ましい問題である．

[*3] ETDRSチャートで15文字の視力改善は，logMAR視力で0.3の視力改善に等しく，これは小数視力で換算した場合，視力が2倍になることに等しい．たとえば，logMAR視力が0.1であれば小数視力は0.2に，logMAR視力が0.3であれば小数視力が0.6に改善したことになる．

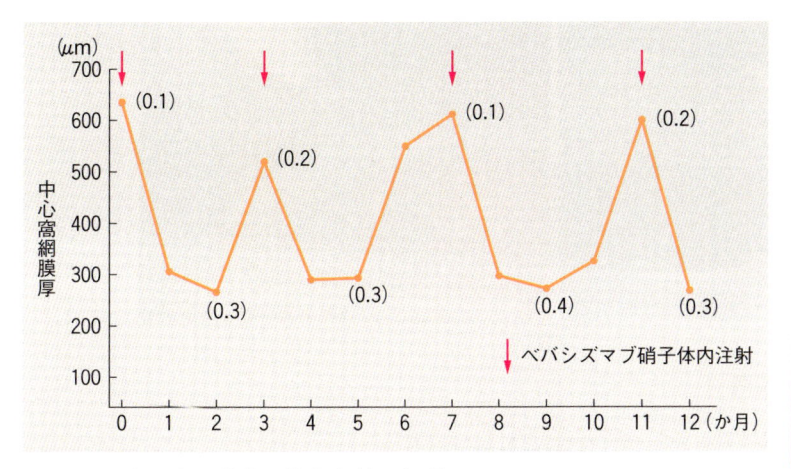

図3 ベバシズマブ硝子体内注射の経過（62歳，女性）
CRVOの黄斑浮腫で視力が低下し，ベバシズマブ硝子体内注射を繰り返した62歳の女性の1年の経過．縦軸は光干渉断層計（OCT）で計測した中心窩網膜厚の値．（　）内は矯正視力を示した．ベバシズマブ硝子体内注射によって黄斑浮腫も視力も改善するが，注射後2〜4か月で再発と再注射を繰り返している．このような経過をとる患者が最も多い．

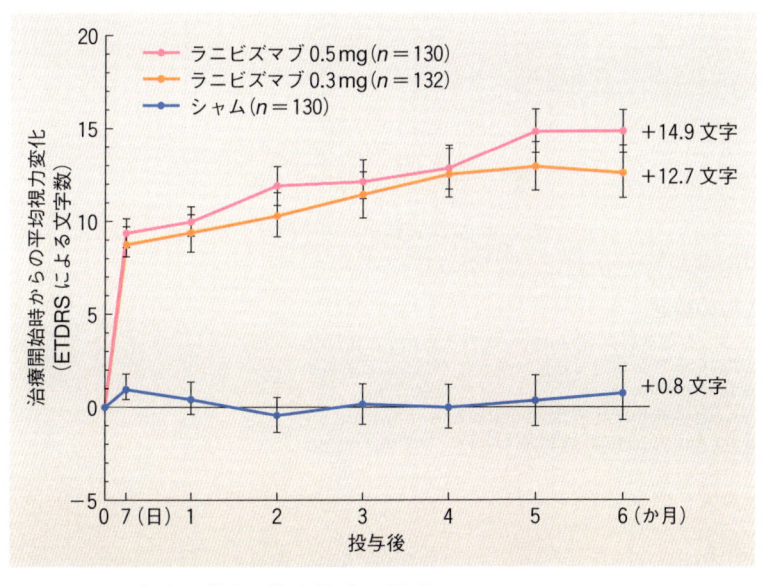

図4 ラニビズマブ硝子体内治療の経過
CRVOの黄斑浮腫に対し，ラニビズマブの硝子体内注射を毎月連続6回行った結果を示す．シャム（無治療）群と比較して，ラニビズマブ0.3mgあるいは0.5mg投与群では明らかな視力改善がみられる．0.5mg投与群では，6か月の時点で平均14.9文字（logMARで約0.3）の改善が得られている．
（Brown DM, et al：Ranibizumab for macular edema following central retinal vein occlusion：six-month primary end point results of a phase III study. Ophthalmology 2010；117：1124-1133.）

加齢黄斑変性がそうであるように，患者が希望する限り抗VEGF薬注射を続けるというのも一つの選択である．もちろん，数回の注射を終えたところで患者自身がそれ以上の注射を希望せず，治療が

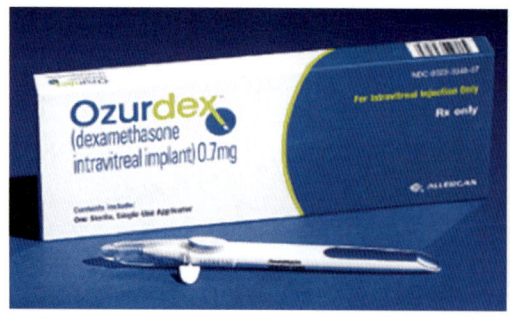

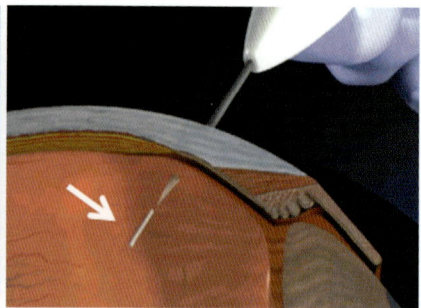

図5　デキサメタゾン徐放製剤
a. 米国 Allergan 社より発売されている Ozurdex®.
b. 毛様体扁平部から 22G 針を用いて徐放製剤を硝子体内に注射している様子.

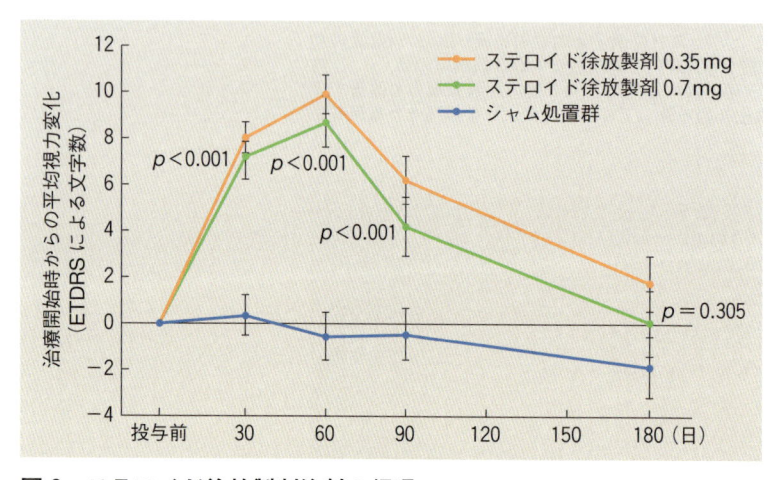

図6　ステロイド徐放製剤注射の経過
CRVO の黄斑浮腫に対するデキサメタゾン徐放製剤 (Ozurdex®) の 0.35 mg と 0.7 mg の注射後の視力の経過を示す. 単回注射のみで長期的な効果が得られていることがわかる. 投与後 180 日では視力は再び悪化してきている.
(Haller JA, et al : Randomized, sham-controlled trial of dexamethasone intravitreal implant in patients with macular edema due to retinal vein occlusion. Ophthalmology 2010 ; 117 : 1134-1146.)

中断されるというケースもある.

　数回の注射にもかかわらず再発を繰り返す場合, ほかの治療の選択肢として, ステロイドの硝子体内 (もしくは Tenon 囊) 注射や硝子体手術などがある.

ステロイド療法

　抗 VEGF 薬のみならず多くの炎症系サイトカインを抑制する作用をもつステロイドの硝子体内注射もまた CRVO の黄斑浮腫に効果的である. これまでは, ステロイド懸濁液であるトリアムシノロンアセトニド (ケナコルト-A®) の硝子体注射が広く施行[3] されて

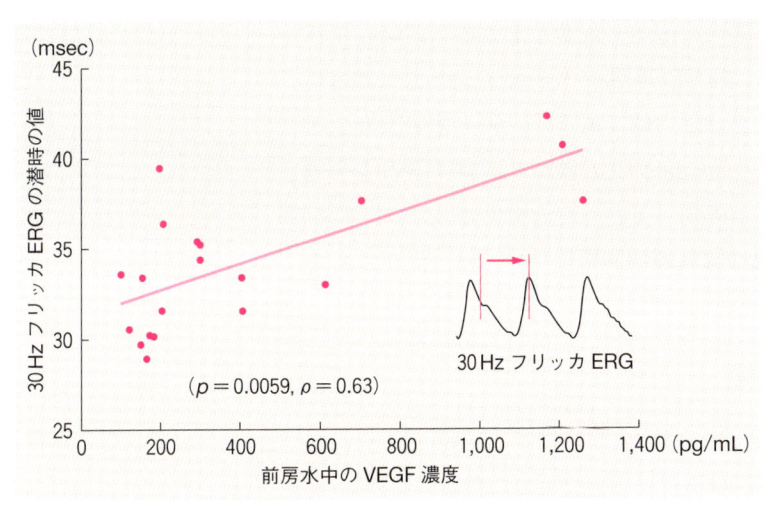

図7 CRVOの黄斑浮腫症例における，前房内VEGF濃度と網膜電図のフリッカ応答の潜時との関係

両者は有意な相関を示し，VEGFの濃度が高いほどフリッカERGの潜時が遅延することがわかった。
(Yasuda S, et al：Significant correlation between electroretinogram parameters and ocular vascular endothelial growth factor concentration in central retinal vein occlusion eyes. Invest Ophthalmol Vis Sci 2011；52：5737-5742.)

おり，その効果については抗VEGF薬とほぼ同等かやや高いという報告が多い．しかしながら，再発例に対して再投与を繰り返していくうちに，ステロイドの副作用である眼圧上昇や白内障といった合併症の頻度が高くなるため，近年ではこの治療法の頻度は減少傾向にある．

最近になって，CRVOの黄斑浮腫に対するステロイド徐放製剤[*4]の良好な成績が報告されてきている[4]．この製剤では，22G針を用いて眼内に1回注射するだけで約6か月間の作用が期待でき（Ozurdex®，図5），現在わが国でも治験中である．この製剤をCRVOの黄斑浮腫に投与したGENEVA Study[*5]の結果では，1回の投与後最高で約10文字の視力改善が得られ，3か月以上の長期にわたる改善効果がみられている（図6）．しかしながら，投与後6か月では視力改善効果はシャム群と有意差はなくなってきており，CRVOの黄斑浮腫に対する長期的な効果維持がいかに難しいかがわかる．また，副作用に関しては，投与後約2か月で眼圧上昇例が全体の約15％にみられるようである．

硝子体手術

CRVOの黄斑浮腫に対して，硝子体切除（＋内境界膜剥離）は一定の効果があると考えられている．その奏効機序として，後部硝子

[*4] **ステロイド徐放製剤**
デキサメタゾンを乳酸・グリコール酸共重合体を用いて徐放可能な薬剤としたものである．

[*5] **GENEVA Study**
多国間で行われた大規模な多施設無作為比較試験であり，CRVOによる黄斑浮腫で視力が低下した患者1,267人を無作為に3群（Ozurdex® 0.35mg投与群，Ozurdex® 0.7mg投与群，無治療群）に割り当てて，視力の変化，中心窩網膜厚や副作用などを比較した．

体皮質による牽引の除去, 眼内に貯留したサイトカインの除去などが関与しているようである. 抗VEGF薬やステロイドのように繰り返し治療が必要ないという点は魅力的であるが, 硝子体切除術をはじめに行ってしまうと, その後に抗VEGF薬やステロイドの硝子体内投与の効果が低くなることも知っておくべきである[5].

CRVOに対する放射状視神経乳頭切開術については, 現在はあまり行われない傾向にある.

CRVOとレーザー治療

ここまでCRVOの黄斑浮腫に対する現在の主な治療法について述べたが, どの治療を選択した場合においても, 虚血型のCRVOであるとわかった時点で汎網膜光凝固術（panretinal photocoagulation；PRF）を施行することを忘れてはならない. 網膜新生血管による硝子体出血や, 虹彩新生血管によるルベオーシスを予防するためである. はじめは非虚血型であった症例が, 途中で虚血型に変化することもCRVOではまれではないので, 蛍光眼底造影による定期的な評価が重要である. アレルギーなどで蛍光眼底造影が困難な症例には, 網膜電図も有用である. 最近の研究では網膜電図のフリッカ応答の潜時は, 眼内VEGFの値とよく相関する[6]ためにCRVOのルベオーシス予測に有用であることが確認されている（図7）.

また, CRVOの黄斑浮腫に対して, 格子状レーザー光凝固は有意な視力改善をもたらさないことがCVO Study[*6]で確認されている[7].

（近藤峰生）

*6 **CVO Study**
米国で行われた大規模な多施設無作為比較試験であり, CRVOによる黄斑浮腫で視力が低下した患者155人を無作為に2群（格子状黄斑レーザー治療群, 無治療群）に割り当てて, 視力の変化を3年間にわたって比較した.

網膜静脈分枝閉塞症

発症機序と部位

　網膜静脈分枝閉塞症（branch retinal vein occlusion；BRVO）は，網膜動静脈交差部での静脈の閉塞による．網膜動静脈の交差部では両血管が外膜を共有していることで，細動脈硬化によって動脈が静脈を圧迫して閉塞に至らしめることや，動脈の圧迫によって屈曲した静脈内での血流の乱れにより静脈内皮が障害され，血栓が生じて閉塞に至ることが考えられている．

　静脈閉塞の程度はさまざまで，動静脈交差部から周辺側の網膜静脈に怒張と蛇行のみがみられるものから，閉塞静脈の灌流領域に高度な網膜出血と浮腫がみられるものまである．

　網膜動静脈交差部の多い耳側静脈，なかでも乳頭から上耳側に向かう静脈に多い．乳頭から鼻側周辺部に向かう網膜静脈でも閉塞がみられるが，黄斑に影響を及ぼさないため自覚されることなく経過し，偶然に発見されることが多い．

主訴

　黄斑浮腫による視力低下・変視症や，時に網膜新生血管からの硝子体出血が起これば飛蚊症（flater, muscae voliantes）を訴える．

好発年齢，性差，全身疾患

　細動脈硬化が始まる50歳代からみられ，60歳代以上に多い．片眼性がほとんどで，左右差や性差はない．基礎疾患として細動脈硬化がみられる高血圧や糖尿病，脂質異常症が関連しうる．

臨床所見／新鮮例

検眼鏡的所見：網膜出血は火炎状から斑状までさまざまで（**図1a**），出血の部位や範囲は，閉塞した動静脈交差部の位置による．閉塞した動静脈交差部が視神経乳頭に近ければ近いほど，出血は広範囲に及ぶ．網膜主幹静脈の第1分枝より乳頭側で閉塞すれば，循環障害

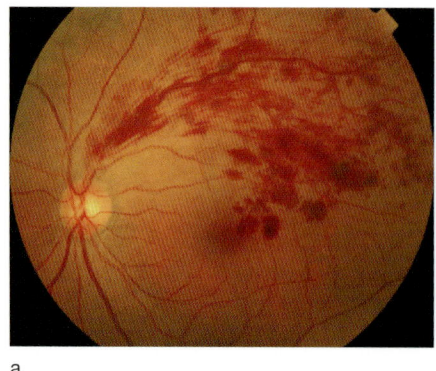

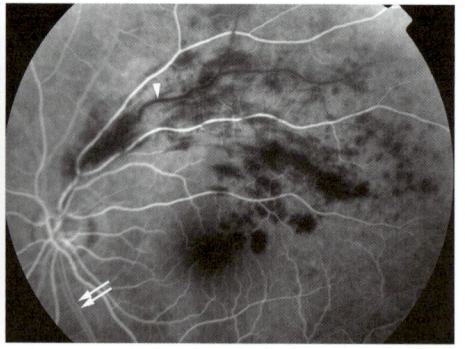

図1　BRVO 新鮮例
a. カラー眼底写真．網膜表層出血を表す火炎状出血とともに，斑状出血が乳頭から上耳側に向かってみられる．黄斑耳上側にも及んでいる．
b. フルオレセイン眼底造影 29 秒．乳頭から耳下側に向かう非閉塞網膜静脈（矢印）には，色素による層流がすでにみられるが，乳頭の耳上側から耳側に向かう閉塞網膜静脈（矢頭）には，まだ色素がなく流入が遅延している．

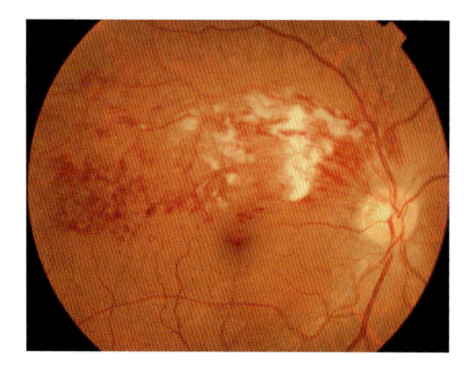

図2　BRVO 新鮮例
カラー眼底写真．網膜出血に加えて綿花様白斑がみられる．

は眼底の 1/4 象限近くに及ぶ．静脈は分枝を重ねるほどにその灌流領域は狭い範囲となるため，出血の範囲も小さくなる．閉塞静脈の灌流領域が黄斑にかかる場合には，黄斑に浮腫がみられて視力低下の原因となる．また綿花様白斑がみられることがある（図2）．

フルオレセイン蛍光眼底造影所見：閉塞静脈の拡張・蛇行と色素の流入遅延がみられる（図1b）．網膜出血が高度な場合は，出血による蛍光阻止のため出血部全体が低蛍光となり，網膜出血の間から網膜が透見できる場合には，血管からの色素漏出がみられる．

臨床所見／経過例

検眼鏡的所見：網膜出血は次第に吸収され，綿花様白斑も消退する．閉塞静脈の灌流領域に毛細血管瘤や網膜毛細血管拡張がみられ，それら異常血管の透過性亢進により網膜浮腫が生じ，硬性白斑がみられる．黄斑浮腫が高度かつ長期にわたると嚢胞様黄斑浮腫がみられ

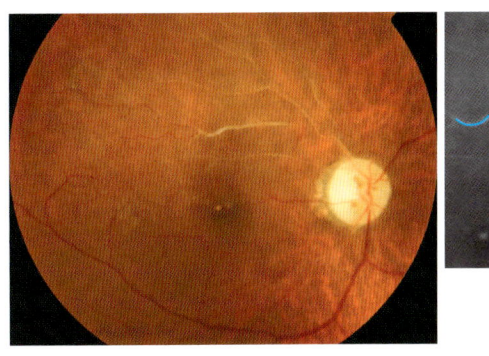

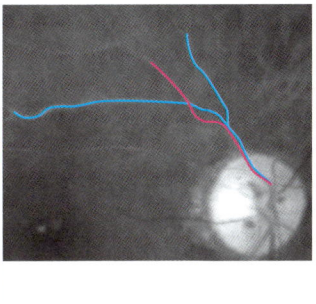

図3 BRVO 経過例
カラー眼底写真．陳旧性で閉塞した網膜静脈（━━）とともに並走する動脈（━━）も白鞘・白線化している．

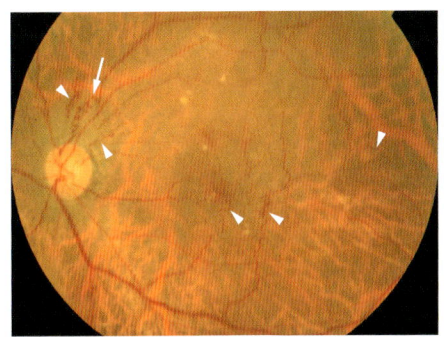

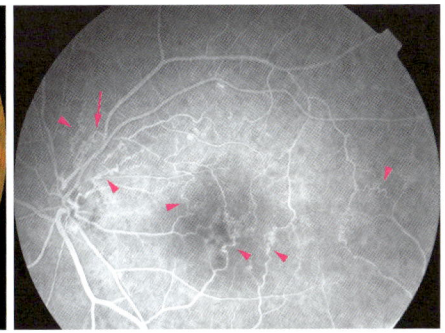

図4 BRVO 経過例
a．カラー眼底写真
b．フルオレセイン眼底造影

網膜の静脈-静脈間側副路（矢頭）が，隣接する網膜静脈灌流領域との境界領域で複数形成されている．黄斑耳側では乳頭と黄斑を通る耳側縫線をまたぐ形で側副路がみられる．また，閉塞した網膜静脈部を橋渡しするような側副路（矢印）も形成されている．

る．経過が長い陳旧例では閉塞静脈の白鞘化や白線化がみられる（図3）．経過中，静脈-静脈間側副路[*1]などの微細な血管変化がみられるようになる．静脈-静脈間側副路は閉塞静脈の灌流領域と，それに隣接する非閉塞静脈の灌流領域との間を連絡し，閉塞領域での血液のうっ滞を軽減するバイパスとして機能する（図4a）．

フルオレセイン蛍光眼底造影所見：閉塞静脈の灌流領域に無血管域がみられるようになるが，この無血管域は眼底造影によりはじめて確認される．また，毛細血管瘤，静脈-静脈間側副路（図5）も眼底造影で明瞭となる．毛細血管瘤や拡張した微細な網膜血管から色素漏出がみられ，漏出した色素が黄斑に及ぶ場合には黄斑浮腫の原因となる．

晩期合併症

網膜新生血管と硝子体出血：閉塞静脈の灌流領域での無血管域形成

[*1] **どこに静脈-静脈間側副路が形成？**
閉塞静脈の灌流領域を取り囲むような形で拡張蛇行した微小網膜血管がみられ，閉塞静脈に伴走する動脈をまたぐ形で，隣接する非閉塞静脈領域への側副路が形成される．なお，閉塞静脈の灌流領域が，視神経乳頭から黄斑を通る線上にみられる耳側縫線にかかる場合は，耳側縫線を上下方向にまたぐ形でも側副路が形成される（図4b）．

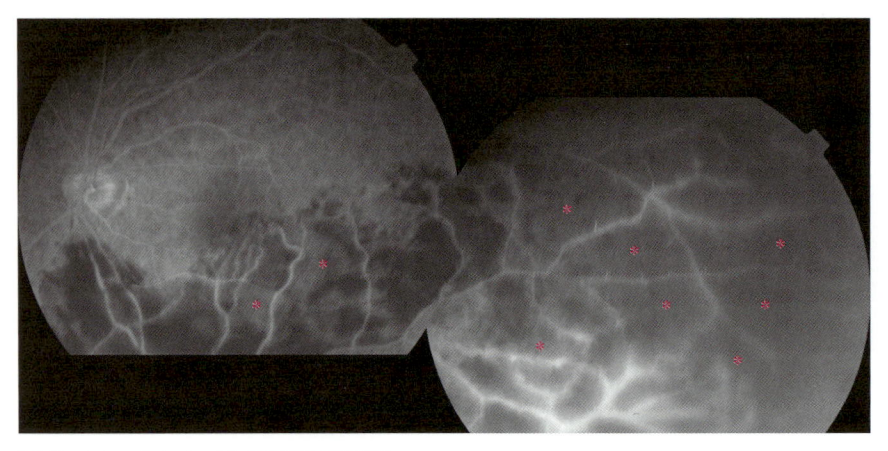

図5 フルオレセイン眼底造影所見
乳頭から耳下側に向かう網膜静脈の閉塞により，その灌流領域に無血管域（＊）がみられる．

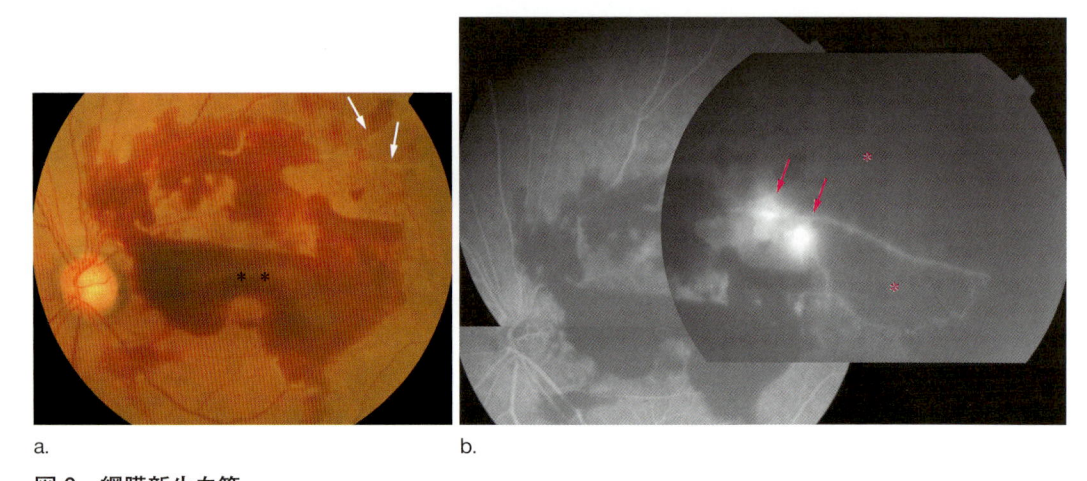

a.
b.
図6 網膜新生血管
a. カラー眼底写真．網膜出血とともに網膜前出血（＊）がみられ，耳側に向かって白線化した網膜血管（矢印）がみられる．
b. フルオレセイン眼底造影．網膜前出血の上耳側縁近くに網膜新生血管からの色素漏出（矢印）がみられ，その耳側には広範囲な無血管域（＊印）がみられる．

が広範囲にわたる場合には，その無血管域が，非閉塞静脈の灌流する領域と接する部位に網膜新生血管が生じる（**図6b**）．なお，まれではあるが，無血管域が非常に広い場合には乳頭上に新生血管がみられる場合がある．これらの新生血管は網膜前出血や硝子体出血の原因となる（**図6a, b**）．

裂孔原性網膜剝離：網膜主幹血管の走行部位は，生理的な硝子体網膜癒着部位であることから，まれではあるが，閉塞した網膜静脈の近傍で硝子体牽引により網膜裂孔が生じて，網膜剝離を生じることがある．

光干渉断層計（OCT）所見

網膜出血は網膜内の高反射領域として観察される．黄斑とその周囲では，浮腫による神経網膜の肥厚，網膜内囊胞様浮腫，時に黄斑下に漿液性網膜剝離がみられる．

検眼鏡的診断のポイント

片眼性，50歳代以上の症例．網膜出血，網膜毛細血管瘤，微細な網膜血管拡張などの眼底変化が網膜静脈の灌流領域に一致してみられる．陳旧例では眼底病変のみられる領域の辺縁に静脈－静脈間側副路がみられる．その灌流領域を担当する太い網膜静脈を乳頭側に追っていくと，動静脈交差部で静脈の狭細化・閉塞がみられる．

網膜血管の動脈・静脈鑑別のヒント

解剖学的原則：乳頭周囲，周辺部，黄斑部周囲のいずれにおいても，動脈の隣りは必ず静脈というように，網膜動静脈はお互いに交互に配置されている．

乳頭から発する網膜主幹血管：細くて鮮紅色調の血管が動脈，太くて暗赤色調の血管が静脈．

鑑別の仕方：隣接して伴走する太い血管を乳頭周囲までたどり，動静脈を判別する．それが動脈であれば，鑑別対象の血管は静脈であり，逆も同様．

鑑別診断

糖尿病網膜症：内頸動脈循環不全がない限り両眼性で，網膜出血などの病変が眼底の全象限にみられ，分布に規則性がない．

網膜静脈周囲炎：網膜動静脈交差部以外での網膜静脈閉塞で，特に40歳代以下の場合には網膜静脈周囲炎を考える．硝子体中の炎症細胞や，フルオレセイン蛍光眼底造影でほかの網膜血管に色素による壁染色，すなわち血管炎の所見をみる．

傍中心窩網膜毛細血管拡張症：網膜出血や毛細血管瘤，拡張した網膜毛細血管などの血管病変は，特定の網膜静脈の灌流領域とは無関係に分布し，中心窩周囲で耳側縫線をまたいで分布したり，閉塞静脈と思われる血管の灌流領域以外にもみられる．

網膜細動脈瘤：網膜出血のみの場合に鑑別を要し，出血の分布とピンクから灰白色様の動脈瘤の有無に注意する．網膜出血により網膜

がまったく透見できない場合は，出血が吸収するまで経過をみる．インドシアニングリーン蛍光眼底造影で網膜細動脈瘤が描出される場合がある．

放射線網膜症：片眼性に網膜出血，綿花様白斑，硬性白斑，網膜毛細血管瘤や無血管野など糖尿病網膜症類似の血管変化がみられる．放射線照射の既往や血管灌流領域にとらわれない分布で鑑別される．

半側網膜中心静脈閉塞症：乳頭を中心に，網膜出血が眼底の半周程度にわたってみられる．出血のみられる象限の網膜主幹静脈において，動静脈交差部での閉塞がみられない．網膜中心静脈の分枝後の篩状板レベルでの閉塞である．

加齢黄斑変性（滲出型）：陳旧性網膜分枝閉塞症で，網膜出血消退後に黄斑浮腫が残存する場合，鑑別を要する場合があり，FAで鑑別できる．OCTでは，黄斑下の漿液性網膜剝離はあっても，加齢黄斑変性でみられる網膜色素上皮の隆起など，色素上皮レベルでの変化がみられない．

黄斑上膜（網膜前膜）：黄斑上膜による網膜皺襞が高度になると，毛細血管瘤や網膜毛細血管拡張がみられ，同部の網膜血管の透過性亢進により黄斑浮腫が生じる．検眼鏡での黄斑上膜のちりめん様反射やOCTにより鑑別される．

治療

静脈-静脈間側副路形成による自然寛解傾向があるため，3か月程度経過観察する．しかし，黄斑浮腫により視力が高度に低下している場合は，適応疾患外使用であるが，ケナコルト-A®（トリアムシノロンアセトニド）20 mgのTenon囊下注射や抗血管成長因子製剤であるアバスチン®（ベバシズマブ）0.125 mgの硝子体内注射を倫理委員会承認のもとで検討する．

改善がみられず，FAにより黄斑近傍に透過性の亢進した毛細血管瘤や拡張した網膜毛細血管がみられる場合は，毛細血管瘤への直接光凝固とともに，その領域への豆まき光凝固を施行する．高度の黄斑浮腫が長期に持続して視力が低下している場合には，硝子体手術を検討する．

また，5乳頭面積以上の広範囲な無血管域がある場合には，網膜新生血管発生予防目的で無血管域領域に豆まき状光凝固を施行する．

〔白木邦彦〕

エビデンスの扉

網膜静脈分枝閉塞症の自然経過

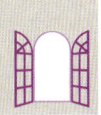

疾患像と臨床研究の意義

網膜静脈分枝閉塞症（branch retinal vein occlusion；BRVO）は，中高年の網膜血管障害のなかで糖尿病網膜症に次いで多いといわれている．その病態は，動静脈交差部静脈の血栓形成で，急性期には灌流領域の静脈および毛細血管灌流圧の上昇，灌流領域の虚血，網膜および黄斑浮腫を生じる．慢性期には，虚血領域から分泌される血管内皮増殖因子（vascular endothelial growth factor；VEGF）により網膜新生血管が発生し，硝子体出血を来たす．BRVOの発症機序は比較的単純であるが，閉塞分枝の位置，閉塞程度，黄斑浮腫の程度などにより予後が多様であり，エビデンスに基づいた治療が必要である．BRVOの視力予後は主に黄斑浮腫と硝子体出血により左右される．この2点に関して初めてエビデンスが示されたのは，1977年から米国で行われたBVOS[*1]による前向き研究である[1)]．

[*1] BVOS
Branch Retinal Vein Occlusion Study Group

文献はp.240参照．

BVOSの概要

BVOSは，1960年代から普及したレーザー網膜光凝固のBRVOに対する有効性を明らかにするために計画された．対象となったのは，蛍光眼底造影で黄斑浮腫が確認され，視力が20/40以下の発症後3〜18か月以内のBRVOである．アスピリンなどの抗凝固薬を服用している症例は除外された．対象眼35眼が無治療で経過観察を受けた．

視力予後：3年後の視力予後を表1に示す．この結果からわかることは，自然経過で対象眼の4割の視力が改善し，3割は0.5以上の視力になることである．初診時0.1以下の症例は3眼（4%）であったが，次第に増加し3年後には2割になっていた．また自然経過においても視力の改善は発症から1年以内の症例に多く，経過が長い症例では視力が改善する症例は少ないことも明らかになった（表1）．

硝子体出血：BVOSでは，硝子体出血の発症頻度に関しても検討している．病変直径が5乳頭径以上のBRVO 159眼を平均3.7年間経

表1 BRVOの長期視力予後

2段階以上の視力改善	37%	13（眼）
2段階以上の視力低下	17%	6（眼）
3年後の視力20/40以上の割合	34%	12（眼）
3年後の視力20/200以下の割合	23%	
3年目の平均視力	20/70	
3年間の視力の平均上昇（段階）	0.23	

(The Branch Vein Occlusion Study Group：Argon laser photocoagulation for macular edema in branch vein occlusion. Am J Ophthalmol 1984；98：271-282 より改変.)

過観察したところ，虚血型（フルオレセイン蛍光眼底造影で毛細血管閉塞野が5乳頭径以上）では，自然経過で3割が硝子体出血を来たした．

急性期黄斑所見の変化

発症早期では視力の変動が大きいことから，BVOSでは，発症早期の症例は対象から除外されている．しかし，臨床では発症早期の症例が受診することは多く，治療選択には必要な情報である．発症早期の視力，臨床所見の変化に関しての大規模な研究はない．わが国では綾木ら[2]が，発症初期のBRVO 56眼を6か月以上経過観察した結果を報告している．彼らによれば，発症時0.1以下の視力不良症例では，経過観察中に大きな視力変動はなく，最初から視力が悪い例では最終視力も不良であった．また，最終的に視力が0.8以上になった症例でも発症後3か月以内では視力変動が大きく，発症3か月以内の初期の視力では予後を予測することは難しいと指摘している．Shroffらは発症早期BRVO 20例においてフルオレセイン蛍光眼底造影所見とOCT（optical coherence tomograph；光干渉断層計）所見をあわせて検討した前向き研究を報告している[3]．初診時のOCT所見では漿液性網膜剝離（serous retinal detachment；SRD）のみが15%，囊胞様黄斑浮腫（cystoid macular edema；CME）のみが40%，SRD＋CMEが45%であった．6か月目のフルオレセイン蛍光眼底造影では非虚血型が13眼，虚血型が6眼であった．中心窩網膜厚[*2]は初診時398.9 μmであったものが，3か月では346.8 μm，6か月では341.3 μmになり，発症3か月以内では中心窩網膜厚は大きく減少することを示した．この間，log MAR視力は，初診時1.080，

[*2] ここでの中心窩網膜厚は，OCT Model 3000による中心窩平均網膜厚を示す．

表2 久山町研究とほかのpopulation-based studiesにおける網膜静脈閉塞症の頻度

研究（国）	被験者数（n）	年齢（歳）	患者数（有病率, %）
Blue Mountains Eye Study（オーストラリア）	3,654	49	59 (1.6)
Multiethnic Study of Atherosclerosis（米国）	6,147	45	65 (1.1)
Beijing Eye Study（中国）	4,439	40	58 (1.3)
Singapore Malay Eye Study（シンガポール）	3,280	40	22 (0.7)
Hisayama Study（日本）	1,775	40	38 (2.1)

(Yasuda M, et al：Prevalence and systemic risk factors for retinal vein occlusion in a general Japanese population：the Hisayama study. Invest Ophthalmol Vis Sci 2010；51：3205-3209.)

3か月後0.885, 6か月後0.880と改善し，発症後3か月時の視力は発症時に比較し有意に改善していた．蛍光眼底造影所見との対比では6か月目に非虚血型であった群では中心窩網膜厚は26.8％減少し，視力は31.2％改善したのに対し，虚血型では中心窩網膜厚が19.2％増加し視力は1.84％減少したとしている．以上のように，いずれの研究でも発症後3か月は視力改善が大きいことがわかる．近年普及がめざましいOCTもBRVOの予後予測に有用であると考えられる．黄斑部虚血に関しては対象者が若干異なるが，虚血型の視力予後が良好としたFinkelsteinのretrospective studyの結果と異なっており，今後の検討が必要である[4]．

発症頻度

BRVOの発症頻度に関しては，1970年代から横断的な研究が行われてきたが，最近，population-based studiesにおける長期の累積発症率についての三つの報告が発表された．いずれの報告でも危険因子はBRVOと網膜中心静脈閉塞症（central retinal vein occlusion；CRVO）をあわせて検討されているが，どの研究でもCRVOの頻度はBRVOの10分の1程度であり，三つの報告で明らかにされた危険因子はBRVO発症との関連は深いと推察される．報告の一つは米国のBeaver Dam Eye Studyを元にした検討で，43〜84歳までの2,119人の15年間の経過観察データである[5]．これによればBRVOの発症頻度は1.8％で，危険因子は年齢，バルビツール製剤服用の既往，網膜動脈の部分狭窄，緑内障，血清カルシウム値，血清リン

表3 BRVO臨床研究によって得られたエビデンス

日本人における発症頻度	2.7％（欧米人より高頻度）
危険因子	年齢，高血圧
発症早期の視力	発症3か月は視力変動大
発症早期の中心窩網膜厚	経時的に漸減
長期予後	3年後0.5以上は3割 硝子体出血は虚血型の3割

値，血清クレアチニン値，片頭痛の既往などである．二つ目はオーストラリアの Blue Mountains Eye Study である．2,346人の住民の10年間経過観察では BRVO の発症頻度は1.2％で，危険因子は年齢，血圧，眼灌流圧，肥満，網膜血管の変化であったと報告されている[6]．これまで日本人における大規模研究の報告はなかったが，2010年に久山町研究[*3]における1,775人の40歳以上住民の断面調査結果が報告された[7]．BRVO の発症頻度は2.0％で，CRVO とあわせた発症頻度は過去の欧米，アジアの報告より高い値であった（表2）．危険因子は年齢，収縮期・拡張期血圧の上昇，高血圧，ヘマトクリット値の上昇であった．続報での BRVO の9年間の累積発症率は2.7％で，収縮期血圧と慢性腎疾患が危険因子であった[8]．これらの研究から BRVO の発症には，年齢と血圧が深く関与することがエビデンスとして示された（表3）．特に，日本人における BRVO の頻度が他人種の発症頻度より高く，血圧上昇との関連性が高いことが示されたことは，今後，日本人における BRVO の予防や治療を考えるあたってきわめて重要である．

（石龍鉄樹）

[*3] 久山町研究
1961年より開始された久山町地域住民の追跡調査．

> エビデンスの扉

網膜静脈閉塞症に関する最新のランダム化比較試験：SCORE Study

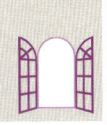

SCORE Study とは

SCORE Study[*1] は，網膜中心静脈閉塞症（central retinal vein occlusion；CRVO），網膜静脈分枝閉塞症（branch retinal vein occlusion；BRVO）に伴う黄斑浮腫に対するトリアムシノロンアセトニド（TA）硝子体内注射の有効性および安全性を，標準的治療（standard care；SC）と比較し，検討する多施設ランダム化第III相試験である[1-3]．本研究は，CRVOに関するSCORE-CRVO試験と，BRVOに関するSCORE-BRVO試験の二つよりなり，Report 11まで発表されている（2011年5月現在）が，本項では，そのエッセンスのみを紹介する．

SCORE Study は84のクリニックで行われ，主に米国国立眼研究所（National Eye Institute；NEI）がスポンサーとなっている．

[*1] SCORE Study
The **S**tandard **C**are vs. **CO**rticosteroid for **RE**tinal Vein Occlusion

文献は p.241 参照．

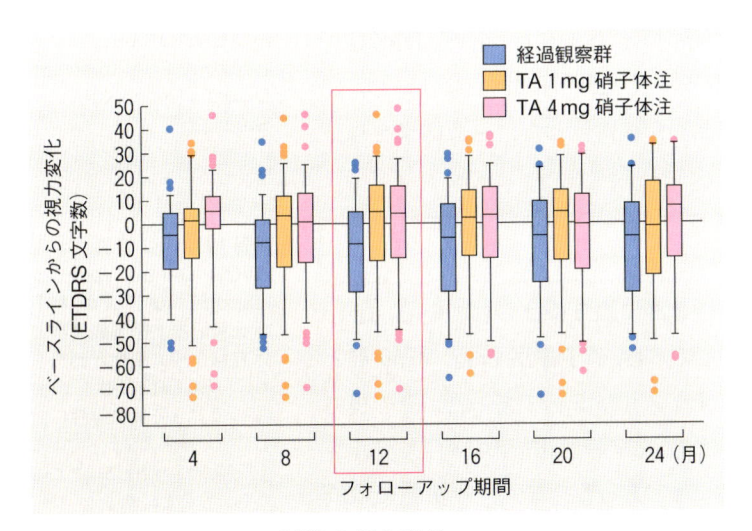

図1 SCORE-CRVO試験の視力変化

12か月の時点（□）での視力はTA投与群で良好であった．グラフ中の横線は中央値を示す．グラフ上下のラインは5〜95パーセンタイルを示す．
（SCORE Study Research Group：A randomized trial comparing the efficacy and safety of intravitreal triamcinolone with observation to treat vision loss associated with macular edema secondary to central retinal vein occlusion: the Standard Care vs Corticosteroid for Retinal Vein Occlusion (SCORE) Study report 5. Arch Ophthalmol 2009；127：1101-1114 を改変．）

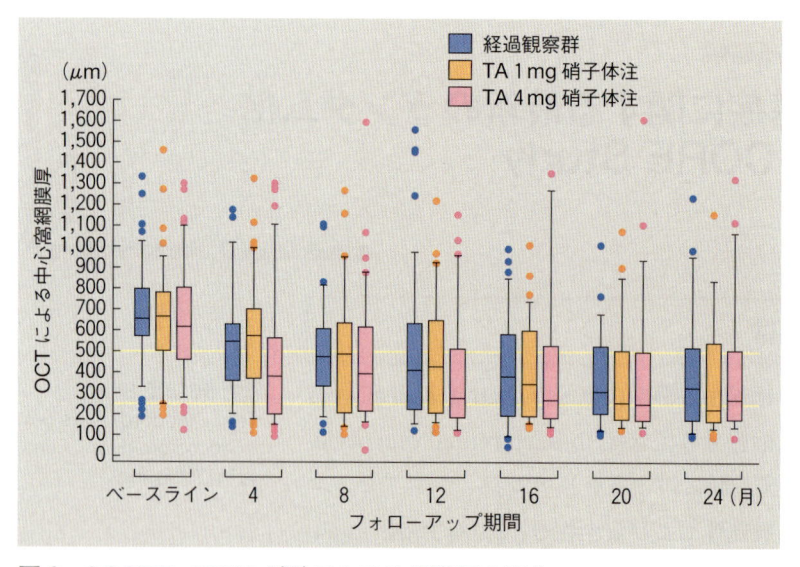

図2 SCORE-CRVO 試験における網膜厚の変化

4か月の時点でのみ TA 4mg 群で有意に網膜厚の改善がみられたが ($p<0.001$), ほかでは 3 群に差はなかった. グラフ中の横線は中央値を示す. グラフ上下のラインは 5〜95 パーセンタイルを示す.
(SCORE Study Research Group：A randomized trial comparing the efficacy and safety of intravitreal triamcinolone with observation to treat vision loss associated with macular edema secondary to central retinal vein occlusion: the Standard Care vs Corticosteroid for Retinal Vein Occlusion (SCORE) Study report 5. Arch Ophthalmol 2009；127：1101-1114 を改変.)

SCORE-CRVO では経過観察を, SCORE-BRVO では格子状光凝固を標準的治療とし, いずれも SC 群, TA 1mg 群, TA 4mg 群の 3 群における 12 か月後の視力成績を検討 (具体的には, E-ETDRS 法[*2]に基づいて測定した視力が, ランダム化 12 か月の時点で 15 文字〈3 段階相当〉以上の改善を得るかどうか検討) した. 主な結果を以下に示す.

SCORE-CRVO 試験[*3]

271 例を対象とし, 約 90 眼ずつ 3 群に振り分けられている. 12 か月の時点で, 経過観察群に比較して, TA 硝子体注 1mg, 4mg 群ともに, 15 文字の視力改善を得るオッズ比は 5 倍であった. その視力変化の平均値は, 経過観察群では 12 文字の悪化なのに対し, TA 群ではいずれも 1〜2 文字の悪化にとどまった. また, 中央値では経過観察群が 9 文字の悪化であったのに対して, TA 群では 4〜5 文字の改善を示している (図1). 一方で, 12 か月の時点での光干渉断層計 (optical coherence tomograph；OCT) における中心窩網膜厚は, 3 群ともに有意な変化は認められなかった (図2). この点は, ベースラインにおける視力と中心窩網膜厚の相関が緩やかなもので

[*2] E-ETDRS 法
Electronic Early Treatment Diabetic Retinopathy Study 法.

[*3] 1995 年に報告された CVOS (Central Vein Occlusion Study)[4] では, 格子状光凝固群と経過観察群では有意な視力変化が認められず, SCORE 試験までは, CRVO による黄斑浮腫に対して, 大規模スタディによって証明された治療法はなかったということになる[5].

あったことを裏づけた結果ともいえる[6]．良好な視力および中心窩網膜厚に関与していた要因としては，年齢と，ベースラインでの網膜出血や浮腫などの形態変化の程度が軽いことが検出された[7]．

SCORE-BRVO試験[*4]

411例を対象とし，12か月の時点で15文字以上の視力改善を得た症例は，格子状光凝固群で28.9％，TA 1 mg群で25.6％，TA 4 mg群で27.2％であった．3群で有意な差を認めず（図3），どの群も4～6文字の改善であった．また，OCTにおける網膜厚のベースラインからの変化も，格子状光凝固群と比較して有意な差を認めていない（図4）．CRVOと同じく，より若年者が良好な視力および中心窩網膜厚に関与し，冠動脈疾患の合併のない症例が治療後の視力が良好であった[5]．

合併症

TA硝子体投与で最も問題になる合併症は，眼圧上昇および白内障であるが，本試験で眼圧下降薬を投与した頻度は，SCORE-CRVO，SCORE-BRVOともにTA群で有意に高く，経過観察群ではそれぞれ8％，2％で，TA 1 mg群は，それぞれ20％，7％，TA 4 mg群では，それぞれ35％，41％であった．さらにTA 1 mg群とTA 4 mg群を比較すると，TA 4 mg群で有意に発生率が高かった．また12か月から24か月の段階での白内障手術を施行した症例は，SCORE-CRVO，SCORE-BRVOともに有意に4 mg群で多かった．安全性の面から，TA 4 mgよりもTA 1 mg群が良好な結果だったといえる．ちなみに，眼内炎の発症は，SCORE-CRVO試験のTA 4 mg群の1例のみであった．

黄斑浮腫への治療効果

SCORE-CRVO試験により，黄斑浮腫に対して初めて長期の有効な治療法が示された．

CRVOに伴う黄斑浮腫：低用量（1 mg）のステロイドの硝子体内投与により，視力低下抑制・維持が可能であることが示された．

BRVOによる黄斑浮腫：大規模なスタディとしては初めて，長期的にも格子状光凝固とTAの硝子体内投与が同等という結果を示した．安全性を加味すると，BRVOでは格子状光凝固が依然として最も推奨される方法ということになる．

[*4] これまで網膜静脈閉塞症による黄斑浮腫に対する治療に関するランドマーク的論文としては，経過観察群とアルゴンレーザーによる格子状光凝固群の効果を検討したThe Branch Retinal Vein Occlusion Study (BVOS) が有名[8]で，以降，約20年にもわたって格子状光凝固（grid PC）による治療が標準的治療となってきたことになる．

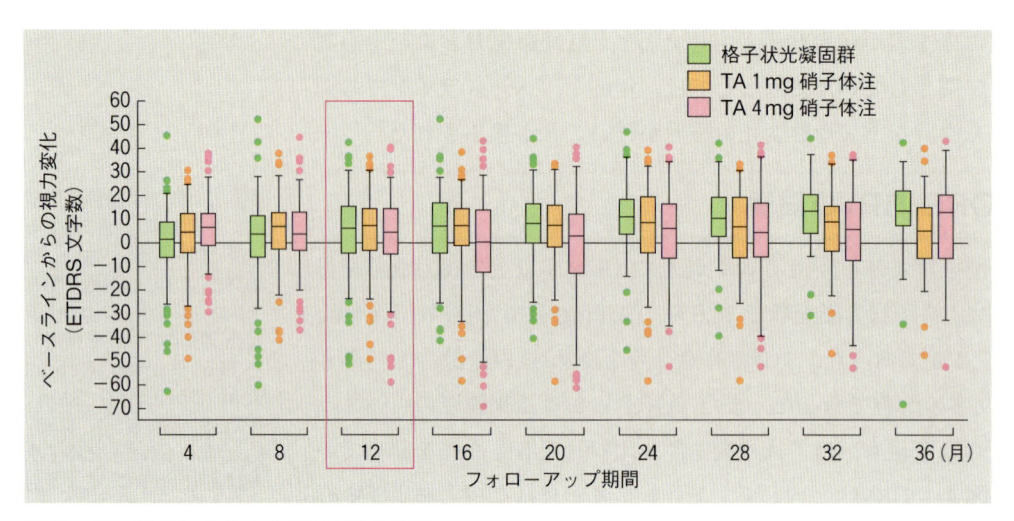

図3 SCORE-BRVO 試験の視力変化
12か月の時点（☐）も含め，3群での視力改善の差はみられなかった．グラフ中の横線は中央値を示す．グラフ上下のラインは5〜95パーセンタイルを示す．
(SCORE Study Research Group：A randomized trial comparing the efficacy and safety of intravitreal triamcinolone with standard care to treat vision loss associated with macular edema secondary to branch retinal vein occlusion：the Standard Care vs Corticosteroid for Retinal Vein Occlusion (SCORE) Study report 6. Arch Ophthalmol 2009；127：1115-1128 を改変.)

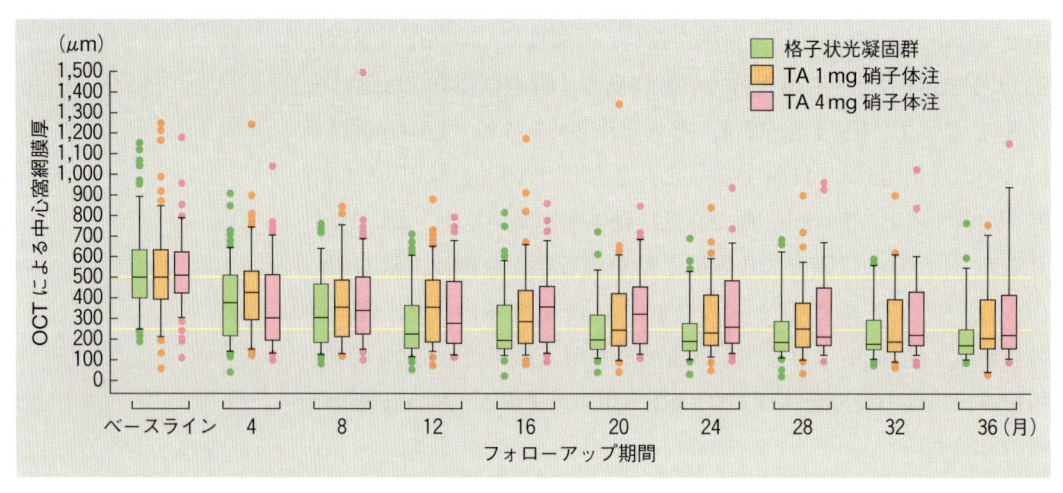

図4 SCORE-BRVO 試験における網膜厚の変化
4か月の時点でのみ TA4mg 群で有意に網膜厚の改善がみられたが（$p<0.001$），ほかでは3群に差はなかった．グラフ中の横線は中央値を示す．グラフ上下のラインは5〜95パーセンタイルを示す．
(SCORE Study Research Group：A randomized trial comparing the efficacy and safety of intravitreal triamcinolone with standard care to treat vision loss associated with macular edema secondary to branch retinal vein occlusion：the Standard Care vs Corticosteroid for Retinal Vein Occlusion (SCORE) Study report 6. Arch Ophthalmol 2009；127：1115-1128 を改変.)

今後，RVO による黄斑浮腫に対する治療のスタディでは，これらの治療がベンチマークとなり，新しい治療法の有効性および安全性が検討されるであろう．

（崎元　晋，瓶井資弘）

クリニカル・クエスチョン

抗VEGF時代の網膜静脈分枝閉塞症の治療について教えてください

Answer 抗VEGF抗体は，BRVO（branch retinal vein occlusion；網膜静脈分枝閉塞〈症〉）に伴う黄斑浮腫に非常に有効ですが，薬剤である以上，その効果は一時的です．したがって，再発例に対しては引き続いて投与を行っていく必要があります．また，患者が希望すれば硝子体手術への切り替えも検討することがあります．

抗VEGF抗体とBRVO

2006年ごろから，網膜静脈閉塞症に対し抗VEGF抗体であるベバシズマブ（図1）の硝子体内投与（1.25 mg/0.05 mL）が盛んに行われ（図2），その強力な血管透過性亢進に対する抑制作用が，網膜静脈閉塞症に続発する黄斑浮腫に非常に有効であることが報告された[1]．ところが，2007年になり，投与後数か月のうちにベバシズマブの効果の減弱とともに，黄斑浮腫が投与以前の状態，もしくは，投与以前よりも悪化することが報告され，その効果が一時的であることが一般的に認識されるようになった[2]．ただ，現在でも低侵襲性，簡便性，加えて合併症が低率であることから，効果の減弱に伴う再発，そして複数回の投与の可能性を事前に患者に説明し，同意を得たうえで投与している[*1]．

文献はp.241参照．

[*1] BRVOへのベバシズマブ投与時の注意
オフラベルでの使用となるため，各施設において倫理委員会の承認を得たうえでの投与となる．また，すでによく知られているが，若年女性，または脳梗塞，心筋梗塞などの既往がある患者には投与してはならないとされている．

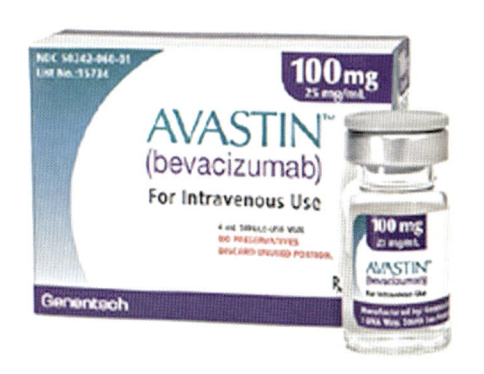

図1 ベバシズマブ（アバスチン®）
本来，大腸癌に対する抗VEGF抗体として開発されたベバシズマブ．当施設では清潔な環境下でバイアルから分注し，使用している．

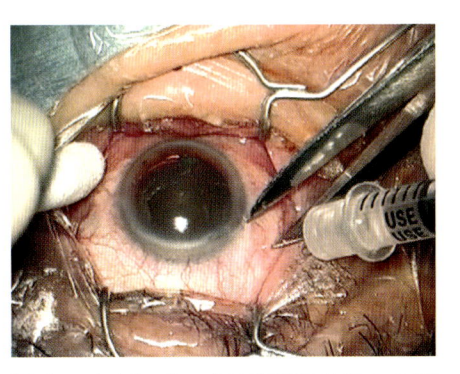

図2 ベバシズマブの硝子体内投与の実際
インスリン注射用のシリンジを用いて，角膜輪部より硝子体内に投与している．

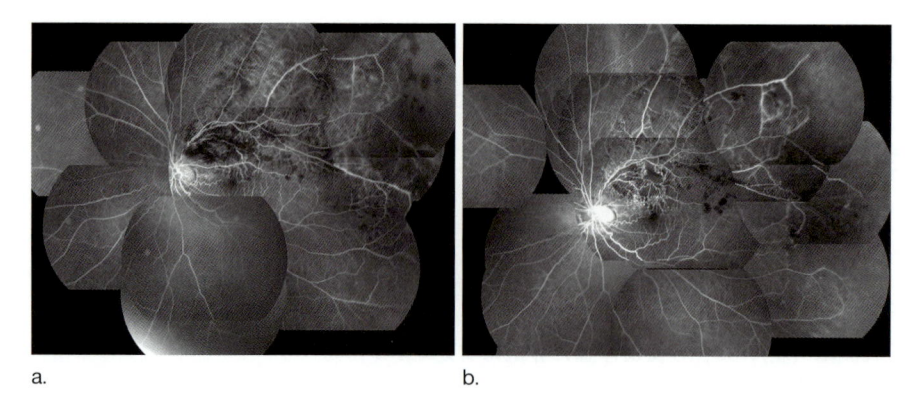

図3 BRVO の FA 像
初診時は非虚血型（a）であったが，約6か月後に虚血型に移行していた（b）．経過観察期間中に2回のベバシズマブ投与を行っているが，無灌流領域との因果関係は不明である．検査の後，無灌流領域に対してレーザーを施行し，続いて黄斑浮腫に対して硝子体手術を施行した．

抗 VEGF 抗体を用いた実際の治療

　BRVO に伴う黄斑浮腫は非虚血型において，その自然経過が比較的良好であることが知られ，発症から3か月程度の経過観察中に，黄斑浮腫が軽減する症例が認められる．一方，反対に虚血型では経過観察中に黄斑浮腫の悪化を認めるため[3]，受診後早期にフルオレセイン蛍光造影検査（fluorescein angiography；FA）で両者に分類し（**図3**），それぞれに応じた治療計画をたてる必要がある．

　非虚血型であれば，自然軽快を期待してまったく無治療で経過観察のみとするか，自然軽快するとはいえ，それまでの間の黄斑浮腫の少しでも早い消退を狙って，早期からベバシズマブの投与を行うこともある．FA で無灌流領域を認める虚血型では，周辺部虚血網膜の光凝固を施行し，VEGF の継続的な発現を抑制する．光凝固に前後して，ベバシズマブ投与を行うことにより VEGF の作用を抑制し，黄斑浮腫の軽減が期待できる．投与方法については初回投与後は経過観察を行い，再発した場合に再投与を行う方法と，初回から1か月おきに3回連続投与を行う方法などさまざまであり，施設によって異なる．

黄斑浮腫の再発!!

　前述した量のベバシズマブの場合，その効果は3か月程度とされ，多くはその時期に再発する．非虚血型・虚血型を問わず，黄斑浮腫の再発を認めた場合には，原則的に FA の再検が必要である．ただし，BRVO の範囲が狭く，明らかな病勢の悪化を認めない場合はそ

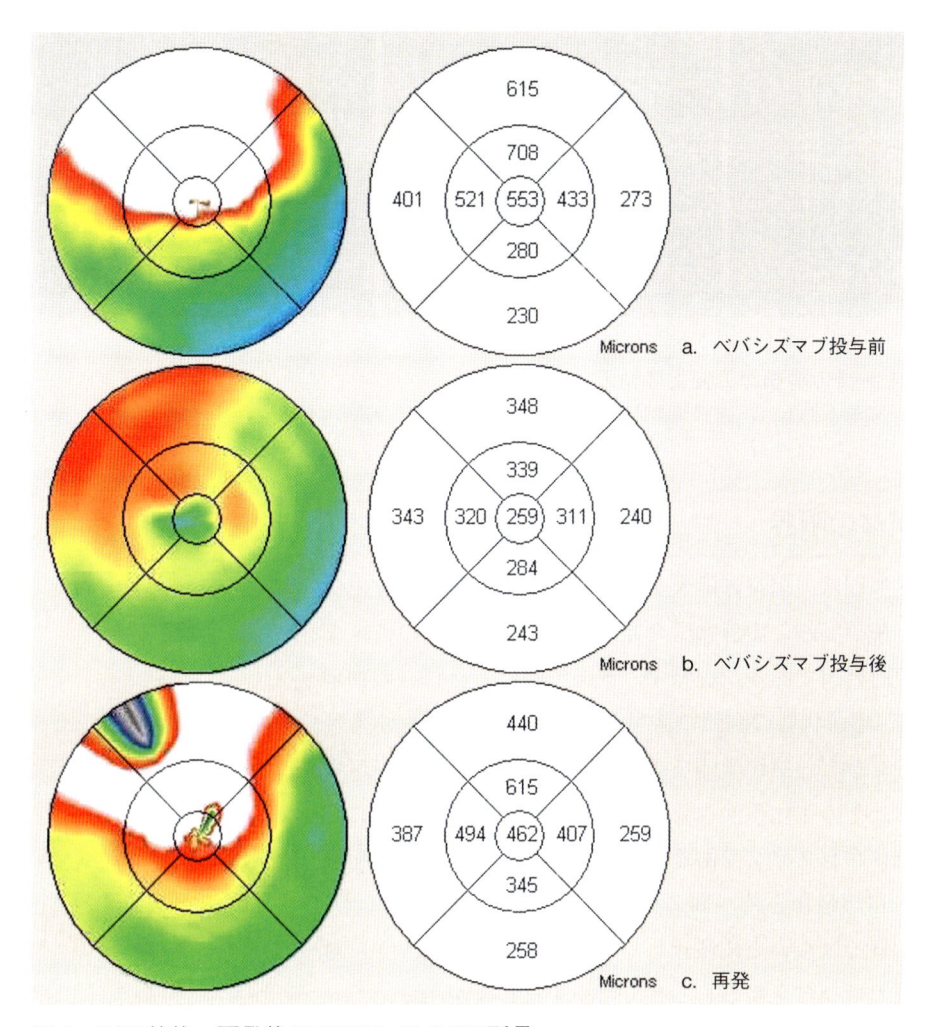

図 4　IVB 前後，再発後の BRVO の OCT 所見
図 3 と同じ症例．ベバシズマブ投与によって黄斑浮腫は著明に改善するが，3 か月程度で再発する．

　の限りではない．FA の再検によって，非虚血型であれば虚血型への移行が，虚血型であれば無灌流領域の増加，光凝固の範囲が適当であったかどうかの確認が行える．両者ともに FA の再検で無灌流領域の出現，増加を認めた場合は光凝固の適応となる．
　再発した黄斑浮腫に対するベバシズマブの再投与に関しては，1～2 回程度の再投与で再発を認めなくなる症例や，最終的に 4 回の投与でも依然，黄斑浮腫が残存する症例がある．一連の投与に抵抗する黄斑浮腫に対しては，ベバシズマブの登場以前より行われており，有効性が知られている硝子体手術[4]を検討する必要がある．患者の希望として手術を選択しない場合には，引き続いてベバシズマブの投与を続けていくのがよい．

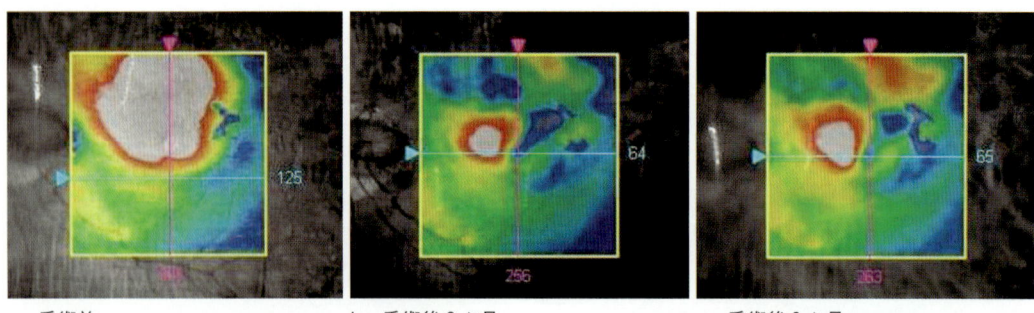

a. 手術前　　　　　　　　　　b. 手術後 3 か月　　　　　　　　c. 手術後 6 か月

図 5　硝子体手術前後の網膜厚の変化度判定
図 3, 4 と同じ症例．硝子体手術によって黄斑浮腫は軽減し，3, 6 か月後もその効果は持続している．

抗 VEGF 抗体の限界

　BRVO の発症原因は，網膜動静脈交差部位に形成される血栓であり，それに引き続いて起こる静脈圧の亢進，血液網膜関門の破綻など，本来，物理的要因である．続発する黄斑浮腫は，それらの物理的要因に加えて，虚血状態の網膜で発現する VEGF に代表される炎症性サイトカインなど，生化学的な要因が加わって発生しているものと推測される．その生化学的な要因に対する有効な治療法として一気に広まったベバシズマブであるが，あくまでも一時的な対症療法にすぎない．自然軽快を待つ間の浮腫軽減には効果的であるが，決して根治的治療ではない点に注意して，特に虚血型の BRVO に対しては網膜光凝固術などを組み合わせて治療する必要がある．

（福田恒輝）

眼虚血症候群

どんな疾患なのか

　眼虚血症候群は，眼球への血流が慢性的に低灌流となり生じる眼病変で，重症の頸動脈の閉塞に合併して生じる[1-3]．頸動脈閉塞は脳梗塞や心筋梗塞の危険因子であり，塞栓による網膜動脈閉塞(retinal artery occlusion)や，慢性的，進行性の本症を合併する．眼症状が初発症状の場合もある．発症年齢は平均65歳であり，50歳以上でみられる．糖尿病に合併する動脈硬化症や大動脈炎症候群では，若年者にも生じる．男性が女性の2倍で，人種差はない．20％が両眼性である．正確な発症頻度は不明であるが，高度の頸動脈閉塞患者の約5％に発症するといわれている．まれであるが，眼動脈閉塞のみで発症する場合もある．

文献は p.241 参照．

眼病変

症状：視力障害は週単位，月単位で徐々に進行するが，突然に発症する場合もある．一過性黒内障が5％でみられるが，必ずしも全身症状は伴わない．視力障害の程度は，0.5以上の比較的よいものから，指数弁以下までさまざまである．眼圧と網膜中心動脈の灌流圧のバランスが崩れると，高度の網膜虚血が生じ，急激な視力低下を

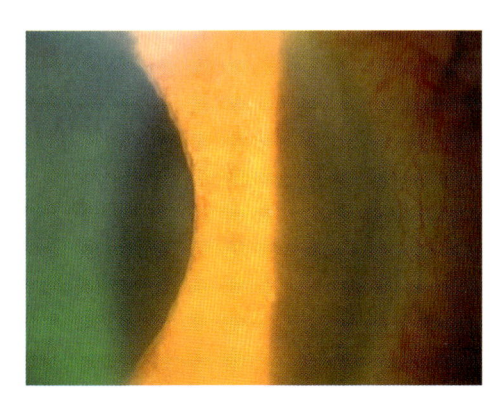

図1　前眼部病変（70歳，男性）
虹彩ルベオーシスがみられる．

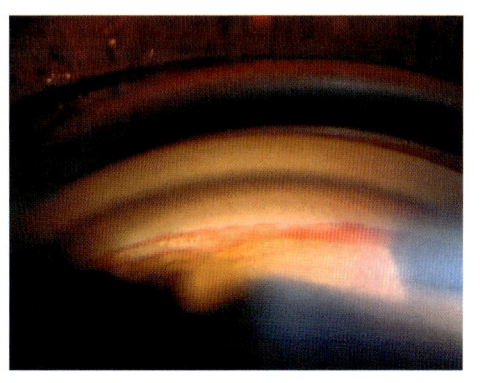

図2　前眼部病変（70歳，男性）
隅角部の新生血管と隅角部の出血がみられる．

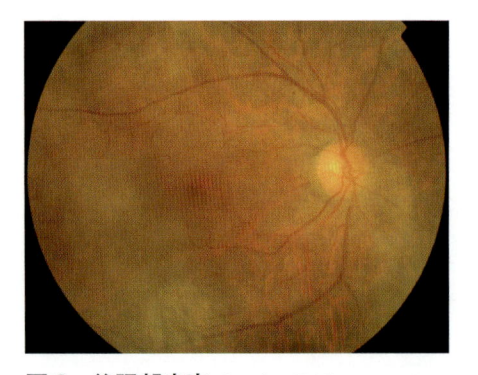

図3 後眼部病変（63歳，男性）
網膜動脈は狭小化し，軽度屈曲している．網膜静脈はほぼ正常である．軽度の閃輝性硝子体融解がみられる．

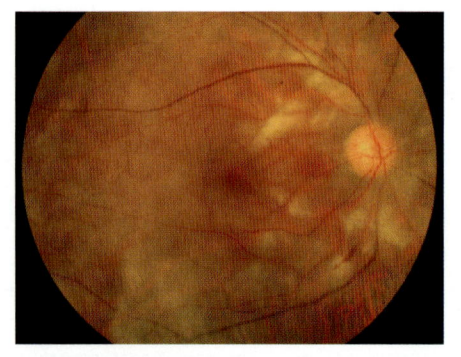

図4 後眼部病変（64歳，男性．図3の症例の1年後）
網膜出血と多数の軟性白斑がみられる．網膜静脈は口径不同であるが，網膜静脈の拡張や視神経乳頭腫脹はみられない．

来たす．新生血管緑内障合併時によくみられる．

眼球，側頭部の鈍痛を40％ほどの患者が訴える．新生血管緑内障による眼圧上昇に伴うことが多いが，眼圧が正常の場合は眼球虚血によると考えられている．

前眼部病変：角膜は眼圧上昇がなければ正常である．2/3の症例で，眼科受診時にすでに虹彩ルベオーシス（図1）と前房内フレアがみられる．進行例では虹彩内反を生じる．虹彩ルベオーシスによる炎症や前房出血，隅角閉塞を来たし眼圧が上昇する（図2）．隅角が閉鎖しても眼圧が上昇しない症例も存在する．これは毛様体の虚血により，房水産生が低下するためと考えられている．50歳以上で初発し，前房細胞に比べてフレアの程度が強く，ステロイド反応性の乏しい虹彩炎の場合，眼虚血症候群の存在を考える．

後眼部病変：慢性的な網膜，脈絡膜の低灌流により，経過中さまざまな所見がみられる（**表1**）．網膜動脈は狭小化し，網膜静脈は正常から軽度拡張する．網膜静脈閉塞症と異なり屈曲は軽度である．網膜出血や毛細血管瘤が，主に中間周辺部にみられる．乳頭上新生血管や網膜新生血管が生じる場合もある（図3）．網膜血管の拍動や軟性白斑は，網膜動脈の灌流圧低下の徴候である（図4）．血管新生緑内障を生じ眼圧が上昇すると，網膜灌流が著しく低下し，桜実紅斑（cherry-red spots）が生じる．まれに三角症候群による網膜外層浮腫がみられる（図5）．視神経乳頭は網膜静脈閉塞症と異なり，正常のことが多い．虚血性視神経症（ischemic optic neuropathy）の合併も報告されている．

表1 後眼部病変の検眼鏡所見

網膜動脈の狭小化
網膜静脈の屈曲を伴わない静脈拡張
網膜出血
網膜毛細血管瘤
網膜新生血管，乳頭上新生血管
網膜動脈の拍動
軟性白斑
桜実紅斑（cherry-red spots）
視神経乳頭：腫脹（−），色調は正常〜蒼白

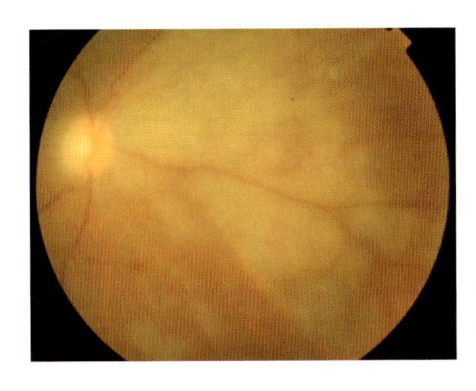

図5 後眼部病変(70歳，男性)
視神経乳頭鼻側に，扇形の網膜深層の白色混濁がみられる．

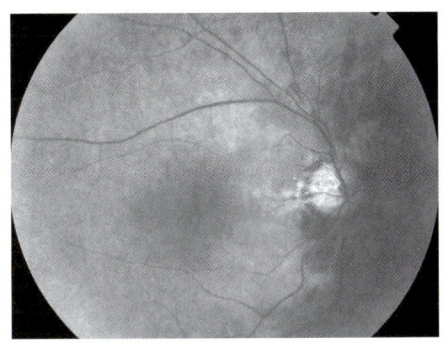

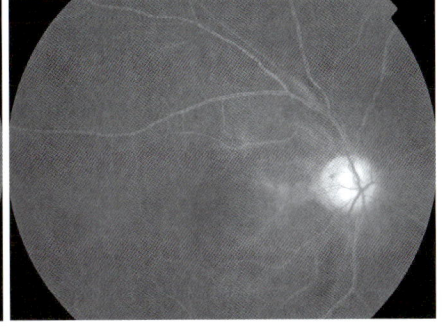

図6 蛍光眼底造影(64歳，男性．図3の症例の1年後〈a, b〉と2年後〈c〉)

a. 造影後23秒．視神経乳頭微鼻側領域の後毛様動脈と網膜中心動脈の灌流低下がみられる．
b. 造影後10分．中間周辺部に毛細血管瘤が散在している．網膜静脈の拡張はみられない．血管腔は数珠玉状を呈し，網膜細小血管からの蛍光漏出がみられる．
c. 造影後1分30秒．中間周辺部に毛細血管瘤と無灌流域がみられる．乳頭上新生血管がみられる．

> [!NOTE]
> ### 検査

FA，IA 蛍光造影(図6)：フルオレセイン(fluorescein angiography；FA)，インドシアニングリーン(indocyanine green angiography；IA)蛍光造影では，腕-動脈循環時間の遅延，網膜内循環時間の遅延，脈絡膜流入遅延がみられる．FAでは，毛細血管瘤，無灌流域，新生血管網が描出され，造影後期には網膜血管の壁染色や網膜内への色素漏出がみられる．

網膜電位図(図7)：網膜中心動脈閉塞症では，網膜電位図(electroretinogram；ERG)のa波は保たれるが，眼虚血性症候群では，網膜，脈絡膜両方の循環障害により，a波，b波とも減弱，消失する．

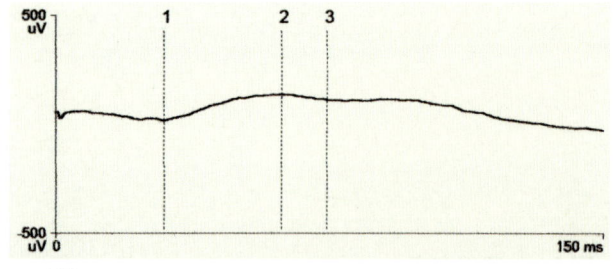

a. 右眼

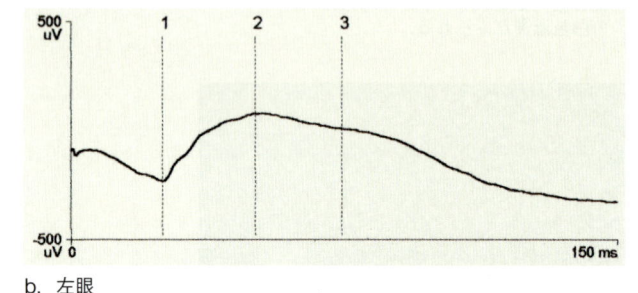

b. 左眼

図7 網膜電位図（70歳，男性）
右眼は a 波，b 波とも消失している．

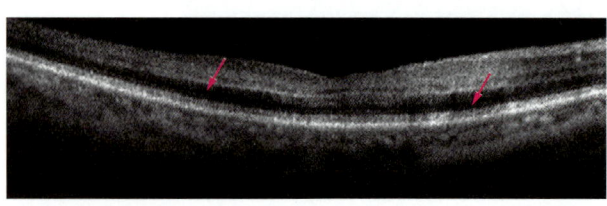

a.

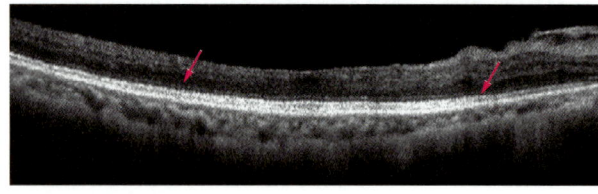

b.

図8 光干渉断層計（70歳，男性）
a. 初診時．網膜内層の菲薄化を認めるが，外顆粒層は保たれている．
b. 1年6か月後．外顆粒層の菲薄化がみられる．

光干渉断層計（図8）：網膜浮腫や網膜内層の菲薄化が観察される．進行例では網膜外層も菲薄化する．

カラードップラ超音波検査：網膜中心動脈，脈絡膜血管，眼動脈の血流が減弱する．眼動脈への逆流が観察される．

頸動脈，脳血管の検査：侵襲の少ないコンピュータ断層血管造影（CT）や磁気共鳴血管造影（magnetic resonance angiography；MRA）は，頸動脈，脳血管の狭窄のスクリーニング検査として有用である（図9）．頸動脈造影は，閉塞の場所や程度の詳細な検討に必要であるが，検査後の脳梗塞や全身合併症の危険性があり，適応を選んで行う．頸部エコーは，頸動脈分枝部の狭窄やプラークの状態を検索する．

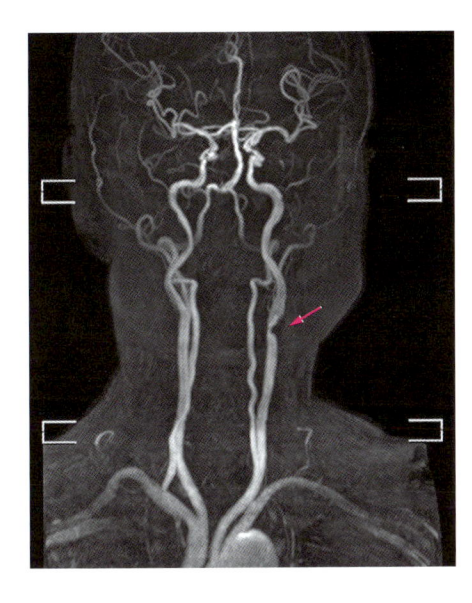

図9 磁気共鳴血管造影
(65歳, 男性)
頸動脈狭窄がみられる（矢印）.

鑑別診断（表2）

糖尿病網膜症と非虚血型網膜中心静脈閉塞症との鑑別が必要である[3]. 大動脈炎症候群や巨細胞動脈炎など，炎症性疾患でも本症を合併する．高齢者で，糖尿病や網膜静脈閉塞がない虹彩ルベオーシスでは本症の可能性がある．

治療（表3）

心筋梗塞，脳梗塞を合併し生命予後に影響し，眼科的加療のみでは治療効果が不良な場合もあり，循環器内科，血管外科，脳外科など他科と連携した加療が必要である．

眼病変：前眼部炎症，虹彩ルベオーシスには，ステロイド点眼による消炎，長時間作用性の散瞳薬により房水関門を安定させ，虹彩の動きを制限し前房出血を予防する．眼圧上昇には，β遮断薬と脱炭酸酵素阻害薬を用いる．プロスタグランジン薬は炎症を増加させるので，できれば避ける．

網膜虚血に対しては，汎網膜光凝固（panretinal photocoagulation；PRP）が適応となる．散瞳不良例や，硝子体混濁例では，全周の網膜冷凍凝固術や経強膜ダイオードレーザー網膜光凝固を行う．しかしFAで無灌流域が明らかでない症例では，脈絡膜虚血が関与しており，十分なPRPが行われても，後極部の新生血管の悪化や血管新生緑内障に進展する場合がある．

血管新生緑内障は予後不良因子である．隅角閉塞を来たした場合

表2　眼虚血性症候群の鑑別診断

	眼虚血症候群	非虚血型網膜中心静脈閉塞症	糖尿病網膜症
側性	80％片眼	片眼	両眼
年齢	50〜80歳	50〜80歳	さまざま
網膜静脈	拡張 屈曲軽度	拡張 屈曲	拡張 数珠玉状
視神経乳頭	正常	腫脹	正常
網膜動脈灌流圧	低下	正常	正常
網膜出血	軽度	軽度〜高度	軽度〜高度
網膜毛細血管瘤の頻発部位	中間周辺部	さまざま	後極部

(Mendrinos E, et al：Ocular ischemic syndrome. Surv Ophthalmol 2010；55：2-34 より改変.)

表3　眼虚血症候群の治療

前眼部炎症の消炎
瞳孔管理
眼圧管理
網膜虚血
汎網膜光凝固 網膜冷凍凝固，経強膜的網膜光凝固（散瞳不良例）
新生血管緑内障
眼圧降下剤点眼 濾過手術
視機能が期待できない場合：疼痛に対する加療 　　毛様体光凝固，冷凍凝固 　　アルコールブロック 　　眼摘
全身合併症
他科との連携 頸動脈狭窄，閉塞の精査，加療

は，トラベクレクトミー（線維柱帯切除術）などの濾過手術が必要であるが，難治例が多い．視機能が期待できない場合は，痛みに対する治療を行う．毛様体光凝固，冷凍凝固を行い，効果不十分の場合は，アルコールブロックの球後注射や眼球摘出を行う．

　血管新生緑内障や黄斑浮腫に対する抗VEGF抗体やトリアムシノロンの長期的な効果は不明である．

全身合併症：肥満，喫煙などの生活習慣の指導，抗血小板薬による血栓予防，高血圧，糖尿病の管理，心血管疾患の精査を行う．

　頸動脈の狭窄，閉塞の進行例では，心筋梗塞や脳梗塞を防ぎ，眼血流を改善する目的で，外科的治療（頸動脈内膜剝離術，頸動脈ステント術，浅側頭動脈-中大脳動脈吻合術）が行われるが，視機能の改善効果は症例によりさまざまである．外科的治療後，毛様体虚血が改善し，房水産生の増加による眼圧上昇を来たすことがある[4]．

（河野剛也）

インターフェロン網膜症

インターフェロンの眼科的副作用

インターフェロンは，現在わが国では，C 型肝炎，B 型慢性肝炎のほか，多発性骨髄腫，腎臓癌などの悪性疾患の治療に使用されており，インターフェロン投与に伴う全身的副作用[*1]以外に，眼科的副作用として，インターフェロン網膜症（interferon retinopathy）が知られている．

一般的に，インターフェロン網膜症は視力障害を呈さない，予後良好の疾患と考えられているが，なかには重篤な視力障害を来たす症例もあり，注意が必要である．

病態

発症頻度：1990 年にわが国で最初のインターフェロン網膜症症例[*2]が報告され[1)]，その後，国内外で，インターフェロン網膜症が相次いで報告されるようになった．その発症頻度は，施設やインターフェロン投与中の眼底検査の頻度により，18〜86％とさまざまである[2)]．そのうち，視力障害を来たす重篤なインターフェロン網膜症の割合は，1％未満とかなり低い．

重症化：インターフェロン網膜症の重症化する危険因子としては，高血圧，糖尿病などの全身合併症を伴う症例，初期投与量の多い症例，治療期間の長い症例が知られている[3)]．また，インターフェロン治療開始早期から，インターフェロン網膜症がみられる場合も重症化する可能性を示すため，慎重な経過観察が必要である．

また，C 型肝炎に対しては，最近ペグインターフェロン[*3]と抗ウイルス薬であるリバビリン併用療法が一般的となってきている．ペグインターフェロンにより，インターフェロンの血中半減期が長くなったため，合併症の頻度が増加するという報告もみられるが，現在のところ，ペグインターフェロンとリバビリン併用療法による網膜症発症頻度は，従来のインターフェロン投与と比較しても，有意な差がない．

[*1] **インターフェロン投与に伴う全身的副作用**
発熱，悪心，全身倦怠感，脱毛，抑うつ状態（うつ病），不眠，貧血，血小板減少などが挙げられる．

[*2] **最初のインターフェロン網膜症症例の報告**
39 歳．男性で，C 型肝炎に対するインターフェロン投与後に，視力障害を訴え，眼底には網膜出血，綿花様白斑が出現していた．インターフェロン中止後，自然に病変は消失し，視力も回復した．

文献は p.242 参照．

[*3] **ペグインターフェロン**
インターフェロンにペグ（PEG）というポリエチレングリコールを結合させた新しいインターフェロン製剤であり，血中濃度半減期を延長させることにより，従来のインターフェロンでは，連日〜週 3 日の注射が必要であったものが，週 1 回の注射で効果が得られるようになった．

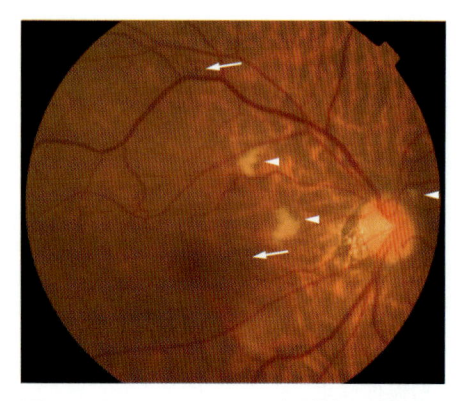

図1 インターフェロン網膜症の眼底所見

60歳，男性．糖尿病（＋），高血圧（－）．ペグインターフェロン＋リバビリン投与開始後3か月目に，両眼眼底に綿花様白斑（矢頭），網膜出血（矢印）を認めた．
（野崎実穂：内科医のための眼疾患の診かたと治療．Progress in Medicine 2010；30；1269-1272．）

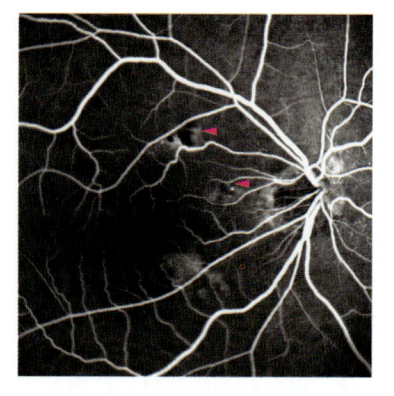

図2 図1の症例の蛍光眼底造影所見

綿花様白斑に一致して，毛細血管閉塞を認める（矢頭）．
（野崎実穂：内科医のための眼疾患の診かたと治療．Progress in Medicine 2010；30；1269-1272．）

発症機序：インターフェロン網膜症の発症機序については，以前は，インターフェロン投与後に起きる血小板減少や貧血によると考えられていたが，実際には血小板減少や貧血がなくても，インターフェロン網膜症を来たす症例もみられることから，発症機序は不明であった．現在では，インターフェロンにより，免疫複合体が血管内に沈着し毛細血管の閉塞を来たすため，またインターフェロンにより活性化された白血球が血管内皮に接着し，毛細血管閉塞を来たすことが原因[4]と示唆されている．

臨床所見

典型的なインターフェロン網膜症の所見は，主に視神経乳頭周囲にみられる網膜出血と綿花様白斑[*4]である（図1）．網膜症は，片眼の場合も両眼の場合もあり，網膜出血は点状のものから，線状-斑状のものまでさまざまである．蛍光眼底造影検査を行うと，毛細血管の無灌流領域（図2）がみられることもある．ただ，これらの所見は，糖尿病網膜症，膠原病による網膜症，高血圧性網膜症などでもみられるため，インターフェロン投与開始前に，眼底に異常がないかをチェックすることは鑑別のためにも重要である．

[*4] **綿花様白斑（軟性白斑）**
小さな，毛羽立った白色-黄白色の網膜病変で，局所の虚血により軸索流が障害され腫脹した網膜神経線維がその本態である．

予後と治療

インターフェロン網膜症は，インターフェロン投与開始後2週〜6か月にみられるが，投与開始後1か月以内にみられることが最も

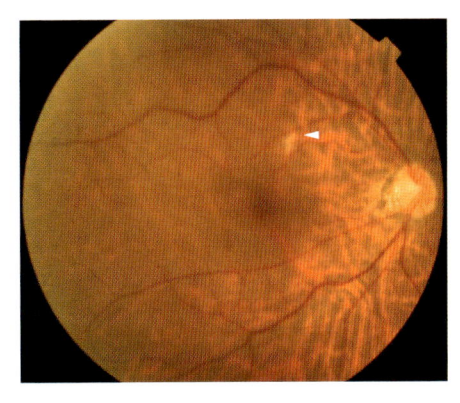

図3 インターフェロン網膜症の治療経過（図1と同一症例）

ペグインターフェロン＋リバビリンを継続投与していったが，綿花様白斑（矢頭），網膜出血ともに徐々に減少し，治療終了後，消失した．両眼矯正視力も1.2のままであった．
（野崎実穂：内科医のための眼疾患の診かたと治療. Progress in Medicine 2010；30；1269-1272.）

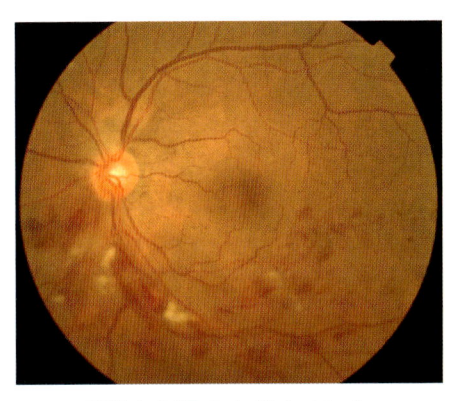

図4 重篤な経過をたどるインターフェロン網膜症

69歳，男性，左眼．糖尿病（－），高血圧（＋）．インターフェロン＋リバビリン治療開始後2週目から両眼に綿花様白斑，網膜出血を認めた．4か月目に左眼網膜静脈閉塞症を発症した．綿花様白斑のほかに，多数の網膜出血を認める．左眼矯正視力1.5．インターフェロンを半量に減量し，投与は続けた．経過中，血小板減少は認めなかった．
（野崎実穂：内科医のための眼疾患の診かたと治療. Progress in Medicine 2010；30；1269-1272.）

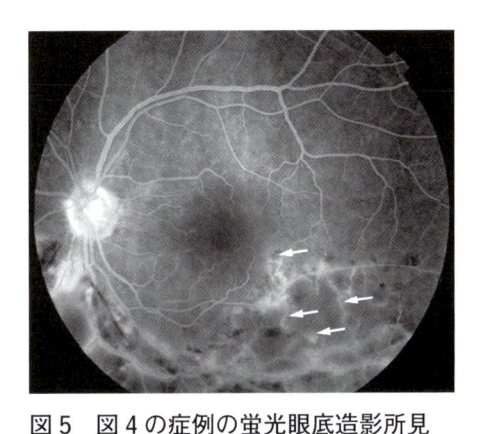

図5 図4の症例の蛍光眼底造影所見

網膜下半分に広範囲に毛細血管無灌流領域と血管の吻合（矢印），血管のstainingや蛍光漏出を認める．黄斑浮腫は認めず，左眼矯正視力は1.5で良好であった．
（野崎実穂：内科医のための眼疾患の診かたと治療. Progress in Medicine 2010；30；1269-1272.）

多い．通常，インターフェロン網膜症を発症しても，自覚症状はなく，眼底検査で発見されるものがほとんどであり，投与終了後自然に消失する（図3）．しかし，なかには重篤な視力障害を来たすものもある．重篤な視力障害は，黄斑浮腫，網膜動脈閉塞，網膜静脈閉塞（図4,5）などを発症した場合にみられる．視力低下を来たした場合は，内科医に連絡し，インターフェロン投与の中止や投与量の減少を検討する必要がある．

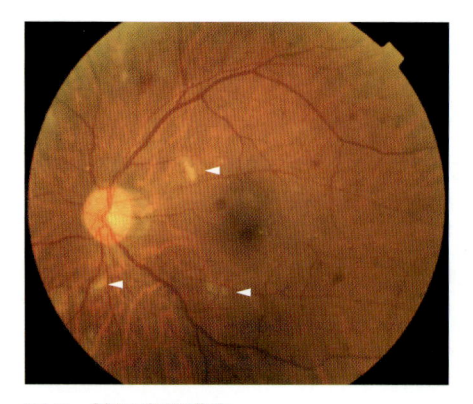

図 6　糖尿病網膜症
軟性白斑（矢頭）を認める．

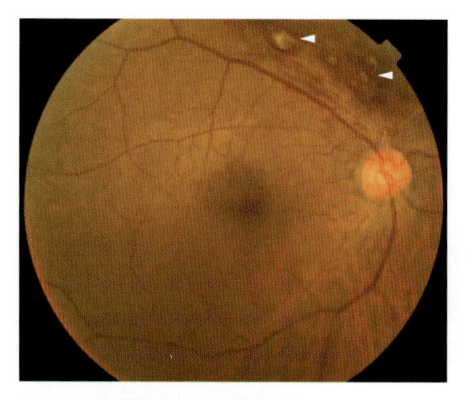

図 7　網膜静脈分枝閉塞症
視神経乳頭上耳側に網膜出血および軟性白斑（矢頭）を認める．

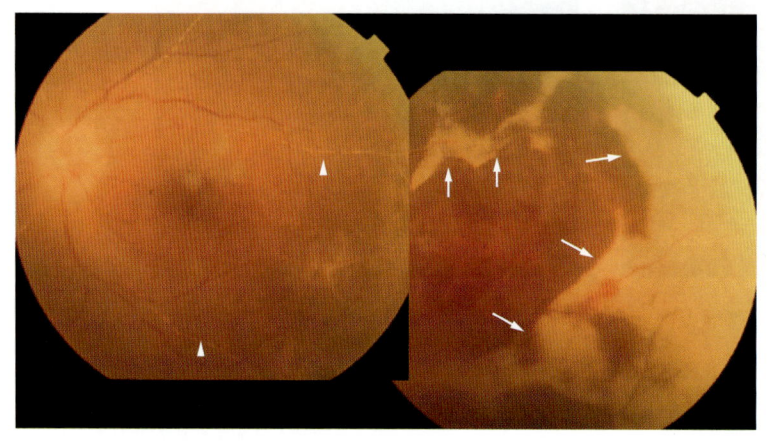

図 8　急性網膜壊死
網膜血管が白線化（矢頭）し，周辺部網膜に出血を伴う黄白色の滲出性病変（矢印）を斑状に認める．

カコモン読解　第 20 回　一般問題 45

軟性白斑がみられるのはどれか．3 つ選べ．

a 急性網膜壊死　　b 糖尿病網膜症　　c 網膜中心動脈閉塞症
d 網膜静脈分枝閉塞症　　e インターフェロン網膜症

解説　軟性白斑（綿花様白斑）とは，網膜細動脈や毛細血管の閉塞により，網膜神経線維が虚血に陥り生じる，境界不鮮明な白色病変を指す．

ここに挙げられている a〜e までの疾患のなかで，網膜細動脈や毛細血管の閉塞をベースとする疾患は，b．糖尿病網膜症（**図 6**），d．網膜静脈分枝閉塞症（**図 7**），e．インターフェロン網膜症（**図 1**）の三つである．

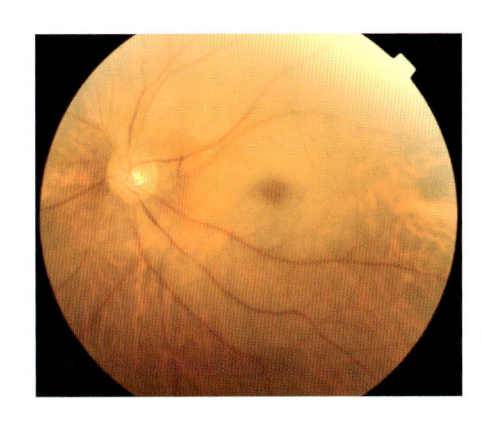

図9 網膜中心動脈閉塞症
網膜は中心窩以外，乳白色に混濁し，その境界は比較的明瞭である．中心窩は正常の色調を保っており，いわゆる cherry-red spot の所見を認める．

a．急性網膜壊死（**図8**）は，網膜血管炎を伴う網膜壊死の病変がみられ，動脈周囲の白鞘形成や動脈閉塞による白線化病変とともに，斑状の濃厚な黄白色網膜滲出病変がみられる．

c．網膜中心動脈閉塞症（**図9**）は，網膜動脈が閉塞することにより，網膜への血流途絶が網膜全体の虚血を引き起こし，急激な視力低下で発症する疾患である．網膜動脈の支配領域である網膜の内層3分の2の細胞内浮腫が始まり，境界鮮明な乳白色の混濁として認められる．黄斑部中心窩は網膜外層だけで構成されているため，乳白色の混濁はみられず，正常の色調を呈する（cherry-red spot〈桜実紅斑〉として網膜中心動脈閉塞症に特徴的な所見である）．

模範解答 b, d, e

（野崎実穂）

4．血管炎

Behçet 病

新たな治療法による視力予後の改善が期待

Behçet 病は視力予後の悪いぶどう膜炎と考えられてきたが，インフリキシマブによる治療が導入されてから，ある程度眼炎症発作を予防できるようになり，視力予後が改善されてきている．病態の解明とともにさらなる治療法の開発が期待される．

発症因子―内因（遺伝因子）と外因（環境因子）―

Behçet 病は，内因と外因の相互作用により発症すると考えられている．

内因（遺伝因子）：Behçet 病を発症する人種には偏りがあるため，何らかの遺伝的な発症因子（内因）があることが推察されてきた．実際，すでに *HLA-A26*[1] および *HLA-B51*[2] が発症に関与していることが明らかとなっている．さらにヒト全ゲノムを対象としたゲノ

文献は p.242 参照．

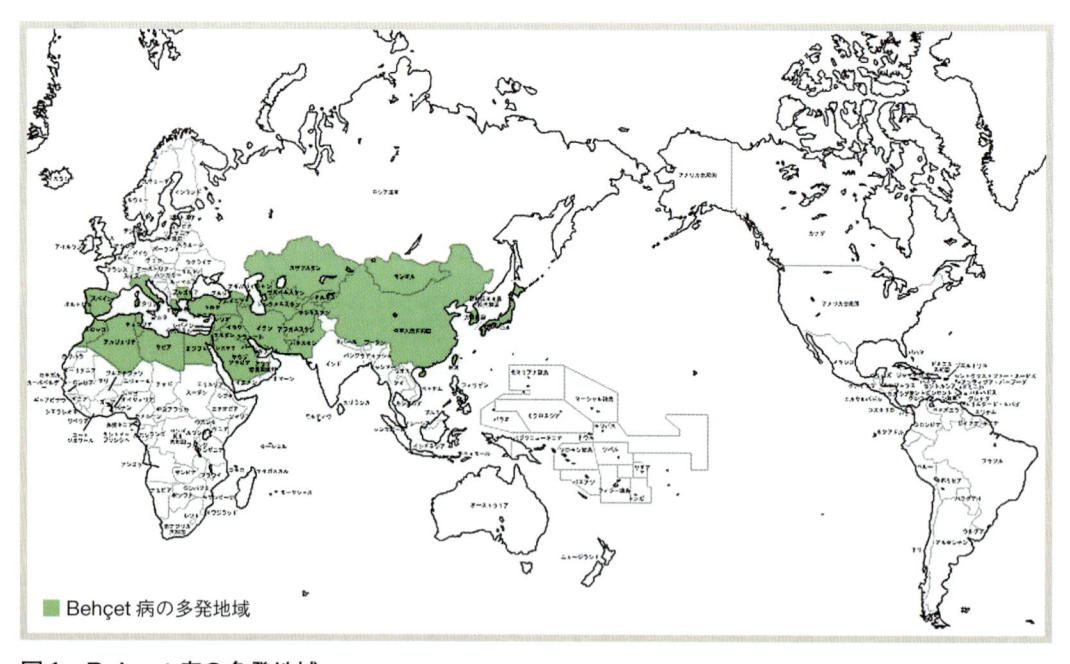

図1　Behçet 病の多発地域
Behçet 病の発症には世界的に偏りがみられる．

表1 厚生労働省 Behçet 病診断基準

1. 主症状

1) 口腔粘膜の再発性アフタ性潰瘍
2) 皮膚症状
   a. 結節性紅斑様皮疹
   b. 皮下の血栓性静脈炎
   c. 毛嚢炎様皮疹
   d. 痤瘡様皮疹
   参考所見：皮膚の被刺激性亢進
3) 眼症状
   a. 虹彩毛様体炎
   b. 網膜ぶどう膜炎（網脈絡膜炎）
   c. 以下の所見があればa. b. に準じる
      a. b. を経過したと思われる虹彩後癒着，水晶体上色素沈着，網脈絡膜萎縮，視神経萎縮，併発白内障，続発緑内障，眼球癆
4) 外陰部潰瘍

2. 副症状

1) 変形や硬直を伴わない関節炎
2) 副睾丸炎
3) 回盲部潰瘍で代表される消化器病変
4) 血管病変
5) 中等度以上の中枢神経病変

3. 病型診断の基準

1) 完全型：経過中に4主症状が出現したもの
2) 不全型
   a. 経過中に3主症状，あるいは2主症状と2副症状が出現したもの
   b. 経過中に定型的眼症状とその他の1主症状，あるいは2副症状が出現したもの
3) 疑い：主症状の一部が出現するが，不全型の条件を満たさないもの，および定型的な副症状が反復あるいは増悪するもの
4) 特殊病変
   a. 腸管（型）ベーチェット病：腹痛，潜血反応の有無を確認する．
   b. 血管（型）ベーチェット病：大動脈，小動脈，大小静脈障害の別を確認する．
   c. 神経（型）ベーチェット病：頭痛，麻痺，脳脊髄症型，精神症状などの有無を確認する．

ムワイド関連解析により新たな原因遺伝子の探索が進められている．

外因（環境因子）：Behçet 病の発症は，地中海沿岸から中近東，東アジア，いわゆるシルクロードと呼ばれる地域に多くみられる（図1）．したがって，遺伝的背景に加えて，なんらかの外因（環境因子）が発症に関与していることが推察されている．これまでに Behçet 病患者では口腔内常在細菌に違いがみられることが示され，特にレンサ球菌の関与が示唆されているが[3]，まだ明らかとはなっていない．

眼所見は発作性に繰り返すぶどう膜炎

Behçet 病の診断には，厚生労働省の定める診断基準（表1）を用いる．実際には，発症時に眼症状が典型的ではないことや，眼外症状が明らかではないことも多く，すぐに診断に至らない症例もみられるが，経過とともに次第に典型的症状がみられるようになるので，経過を慎重にみていくことが大切である．

Behçet 病の眼所見の特徴は，発作性急性ぶどう膜炎が繰り返し生じることである．その眼発作はたいてい片眼ずつ生じるが，時に両眼同時に発作を生じることがある．片眼のみに発作が生じる症例もみられるが，いずれ両眼性となることが多く，90％が両眼性である．

眼炎症発作はその炎症部位により，①虹彩毛様体炎，②網脈絡膜

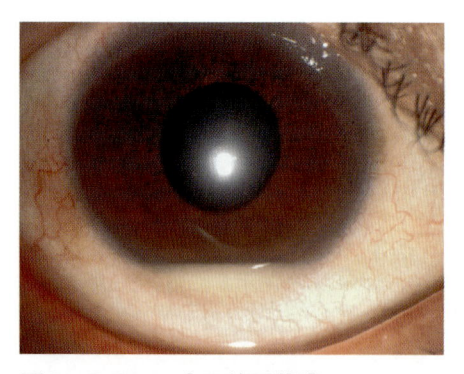

図2 Behçet病の前房蓄膿
前房に浸潤した好中球が沈殿している．きれいなニボーを形成するのが特徴である．

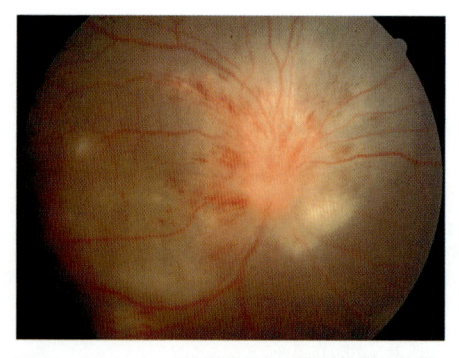

図3 Behçet病の網脈絡膜炎型眼発作
火炎状網膜出血，網膜滲出斑，網膜浮腫がみられる．

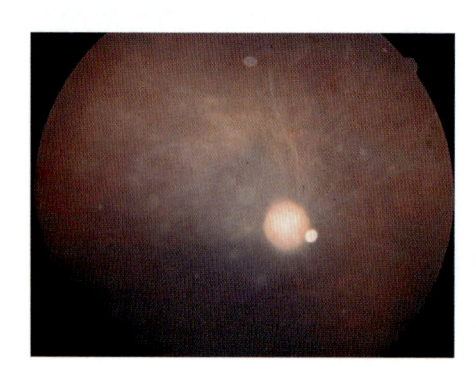

図4 網脈絡膜炎を繰り返した後の眼底
視神経萎縮，網膜動静脈白線化，網脈絡膜萎縮に至っている．

炎，そして，その両者が同時にみられる③汎ぶどう膜炎に分けられる．

虹彩毛様体炎：前房蓄膿を伴うことがあり（**図2**），その細胞成分のほとんどは好中球である．易可動性できれいなニボー（水平像）を形成するところが，HLA-B27関連ぶどう膜炎の前房蓄膿と異なる点である．

網脈絡膜炎：多彩な眼底病変がみられる．淡い斑状白色滲出斑の散在，火炎状網膜出血，網膜滲出斑，網膜浮腫，視神経乳頭発赤腫脹，びまん性硝子体混濁などがみられ（**図3**），それらが治癒した後に網膜血管の白線化，視神経乳頭の蒼白化，網脈絡膜萎縮などがみられる（**図4**）．したがって，網脈絡膜炎を繰り返し生じると視力予後が悪く，特に黄斑部に生じると単回でも高度の視力障害を来たす．

診断の決め手となる眼外症状

Behçet病でみられる症状は，四主症状と副症状からなる．四主症状は，①口腔内再発性アフタ性潰瘍，②眼症状，③皮膚症状，④外陰部潰瘍である．

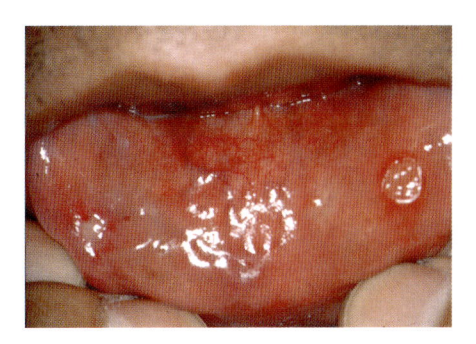

図5 口腔内アフタ性潰瘍
口唇粘膜に類円形の潰瘍が複数みられる.

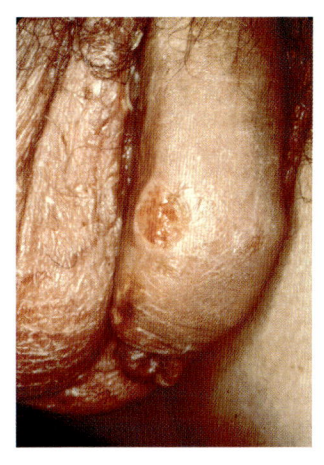

図7 外陰部潰瘍
陰茎および陰嚢に潰瘍がみられる.

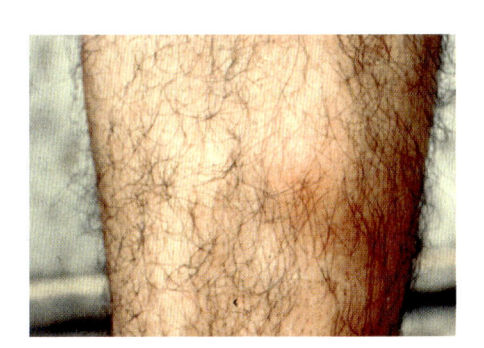

図6 結節性紅斑様皮疹
下腿伸側に発赤した隆起性病変を認める.

①**口腔内再発性アフタ性潰瘍**：類円形の潰瘍が口腔内の口唇粘膜，頬粘膜，歯肉，舌，口蓋粘膜に生じ，疼痛を伴う（図5）．一つの潰瘍は1〜2週で治癒するが，常に新たな病変が形成されるため，10個以上の潰瘍がみられることもあり，その痛みのために食事もとれなくなることがある．

②**眼症状**：前述のように，①虹彩毛様体炎，②網脈絡膜炎，あるいは③汎ぶどう膜炎が繰り返し生じる．

③**皮膚症状**：多彩な所見があるが，よくみられるのは結節性紅斑様皮疹と毛囊炎様皮疹である．結節性紅斑様皮疹は直径2〜4cmのやや赤みのある隆起性病変で，圧痛を伴い下腿に好発する（図6）．毛囊炎様皮疹は顔面や体幹にできる膿であるが，いわゆるニキビである毛囊炎とは異なり無菌性である．

④**外陰部潰瘍**：男性では陰茎や陰嚢，女性では小陰唇・大陰唇や腟壁に境界明瞭な有痛性の潰瘍が生じる（図7）．

⑤**副症状**：関節炎，副睾丸炎，消化管潰瘍，血管病変，中枢神経病変がみられることがあり，特に腸管，血管，中枢神経病変は特殊病型として腸管Behçet病，血管Behçet病，神経Behçet病といわれる．

眼発作時の治療

眼炎症発作が生じた場合には，炎症による組織破壊を最小限にとどめるために，強力な消炎が必要となる．虹彩毛様体炎に対して，まずは0.1％ベタメタゾン点眼を行うが，重篤な場合にはデキサメタゾン2mgの結膜下注射を連日行う．網脈絡膜炎に対しては，デキサメタゾン4mgの後部Tenon囊下注射を連日行う．プレドニゾロン100〜150mgの点滴静注を数日行うこともある．

眼発作抑制治療

眼炎症発作を予防することがBehçet病治療の基本となる．

コルヒチン：白血球遊走抑制作用を有し，主に痛風の治療薬として用いられている．Behçet病の第一選択薬として以前から用いられているが，無効例も多い．頻度は高くないが副作用としてミオパチーや催奇形性がある．

シクロスポリン：T細胞のカルシニューリンを阻害することにより免疫抑制作用を有する薬剤である．腸管からの薬剤吸収における個体差が大きいため，最低血中濃度（トラフ値）をみながら薬剤投与量の調整が必要である．

Behçet病眼炎症発作を抑制する効果としては，著効および有効をあわせて約60％であり，それまでのコルヒチンと比べると有効性が高い薬剤と考えられるが，無効例も約30％にみられる．

副作用として，腎機能障害が高頻度にみられ，また，中枢神経症状が約25％にみられる．

インフリキシマブ：TNF-αに対するキメラ型抗ヒトTNF-αモノクローン抗体製剤で，以下のような作用により効果を発現すると考えられている．

1. 産生されたTNF-αに結合し，機能しないようにする中和作用．
2. 産生細胞の膜表面に発現されている膜結合型TNF-αと結合し，TNF-α産生細胞を破壊する作用．
3. 標的細胞のTNF受容体に結合したTNF-αを解離させる解離作用．

有効性が高く，市販後調査の結果では9割の患者において，有効またはやや有効との主治医判断であった．

Behçet病での投与量は5mg/kgで，初回投与後，2週目，6週目に投与し，以後8週間の間隔で投与を行う．併用薬に関する制限は

ない.

　有効性の高い薬剤であるが，副作用として易感染性がみられるため，投与前のスクリーニング検査および内科医との治療連携は必須である．特に結核に対するツベルクリン反応，クォンティフェロン®TB ゴールド検査，胸部 CT などが必要となる．もし結核の既往が疑われる結果であれば，抗結核薬の予防投与を行う．もちろん，活動性結核に対するインフリキシマブの使用は禁忌である．

　また，インフリキシマブは投与時反応を生じることがある．多くは一過性の頭痛，熱感などの軽微なものであるが，時に蕁麻疹などを生じる．まれではあるが，アナフィラキシーを生じることがある．

カコモン読解 第 20 回 臨床実地問題 22

36 歳の男性．半年前から左眼の霧視を自覚していたが，いつも数日で軽快していたため放置していた．1 週間前から右眼の視力低下を自覚て来院した．視力は右 0.8（矯正不能），左 1.2（矯正不能）．眼圧は右 10 mmHg，左 16 mmHg．右眼の蛍光眼底造影写真を図に示す．
治療薬はどれか．3 つ選べ．

a アセチルスピラマイシン
b インフリキシマブ
c コルヒチン
d シクロスポリン
e メトトレキサート

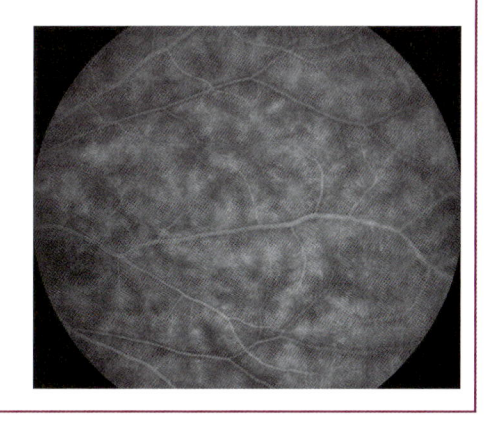

解説　蛍光眼底造影写真では，網膜毛細血管からびまん性の蛍光漏出がみられており，いわゆる"シダ状"を呈している．このような所見は Behçet 病に特徴的であるが，Behçet 病に特異的というわけではなく，時にはサルコイドーシスなどでもみられることがある．今回の設問では「半年前から左眼の霧視を自覚していたが，いつも数日で軽快していた」とあり，急性発作性に反復して生じる疾患であること，また，今回は右眼であることから両眼性の疾患であり，この症例が Behçet 病であることを示唆している．

　わが国では，Behçet 病の第一選択薬としてコルヒチンが用いら

れ，効果不十分な症例にはシクロスポリンやインフリキシマブが用いられている．海外ではアザチオプリン，ミコフェノール酸モフェチルやメトトレキサートなども用いられている．

a. アセチルスピラマイシン®はマクロライド系抗生物質であり，眼科領域ではトキソプラズマ症の治療に使われる．

b. インフリキシマブはキメラ型抗ヒト TNF-α モノクローナル抗体であり，2007年から難治性網膜ぶどう膜炎を伴う Behçet 病に保険適用され，高い有効性を示している．

c. コルヒチンは好中球の遊走を阻害する痛風の治療薬であるが，Behçet 病の第一選択薬としても用いられている．残念ながら有効性は高くない．

d. シクロスポリンは T 細胞を抑制する免疫抑制剤であり，コルヒチン無効例の Behçet 病に使われてきた．ただし，腎機能障害，中枢神経症状の誘発などの副作用の発現頻度が高く，また有効性もインフリキシマブに比べると劣る．

e. メトトレキサートは関節リウマチなど膠原病の治療に広く用いられている．海外では Behçet 病の治療にも用いられることがあるが，わが国では Behçet 病の治療にはほとんど用いられない．

模範解答 b, c, d（e もあながち間違いではない）

（南場研一，大野重昭）

クリニカル・クエスチョン

Behçet 病眼炎症発作時の治療について教えてください

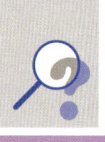

Answer Behçet 病は自然寛解傾向の強い疾患です．大きな炎症発作が生じた場合でも，炎症自体は無治療で軽快する場合がほとんどです．そのため，Behçet 病眼炎症発作時治療において重要なことは，炎症による二次的障害をいかに防止するかということと，次の炎症をどう抑えるかということです．

炎症発作のパターン

Behçet 病における眼炎症発作のパターンは，大きく次の5型に分けられる．① 前眼部型（前房蓄膿発作が典型：図1），② 周辺部型（図2），③ 後極部型（図3），④ 硝子体混濁型（図4），⑤ 劇症型

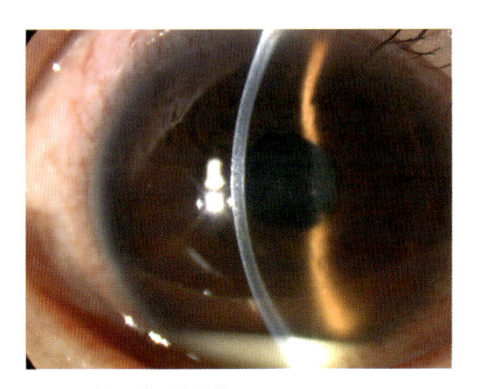

図1 前眼部型発作
28歳, 男性. 前房蓄膿が認められる.

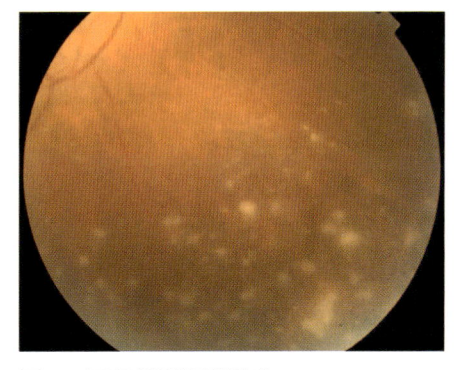

図2 周辺部型網膜発作
36歳, 女性. 白色小円形病巣が多数認められるが, 通常2週間前後でこのような病巣は自然消失する.

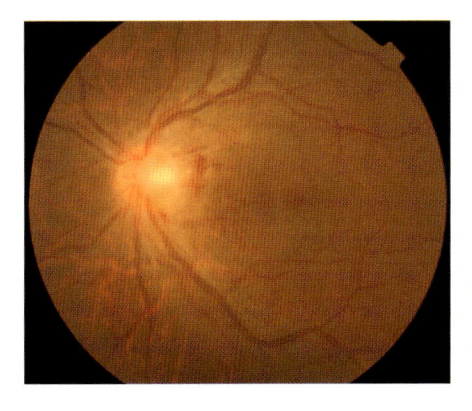

図3 後極部型発作
22歳, 男性. 視神経乳頭周囲に線状出血を来たしており，黄斑浮腫も認められる.

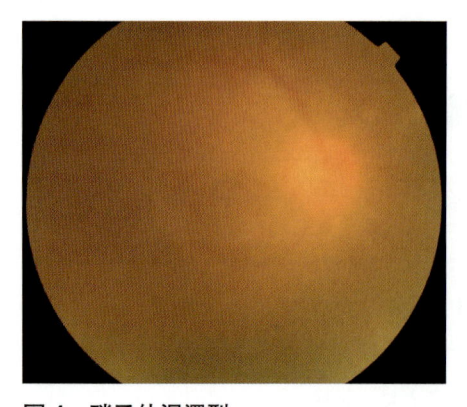

図4　硝子体混濁型
35歳, 男性. 中等度の硝子体混濁が認められる. 透見可能な限りでは, 後極部に炎症病巣は認めない.

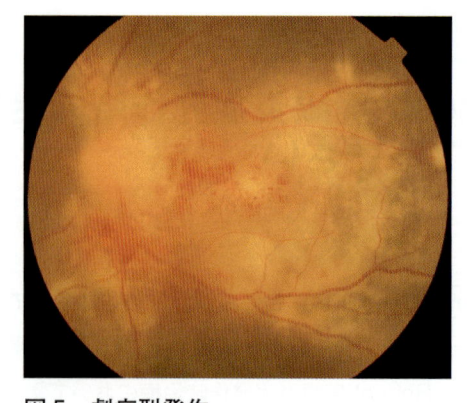

図5　劇症型発作
31歳, 男性. 後極部を中心に広範囲に高度の炎症発作が生じている.

(図5). 以下に, それぞれの発作パターンに対する基本的対処について述べるが, ここでは, 鑑別診断については省き, Behçet病という診断がついているという前提での解説に絞る.

前眼部型への対応

前眼部型では, 散瞳薬の点眼による瞳孔管理が一番重要である. 虹彩後癒着が生じている場合には, 散瞳薬の結膜下注射を施行する. この際, ステロイドを混合するのが一般的である[*1]. 虹彩後癒着が生じていない場合は, 散瞳薬点眼とステロイド点眼で対応する. ただし, ステロイド点眼は必ずしも必要ではない. もちろん, 前房蓄膿発作を伴うような場合では, ステロイド点眼を併用して速やかな消炎を図ったほうがよいが, これも必須ではない. なお, まったくの無治療の症例であれば, 次の発作予防としてコルヒチン内服を開始する[1].

以前, 前房蓄膿を早く除去するために前房洗浄を施行する必要があるか, という質問を受けたことがあるが, このような眼内操作は有害無益であると考える. 繰り返すが, Behçet病は自然寛解傾向が強い疾患である. 炎症自体は自然に治まる (図6a, b).

周辺部型への対応

この型については基本的に経過観察のみでよい. 発作予防として, まったくの無治療の症例であればコルヒチン内服を開始する. コルヒチン内服にもかかわらず同じような発作を頻繁に繰り返すようであれば (目安:2か月に1度程度), より強い治療 (抗TNF-α抗体

[*1] 筆者の場合, ステロイド4:散瞳薬1, 合計0.5mLを癒着部位近傍の結膜に投与する.

文献は p.242 参照.

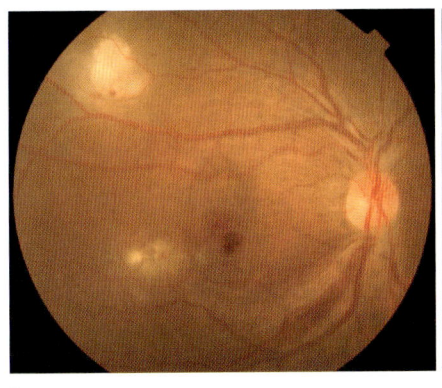

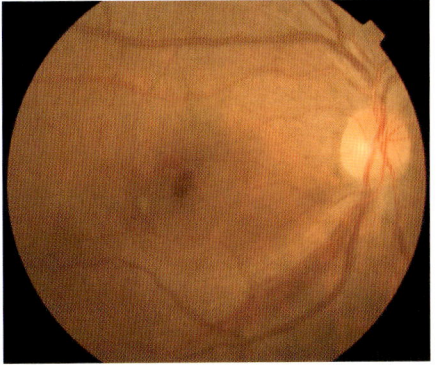

図6 自然消退した炎症
31歳，男性（図5の反対眼）．シクロスポリンを内服しているにもかかわらず後極部型発作（a）が生じたが，2週間後には消失した（b）．

治療・シクロスポリン[2,3]）を検討すべきである．なお，前眼部炎症については前眼部型に準じた対応をとる（以下同様）．

後極部型への対応

炎症発作が黄斑部，あるいはその近傍に及んでいる場合には，トリアムシノロン・Tenon嚢下注射を施行して速やかな消炎を図るほうがよい[*2]．いうまでもなく黄斑機能の維持のためである．短期間であれば，ステロイドの全身投与（内服・点滴）という選択肢もある．Behçet病の眼症状に対するステロイド全身投与は禁忌とされていたが[4]，最近では必要時には短期間，十分量投与して速やかな消炎を図るほうがよいという考え方になってきているようである．

まったくの無治療の症例であればコルヒチン内服を開始するが，後極部に炎症発作が生じるような症例では，早期から強い治療を開始すべきとの考え方もある．また，コルヒチン治療がすでに行われている症例では，より強い治療を速やかに検討すべきである．

硝子体混濁型に対する対応

Behçet病では，眼底が透見できないほどの硝子体混濁が炎症発作として生じることは少ない．そのため，混濁越しに眼底をよく観察し，後極部に病巣がないようであれば周辺部型に準じた対応を，あるようであれば後極部型に準じた対応を行う（図7）．もし詳細が不明の場合には，後極部型に準じた対応をとったほうがよい（図8）[*3]．

[*2] トリアムシノロンの眼科使用に関しては原則認められていない．そのため，その使用に際しては，施設倫理委員会の承認を得たうえで，患者からインフォームド・コンセントを得る必要がある．

[*3] 注意しないといけないのは，網膜に炎症性新生血管が生じており，そこから硝子体出血を来たしたものをこの型と混同することである．出血してからしばらくして来院された場合などは，特に混同しやすくなる．ただ，下方網膜硝子体をよく観察することで，両者の区別は可能である．硝子体出血を下方に認めた場合には，すでに新生血管が存在していると考えられるので，強い消炎が必要である．筆者は，このような場合には抗TNF-α抗体治療に移行するのがよいと考える．

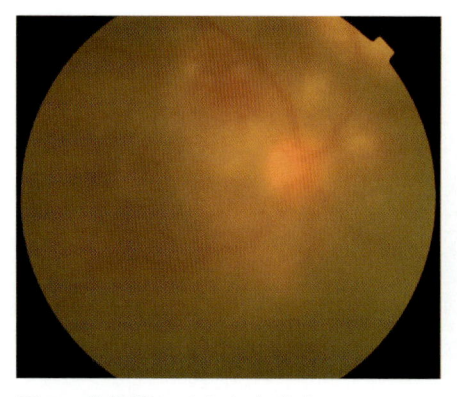

図7 後極部にみられた炎症
14歳，男性．硝子体混濁とともに後極部にも炎症発作が認められる．

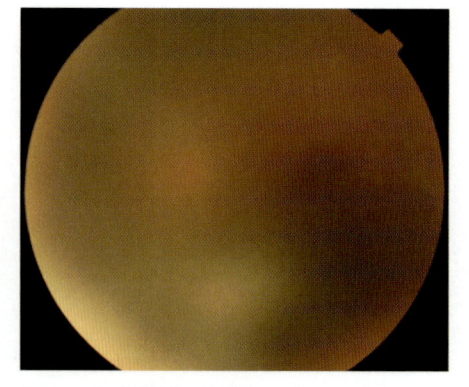

図8 炎症状態が把握しづらい症例
33歳，男性．硝子体混濁が強く，眼底の状態は詳細不明である．

劇症型に対する対応

この型では高度の視機能障害が残存する可能性が高いため，速やかな消炎を図るべきである．具体的には，トリアムシノロン・Tenon囊下注射やステロイドパルス治療などである．同時に抗TNF-α抗体治療導入を速やかに行うべきである．

抗TNF-α抗体治療中に炎症発作が生じたら

現時点で，Behçet病の眼炎症発作抑制効果が最も高いのが，抗TNF-α抗体治療である．しかしながら，本治療中に発作が生じたという報告が少なからずなされている．その多くは，次の抗体投与1～2週前（投与後6～7週）に生じるというものである．

抗TNF-α抗体治療は，導入開始後4回目以降8週間隔での投与となる．投与後6～7週後に炎症が生じる症例は，効果はあるが，その持続期間が短くなってきているためと考えられる．なぜこのようなことが生じるかについては，いまだ原因は不明であるが，このような場合には，投与間隔を6週ごとに短縮する，投与量を増やす，投与直前にステロイド（プレドニン換算100mg程度）の静注を行う，などの対応が有効である．

一方，投与後2～3週後に炎症発作が出現するという症例も散見されるが，このような症例では根本的に本抗体治療が奏効していないと考えるべきである．そのような症例に対する発作予防はきわめて困難であるが，筆者らはトリアムシノロン硝子体内投与[5]や抗IL-6受容体抗体治療[*4]などを試みている．

（大黒伸行）

[*4] 抗IL-6受容体抗体（アクテムラ®）の眼疾患への応用は認められていない．その使用には，施設倫理委員会と製造元製薬企業の承認を得たうえで，患者からインフォームド・コンセントを得る必要がある．また，アクテムラ®使用経験豊富な内科医との連携は必須である．

サルコイドーシス

サルコイドーシスにおける網膜血管炎の頻度

　サルコイドーシス患者の25～60％が眼所見を呈し，眼症状がサルコイドーシスの初発病変のこともある．眼所見のうちの30～70％と，高頻度でぶどう膜炎をみる[1]．ぶどう膜炎を呈するサルコイドーシス患者の約半数が網膜血管炎を呈する[2]．上記から，全サルコイドーシス患者の4～20％に網膜血管炎を発症すると推定される．

網膜血管炎の病態と組織所見

　サルコイドーシスの病理所見の特徴が，非乾酪性の類上皮肉芽腫の形成であることはよく知られている．肉芽腫内に*Corynebacterium acnes*, *Propionibacterium* のDNAが証明されていることから，これらの微生物成分に対する免疫応答により，非乾酪性類上皮肉芽腫が形成されると示唆されている[3,4]．

　サルコイドーシス患者の血管炎の組織所見は，非乾酪性肉芽腫が血管をとり囲んでいる所見が典型像である．肉芽腫は，マクロファージ，類上皮細胞，多核巨細胞，リンパ球により形成される．血管周囲の肉芽腫により血管内腔が狭窄し[5,6]，Gassらは，リンパ球と

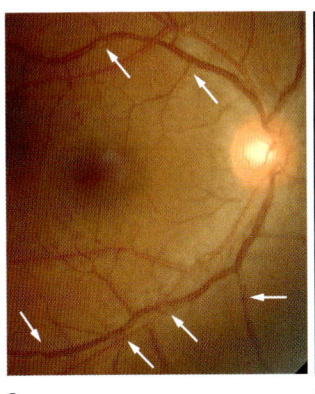

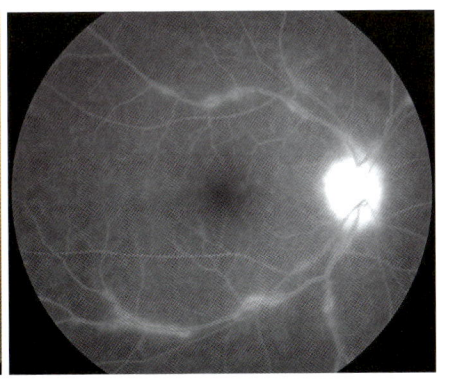

文献はp.242参照．

a.　　　　　　　　　　b.

図1　網膜静脈周囲炎
a. 39歳，男性．血管走行に沿って静脈をとり囲む結節（矢印）がみられる．
b. 蛍光眼底造影にて分節状の壁染色や，こん棒状の過蛍光を呈する．

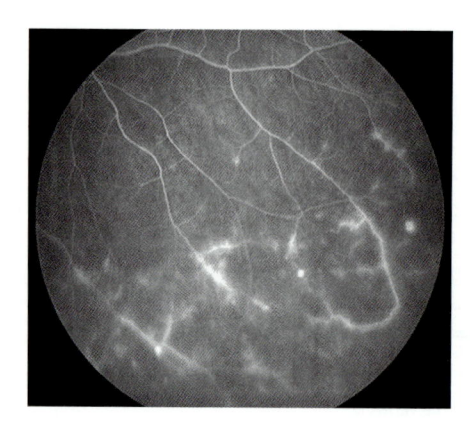

図2 周辺部の網膜血管炎
63歳，女性．網膜血管の蛍光漏出と途絶を認める．

組織球が，血管周囲のみでなく，血管壁内にも直接浸潤する病理像を報告している[7]．いったん，血管閉塞しても，消炎後に線維化を伴って再開通することもある．

網膜血管炎の臨床所見（1）網膜血管周囲炎

サルコイドーシスの後眼部所見を有する患者の75％に網膜血管周囲炎を認める[1]．時に，無症状で検眼鏡的には認められず，蛍光眼底造影でのみ所見が見つかることもある．主に静脈の血管走行に沿って，血管をとり囲む分節状の結節が散在し（図1），この結節の本態が非乾酪性類上皮肉芽腫である．蛍光眼底造影では，分節状やこん棒状の過蛍光が特徴であり，血管の壁染色と蛍光漏出も認める（図1，2）．囊胞様黄斑浮腫は，サルコイドーシスぶどう膜炎患者の58％に認め[1]，網膜血管炎を有する症例で多くみられる．

また，血管周囲には結節の形成のみでなく，perivenous exudates（静脈周囲滲出斑）と呼ばれる白色の血管周囲滲出斑を認めることもある．一方，血管走行とは無関係に，眼底周辺部の網脈絡膜にcandle wax drippings（ロウソクのしずく様）と呼ばれる，白色のロウのしずくを滴下したかのような小円形の滲出斑が散在するのも特徴である（図3）．周辺部網膜のcandle wax drippingsは消炎後に瘢痕形成し，punched out lesion（打ち抜き様病巣）と呼ばれる萎縮巣に変化し（図4），これが多く集まった部分はレーザー光凝固斑様の萎縮病巣となる．

網膜血管炎の臨床所見（2）二次的な網膜血管閉塞所見

網膜周辺部の静脈周囲炎が遷延化して血管閉塞に至ると，網膜出血や二次的な網膜分枝静脈閉塞症を生じる．時に，Eales病に類似

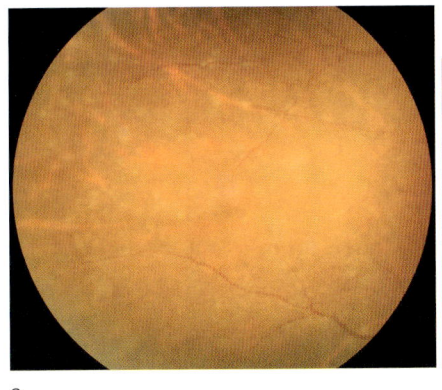

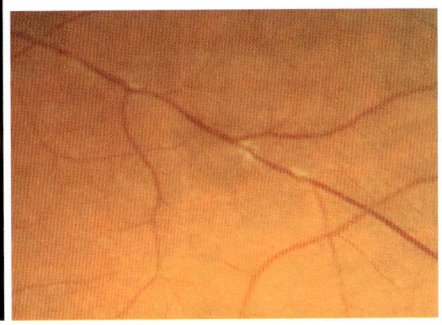

図3 網膜血管と網脈絡膜の滲出病変

68歳，女性．眼底周辺部に candle wax drippings と呼ばれるロウソクのしずく様の滲出斑が散在する（a）．同様の滲出斑が血管周囲にも出現すると，perivenous exudates と呼ばれる（b）．

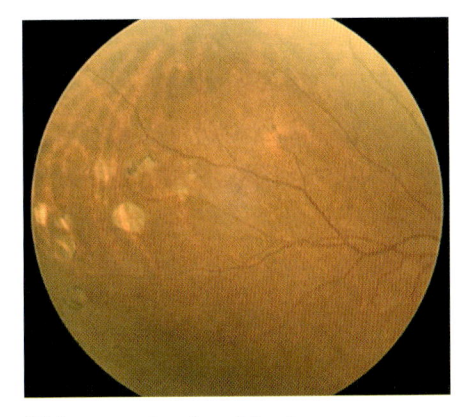

図4 punched out lesion

60歳，女性．周辺部の網脈絡膜滲出斑は，消炎後に打ち抜き様の萎縮巣となる．

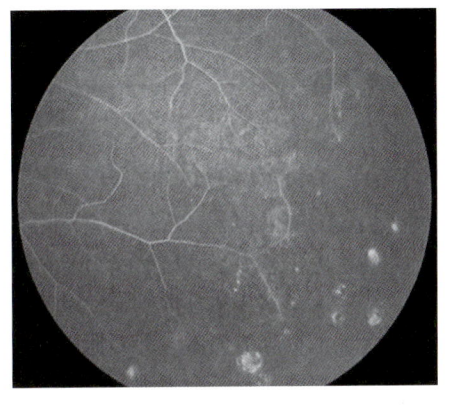

図5 網膜血管閉塞による無灌流領域

57歳，女性．周辺部網膜の広範囲な無灌流領域．punched out lesion（打ち抜き様萎縮巣）も散在する．

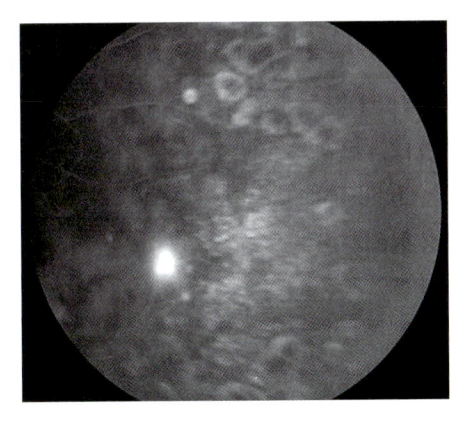

図6 周辺部網膜の新生血管

72歳，女性．光凝固斑様の punched out lesion の近傍に認められた新生血管．

した網膜周辺部の出血像を呈することもある．また，視神経乳頭に肉芽腫を形成すると，中心静脈閉塞症を生じることもある．無灌流領域が長期残存すれば（**図5**），網膜新生血管が発生し（**図6**），硝

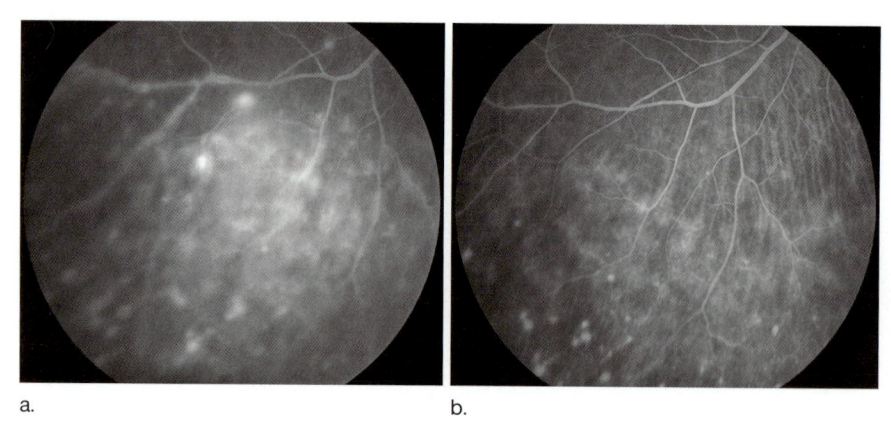

図7　トリアムシノロンアセトニド（TA）経 Tenon 嚢球後注射の効果
76歳，女性．TA投与前（a）に比較し，投与1か月後（b）には静脈周囲結節が消失し，血管からのびまん性蛍光漏出も軽減した．

子体出血を来たし，増殖性網膜症に進展することもある．

網膜血管炎の臨床所見（3）網膜動脈の変化

　サルコイドーシスの網膜血管障害は主に静脈であるが，動脈にも異常所見が生じることがある[8]．

　高齢女性のサルコイドーシス患者には，網膜細動脈瘤が形成されやすい．特に高血圧や動脈硬化を合併しているサルコイドーシス患者に頻度が高いことが知られている．その他にも，網膜動脈の局所的な狭細化，拡張，瘤形成，ループ形成，kinking（よじれ），beading（ビーズ連様変化）などの血管形態の異常を生じることがある*1．

サルコイドーシスの網膜血管炎に対する治療

　網膜血管炎の重症度と併発症の有無により，治療方針を選択する．ごく軽度の網膜血管周囲炎と軽度の硝子体混濁のみであれば，ベタメタゾン（0.1％）点眼のみで軽快する症例も存在する．一方，網膜血管炎と網膜滲出斑，視力低下の原因となる程度の硝子体混濁がある場合や，嚢胞様黄斑浮腫を来たしている場合には，トリアムシノロンアセトニド（TA）の経 Tenon 嚢球後注射（20〜40mg）が有効である（図7）．TA投与に低反応の症例や，再発を繰り返す症例，また，ステロイド眼局所投与のハイレスポンダーで眼圧コントロールに苦慮する症例には，プレドニゾロン（0.5〜1mg/kg）の内服投与を開始し，2週ごとに5mg減量または1か月ごとに10mg減量の漸減投与を行う．

*1 網膜動脈の異常所見
網膜周辺部よりも，視神経乳頭上やアーケード血管とその近傍といった眼底後極部に好発する．こうした異常所見は自然消退することもあるが，多くは長期に残存する．このような動脈の異常所見は，サルコイドーシス患者の脳血管，心血管にも認められている．

ステロイドの全身投与にも低反応であり，網膜血管炎から広範囲の血管閉塞に進展する症例には，免疫抑制薬であるシクロスポリン（3〜5 mg/kg）を併用し，薬剤の血中濃度（トラフ値）を2〜4週ごとにモニタリングしながら投与する．肺病変にはメトトレキサートとステロイドの併用が行われるが，眼病変に対する効果は明らかではない．また，わが国では保険適応がないが，サルコイドーシスの難治性ぶどう膜炎や網膜血管炎に対して，抗TNF-α抗体（インフリキシマブ）などの生物学的製薬が有効であったとの報告もある．

　なお，薬物療法のみでなく，網膜無灌流領域にはレーザー光凝固を試行し，増殖性網膜症に至っている症例には硝子体手術といった，外科的治療が必要である．

（堀　純子）

結核

世界およびわが国における結核の現状

　かつて死の病として恐れられた結核は，1951（昭和26）年の結核予防法の制定に基づく対策，診断・治療技術の進歩，生活水準の改善などに伴い減少の一途をたどっており，過去の病と認識されていた．しかし実際は1997～1998年にかけて結核患者数が増加に転じたため，1999年に結核緊急事態宣言が発され，その後再び減少はしているものの，速度はきわめて緩やかである（図1）．世界的にみると結核はHIV・マラリアと並び世界三大感染症の一つであり，WHOによると世界の人口の約1/3の20億人が感染していると推定され，その多くはアジア・アフリカなどの開発途上国であり，HIVとの合併や薬剤耐性菌の出現などが問題となっている．2009年末現在のわが国における罹患率は19.0人（対10万人）であるが，米国（4.3人），カナダ（4.7人），スウェーデン（5.4人），オーストラリア（5.5人）など，ほかの先進国に比較すると高く，世界的にはわ

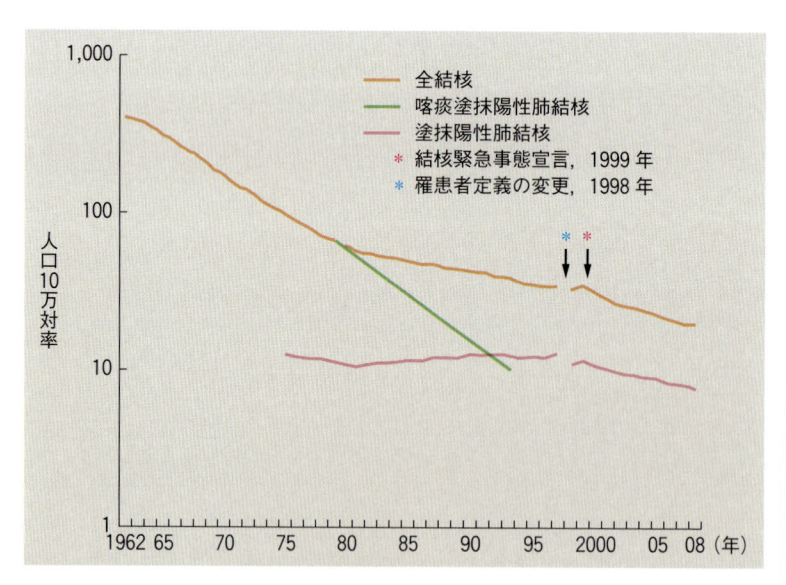

図1　わが国での結核罹患率の推移（1962～2008年）
（結核研究所疫学情報センター：結核年報2008 Series 1. 結核発生動向速報. 結核 2009；84：693-696.）

が国は依然として結核中まん延国である[1,2]．そして結核まん延国からの外国人労働者の発症，若者における初感染，高齢者における再発などが問題となっている．また，免疫抑制状態（糖尿病，慢性腎不全，AIDS，胃切除の既往歴や免疫抑制薬使用者）での発病リスクは高く，最近では，インフリキシマブをはじめとする抗TNF（tumor necrosis factor；腫瘍壊死因子）阻害薬による結核発症のリスクは20倍にもなるとの報告もあるため注意が必要である[3]．

文献はp.243参照．

感染様式

グラム陽性桿菌である結核菌（*Mycobacterium tuberculosis*）が細胞内に寄生し，慢性増殖性炎症を起こす．肺結核は発病者との接触により高率に人から人へと感染する伝染性疾患で，結核患者の咳や会話の際に気道から喀出された結核菌を吸入し，肺に乾酪壊死性類上皮細胞肉芽腫を形成する[4]．初感染後は多くは進展せず，原発巣はいったん治癒し宿主側の環境変化に応じて再燃・発病する．

肺外結核は，肺内病巣から結核菌が管内性・血行性・リンパ性に播種して，全身の臓器に結核病巣を形成するもので，全結核の20％程度とされており，そのうち眼結核の占める割合は0.1％と報告されている[5]．しかし，当施設での全ぶどう膜炎症例に占める結核性ぶどう膜炎の割合は，原田病，サルコイドーシス，急性前部ぶどう膜炎，Behçet病に続き5位（4.3％，表1），後部ぶどう膜炎では原因不明を除くと1位（13.1％），汎ぶどう膜炎では4位（2.9％）と比較的多く，確定診断が難しいだけに一概にはいえないが，臨床的には決してまれではない[6]．

結核性ぶどう膜炎の病型

結核菌の直接浸潤によるもののほかに，結核菌に対する過敏反応（アレルギー）による炎症性変化が考えられている．前眼部病変では強膜炎（特に結節性），前部ぶどう膜炎（肉芽腫性），後眼部病変では網膜血管炎，網脈絡膜炎，網脈絡膜結節性病変，硝子体炎，視神経乳頭炎などとして現れ，出血や結節性病変に滲出性網膜剥離を伴う場合，嚢胞様黄斑浮腫のみの場合もある[7]．

結核性ぶどう膜炎では網膜血管炎を主体とすることが多く，結核性網膜血管炎では血管周囲に所々"羽毛状"，あるいは"真綿状"の白鞘形成が結節性，ないしびまん性にみられる静脈炎が特徴的で，支配領域には網膜出血を伴うことが多い．硝子体炎を伴うこともあ

表1 ぶどう膜炎患者の診断名 (n=834)

診断	患者数（%）	診断	患者数（%）
Vogt-小柳-原田病	92 (11.0)	猫ひっかき病	4 (0.5)
サルコイドーシス	58 (6.9)	地図状網脈絡膜症	4 (0.5)
急性前部ぶどう膜炎	54 (6.5)	HTLV-I 関連ぶどう膜炎	3 (0.4)
Behçet 病	48 (5.8)	サイトメガロウィルス網膜炎	2 (0.2)
結核	36 (4.3)	梅毒	2 (0.2)
multifocal choroiditis with panuveitis	20 (2.4)	TINU 症候群	2 (0.2)
ヘルペス性前部ぶどう膜炎	19 (2.3)	HIV 網膜症	2 (0.2)
MEWDS（多発消失性白点症候群）	15 (1.8)	Posner-Schlossman 症候群	1 (0.1)
トキソプラズマ症	15 (1.8)	Lyme 病	1 (0.1)
真菌感染	13 (1.6)	acute annular outer retinopathy	1 (0.1)
悪性リンパ腫	13 (1.6)	relentless placoid chorioretinopathy	1 (0.1)
交感性眼炎	12 (1.4)	白血病	1 (0.1)
急性網膜壊死	12 (1.4)	Wegener 肉芽腫症	1 (0.1)
糖尿病虹彩毛様体炎	8 (1.0)	水晶体起因性ぶどう膜炎	1 (0.1)
全身性エリテマトーデス	7 (0.8)	ヘルペス性角膜ぶどう膜炎	1 (0.1)
トキソカラ症	6 (0.7)	原因不明	374 (44.8)
Fuchs 虹彩異色性虹彩毛様体炎	5 (0.6)		

MEWDS：multiple evanescent white dot syndrome
HTLV-I：human T-lymphotropic virus type I
TINU：tubulointerstitial nephritis and uveitis
HIV：human immunodeficiency virus
(Keino H, et al：Frequency and clinical features of intraocular inflammation in Tokyo. Clin Experiment Ophthalmol 2009；37：595-601.)

り，周辺の静脈炎や雪玉状の硝子体混濁といった，中間部ぶどう膜炎様の所見を呈することもある．黄斑耳側に好発し，静脈が多いが動脈にも起こりうる．血管閉塞が起こると網膜虚血に至り網膜新生血管を二次的に生じ，硝子体出血を起こすこともある．フルオレセイン蛍光眼底造影検査（fluorescein angiography；FA）では炎症部位の血管からの漏出による過蛍光，白鞘部位の組織染，出血によるブロック，閉塞があれば無灌流領域，および新生血管が観察され，視神経乳頭にも炎症が及べば過蛍光を呈する（図 2a, b）[7,8]．

網膜静脈炎は，一度治癒した結核患者に発症する結核菌蛋白に対する免疫反応と推定されており，原因不明の網膜血管炎では原因と

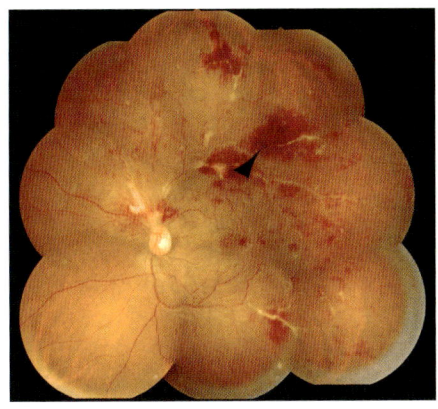

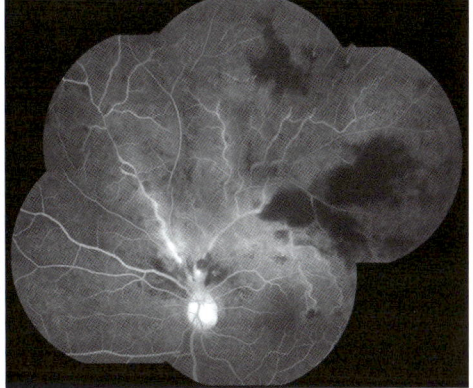

| a. 眼底写真 | b. 同症例の蛍光眼底造影写真 |

図2　網膜血管炎（静脈炎）（25歳，男性）
a. 血管に沿って白い綿でくるんだような白鞘の形成を上耳側中心に生じており，周囲には出血を比較的広範囲に伴っている．
b. フルオレセイン蛍光眼底造影検査では静脈の拡張・蛇行，血管からの漏出，出血によるブロック，白鞘部位に一致して過蛍光（組織染）がみられる．

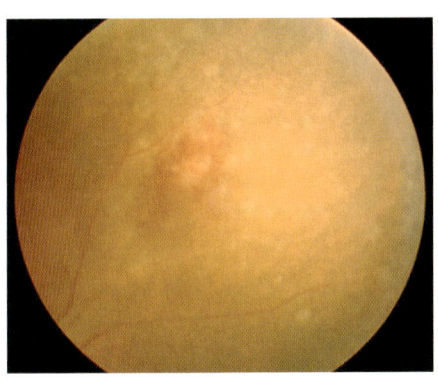

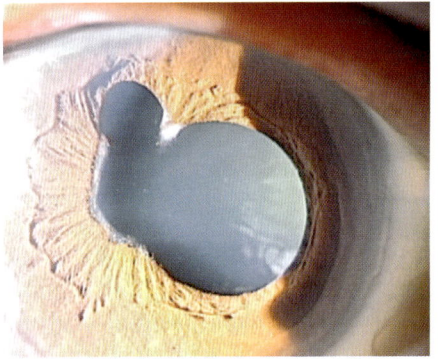

| a. | b. |

図3　サルコイドーシスにおける網脈絡膜滲出斑（a）と前眼部（b）
a. 静脈周囲炎と散在する不定形・白色点状の網脈絡膜滲出斑．出血は小範囲であり，ほかに snow ball 状の硝子体混濁（特に下方）や視神経乳頭の発赤・腫脹，黄斑浮腫を伴うことがある．
b. 慢性的に繰り返す炎症のため虹彩と水晶体との間に癒着を生じている．サルコイドーシスによるぶどう膜炎患者では，このような変化を起こしていることが多い．

して考慮すべきである[7]．鑑別としてはサルコイドーシス，Behçet 病が主に挙げられるが，サルコイドーシスでは広範囲の出血を伴うことは少なく，Behçet 病では似た所見を示すことがあるが，口内炎をはじめとする眼外症状の有無や発作と寛解を繰り返す特徴的な経過が，判断材料の一つとなる（図3, 4）．

検査

ツベルクリン皮内反応（**図5a, b**）[*1]，クォンティフェロン®TB（QuantiFERON®TB；QFT）検査[*2]，胸部画像検査を行う．

[*1, 2] は p.150 参照．

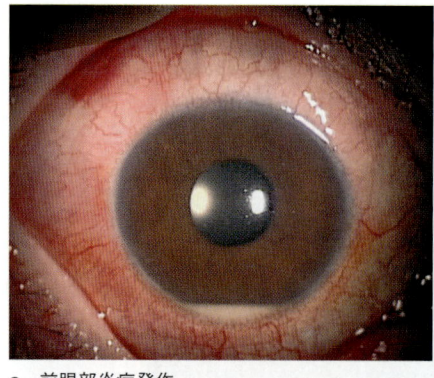

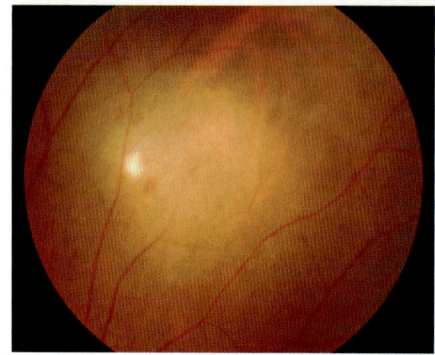

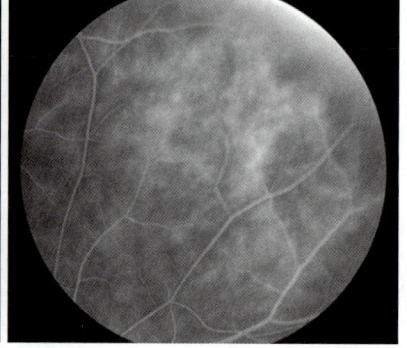

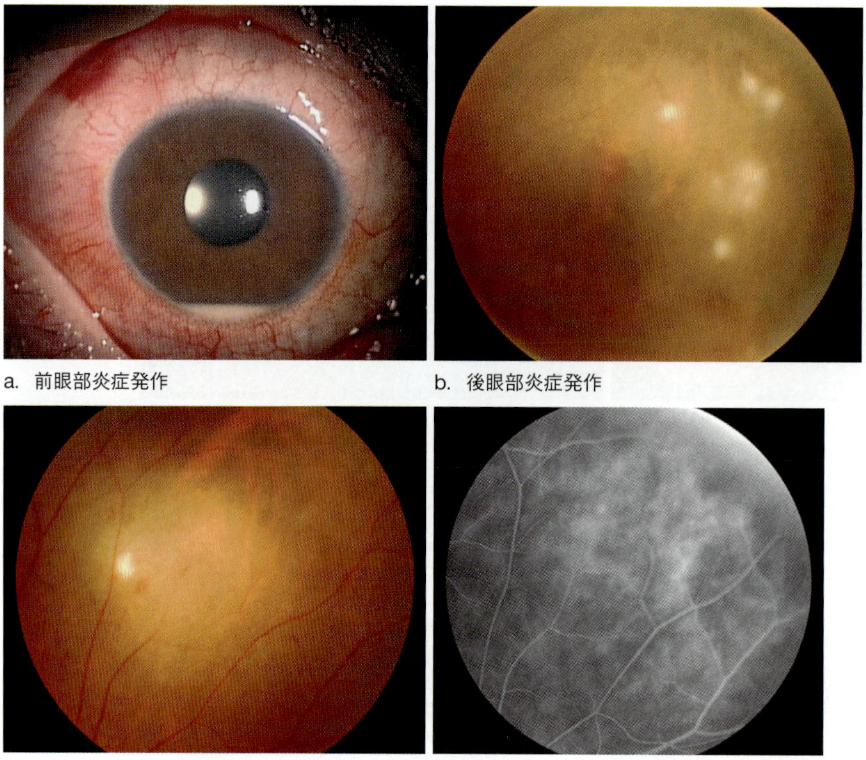

a. 前眼部炎症発作　　　　　　　　b. 後眼部炎症発作

c. Behçet病患者の眼底　　　　　　d. 同症例の非発作時の蛍光眼底造影写真

図4　Behçet病の所見
a. 前房蓄膿を伴う強い炎症発作を起こしている.
b. 比較的軽い発作であり周辺部に白色の滲出斑と出血を認めるが, 一過性であり数週間で消退することが多く, 結核と鑑別できる.
c. 白色滲出斑と出血斑を認める.
d. 白色斑は消失したが, 蛍光眼底造影を施行してみると, 一見正常な部位にもシダ状の網膜毛細血管からの漏出がみられた.

ツベルクリン皮内反応：以前は, ツベルクリン皮内反応にて陰性の場合にBCG接種が行われていたが, 2004（平成16）年, 結核予防法が改正され, 乳幼児期のツベルクリン皮内反応が廃止, Bacille-Calmette-Guerin vaccine（BCG）接種は生後6か月までに行うようになっており, わが国ではBCG接種を受けている割合が高くなっている. ツベルクリン皮内反応はBCG接種でも陽性を示すことがあり, また非結核性抗酸菌感染, 既感染者, Behçet病でも陽性を呈することがある. 当施設における過去の報告では, ぶどう膜炎症例の20.6％で陽性を呈していた[9]. そのため, ツベルクリン皮内反応陽性率の高いわが国では, 結核性ぶどう膜炎の臨床診断における特異性はあまり高くはない.

QFT検査：QFT検査は, 結核特異抗原であるESAT-6（early secreted antigenic target-6）・CFP-10（culture filtrate protein-10）

*1 ツベルクリン皮内反応
tuberculin skin test（TST）. 結核菌から精製した蛋白成分PPD（purified protein derivative）を抗原として皮内に注射し, 免疫反応を担うリンパ球を刺激し, 放出されたサイトカインの作用で皮膚に硬結・発赤が生じる（IV型アレルギー）. 測定が主観的なため誤差を生じることや, ほかの要因にても陽性を呈するため, 特異度・感度が高く, 客観的に判断できる検査が求められてきた.

*2 QFT
第一世代はPPDを刺激物質として用いていたので, あまり特異性は高くない. 現在普及しているのは第二世代クォンティフェロン®TB-2Gであるが, 第三世代のクォンティフェロン®-Gold法およびElispot法が欧米では広く用いられており, わが国でも導入されつつある.

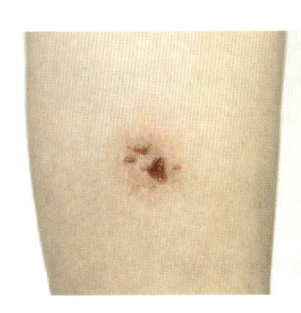

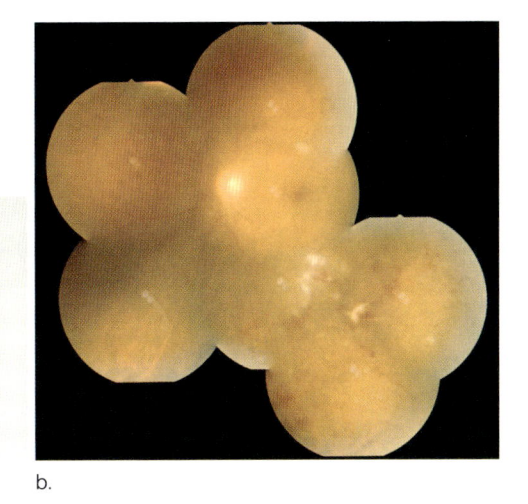

図5 ツベルクリン反応強陽性（46歳，女性）
a. ツベルクリン反応は強陽性を示し，発赤は12×12 mmと75×50 mmとの大きく二重であり，硬結・水疱を伴っている．なおQFT検査は陽性であった．
b. 同症例の眼底写真．結核性ぶどう膜炎に特徴的なアーケード耳下側の網膜静脈周囲に沿った綿花状の白鞘形成と出血斑，および軽度硝子体混濁を伴っている．

により in vitro でT細胞を刺激し放出されるインターフェロンγ（IFN-γ）を測定することにより，結核感染の可能性を検討する検査法であり，BCG接種や非結核性抗酸菌の影響を受けにくい．直接証明することが難しい痰培養陰性の肺結核や肺外結核・潜在性の結核などの診断における有用性が期待され，ツベルクリン皮内反応とQFT検査を両方行うことにより，感度と特異度が高くなることが報告されている[10]．しかし，QFTが陽性の場合は過去の結核感染を反映していることがあり，陰性の場合にも抗結核治療に反応する症例があるため，結果の解釈には注意が必要である．

胸部X線検査：胸部X線検査では活動性の肺結核の存在やサルコイドーシスなど，他疾患との鑑別に着目する．時に陳旧性炎症性変化や小結節など，過去の結核感染の可能性を考える所見が散見されることがある．場合によってはCT検査を追加しさらに精密に調べる．

その他の検査：サルコイドーシスやBehçet病をはじめとする網膜血管炎を呈するほかの疾患との鑑別や投薬に備えての状態把握のため，採血・尿検査など全身的検査を行うことも重要である．血沈やCRP（C反応性蛋白）は炎症の強さの目安となるが，治療開始に伴いCRPの上昇や硝子体混濁の増強など炎症の度合いが反応的に上昇することがあり，抗菌薬治療により破壊された菌体成分に対する反応の可能性が考えられている[11]．

薬剤名	投与法など	副作用
イソニアジド（INH） リファンピシン（RFP） エタンブトール（EB） ピラジナミド（PZA）	INH, RFP, EB, PZA 2か月 ／ INH, RFP 6〜12か月	（表2参照）
リファブチン（RBT）	リファマイシン系，ほかの薬物への影響が少ない	消化器症状，骨髄抑制，ぶどう膜炎誘発
ストレプトマイシン（SM）	筋肉注射	第Ⅷ脳神経障害，腎障害，胎児奇形・中耳障害（妊婦には禁忌）

図6 抗結核薬による治療

診断

結核性ぶどう膜炎では直接的な菌の証明が難しく，臨床所見のみでは診断に苦慮する症例が多い．眼結核と想定される診断基準としては，以下三つを満たすものを"gold standard"と考える．

1. ツベルクリン皮内反応陽性，もしくはQFT陽性．
2. 徴候や症状，補助検査によりほかの原因疾患が除外．
3. 眼所見が結核性ぶどう膜炎として矛盾せず，抗結核治療により改善．

最も重要とするべきは臨床所見であるが，診断に苦慮する場合は，他疾患の可能性を考慮しながら治療的診断により反応をみていくことも必要となる[*3]．

*3 感染症の確定診断は菌の証明であるが，結核性ぶどう膜炎，特に網膜血管炎の場合は実際的に困難である．抗結核薬投与を試みて所見が改善することでより確定に近づくが，あくまでも診断は推定診断とならざるをえない．

治療

抗結核薬：基本的な初回化学療法としては，抗結核薬への耐性化を防ぐために原則として複数の抗結核薬を併用する．標準用量は，イソニアジド（INH）300〜400 mg/日，リファンピシン（RFP）450 mg/日，ピラジナミド（PZA）1.2〜1.5 g/日，エタンブトール（EB）750〜1,000 mg/日とし，初期2か月間はINH・RFP・PZA・EBの4剤，その後INH・RFPの2剤を中枢神経系の結核治療に準じて比較的長期（結核治療全体で6〜9か月）にわたり，行うことが必要と考えている（図6）．ただし，副作用の発現には注意が必要である（表2）．INHの末梢神経障害予防のためにビタミンB_6を併用する．ほかに肝障害や尿酸値上昇，アレルギーも頻度が多いため，投薬前および投薬後，特に初期には血液検査を定期的に行い，患者にも変化があれば来院するように指導する．また余談であるが，INHはチ

表2 抗結核薬の主な副作用

イソニアジド（INH）
肝障害
末梢神経障害
（ビタミンB_6で予防）
アレルギー
間質性肺炎

リファンピシン（RFP）
発熱
発疹
血小板減少
肝障害
アレルギー
ほかの薬物の代謝に影響

ピラジナミド（PZA）
肝障害
尿酸値上昇

エタンブトール（EB）
球後視神経炎

ーズなどチラミンを多く含有する熟成させた食物の摂取により血圧上昇・悪心・嘔吐・発汗・動悸・頭痛などの症状を伴うことがあるため，頭に留めておくとよい．いずれの副作用についても状態に応じて各診療科にコンサルトのうえ，治療の継続や抗結核薬の減量・中止を検討する．

　世界的な対策として，WHO により directly observed treatment, short course（DOTS）[*4] が提言されており，わが国を含め各国でこの考えに基づいた治療やケアが推進されている．

ステロイド：本症の機序としてアレルギーが関与していることもあり，炎症性変化が強い場合，特に視神経への炎症の波及や黄斑部病変を伴う場合には，ステロイド内服を併用する．

網膜光凝固・手術：血管閉塞により無灌流領域や新生血管を生じた場合にはレーザー網膜光凝固を，さらに硝子体出血や増殖性硝子体網膜症に至った場合には手術を検討する場合もある．

原因不明のぶどう膜炎，網膜血管炎をみたら結核の鑑別を

　結核は決して過去の疾病ではなく，時代の変化に伴うさまざまな環境要因の影響を受けながら現代に根強く存在しており，原因不明のぶどう膜炎，特に網膜血管炎を呈する場合には鑑別の一つとして忘れてはならない．

（渡邊交世）

[*4] **DOTS**
直接監視下のもとで薬の服用を確認し，短期で抗結核療法を行うことにより，中途半端な治療が原因となって発生する多剤耐性菌や再発を防ぐ方法．

Eales 病

どんな疾患なのか

Eales 病は，1880 年に Henry Eales により最初に報告された疾患であり，網膜の無灌流領域と網膜新生血管を来たす特発性網膜静脈周囲炎が特徴である．成人男性に多く，硝子体出血を繰り返すことから若年性再発性網膜硝子体出血とも呼ばれている．両眼性が 50〜90％ と多い．

病因：結核との関連がいわれており，結核性ぶどう膜炎の1タイプと考えられているが，確定はしていない．

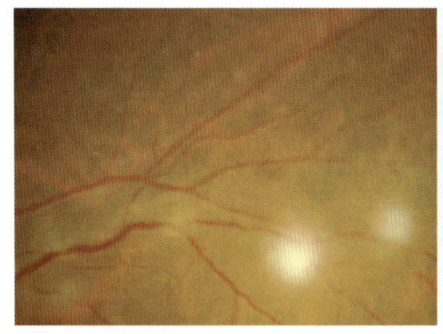

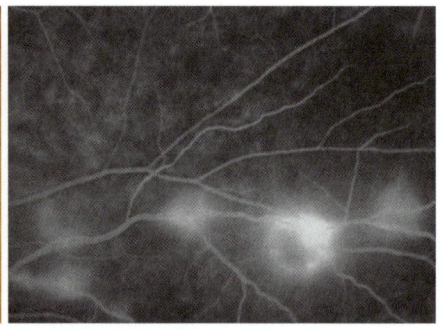

a. カラー眼底写真　　　　　　　　b. 蛍光眼底造影所見

図1　病初期の網膜静脈周囲炎

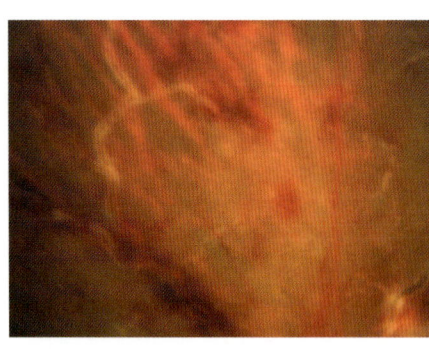

a.　　　　　　　　　　　　　　　b.

図2　閉塞性血管炎症状
a. 閉塞性血管炎が進行し，網膜血管の拡張，蛇行，網膜出血，網膜滲出斑を呈している．
b. 蛍光眼底造影により拡張血管の閉塞がみられる．

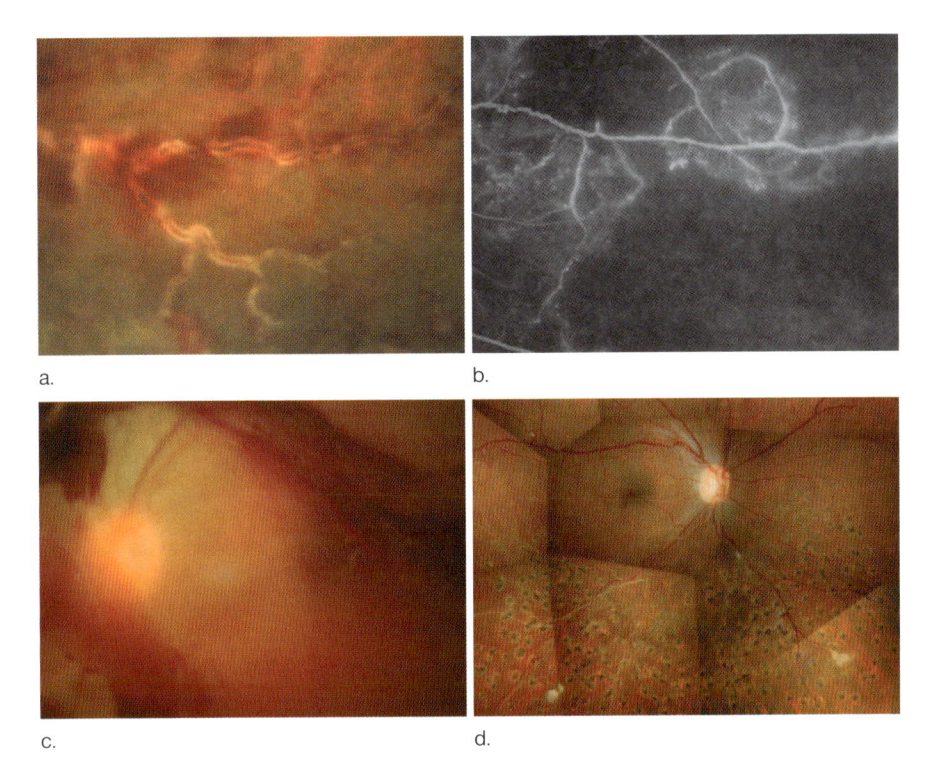

図 3 拡大した網膜無灌流領域とそこにみられる新生血管
a, b. 閉塞性血管炎に伴い，網膜の無灌流領域はさらに拡大する．
c. 新生血管による硝子体出血．
d. 内科的治療および硝子体手術により鎮静化した症例．

症状：初期は無症状であるが，飛蚊症，暗点などの視野異常が出現し，硝子体出血を生じると霧視，そして高度の視力障害となる．

眼所見：網膜周辺部の原発性血管周囲炎として発症し，速やかに網膜虚血，新生血管による硝子体出血に至る．初期は網膜毛細血管および網膜細動静脈における血管周囲炎が検眼鏡的に観察される（**図 1**）．このような血管周囲炎は閉塞性血管炎症状とともに毛細血管瘤，網膜血管の拡張，蛇行，網膜出血，網膜滲出斑などを呈し拡大する（**図 2**）．やがて網膜無灌流領域には新生血管が生じ，硝子体出血を来たす（**図 3a〜c**）．硝子体出血を反復すると増殖硝子体網膜症となり牽引性網膜剝離を併発する．このため，① 末梢の網膜血管周囲炎のみの炎症期，② 閉塞性血管炎により網膜無灌流領域を生じた虚血期，そして ③ 硝子体出血を来たす新生血管期の三つのステージに分類することができる．

治療

　血管強化薬，網膜血管周囲炎に対する抗炎症目的の副腎皮質ステ

ロイド，そして抗凝固薬のバイアスピリン®の内服，および網膜無灌流領域に対する光凝固術[*1]が第一選択である．しかし，病期の進行が早い症例では光凝固治療が追いつかず，硝子体出血に至る症例も少なくない．硝子体出血，網膜剝離を生じた症例では，硝子体手術が必要となる（図3d）．

（竹内　大）

[*1] **レーザー光凝固治療の適応となる疾患**
光凝固治療が第一選択なのはCoats病とEales病である．特発性黄斑円孔は硝子体手術，APMPPE（acute posterior multifocal placoid pigment epitheliopathy；急性後部多発性斑状色素上皮症）は経過観察，原田病は副腎皮質ステロイドの大量療法が第一選択となる．専門医認定試験では，このような視点から出題されることもあるので，ここにまとめておく．

全身性エリテマトーデス

病因

　全身性エリテマトーデス（systemic lupus erythematosus；SLE）は原因不明の自己免疫疾患である．細胞核に対する自己抗体が産生され，自己抗体と細胞核によって免疫複合体を形成し，その免疫複合体が組織に沈着することにより，全身のさまざまな場所に炎症が起こる疾患である．心・腎・肺・中枢神経系などの多臓器に障害を起こす[1,2]．20〜40歳代の若年女性に多く，発病率は1万人に1〜10人程度といわれる．原因は不明であるが，遺伝的な要因に，環境要因（紫外線や感染症，妊娠・出産など）が影響していると考えられている．表1に示す米国リウマチ協会の基準に従って診断される．

　眼科領域ではSLE網膜症がよくとり上げられるが，強膜炎・ぶどう膜炎，乾性角結膜炎，視神経障害などを合併することがある[3]．脈絡膜・網膜血管，強膜，角結膜，視神経に免疫複合体が沈着することによって炎症が生じるためと考えられている．ループスアンチコアグラントや抗カルジオリピン抗体などの抗リン脂質抗体が陽性に

文献はp.243参照.

表1　全身性エリテマトーデス診断基準
　　　（米国リウマチ協会：1997年改訂基準）

1. 顔面（頬部）紅斑	9. 血液異常 a. 溶血性貧血 b. 白血球減少症（＜4,000/μL） 　（c, dのいずれか） c. リンパ球減少症（＜1,500/μL） d. 血小板減少症（＜100,000/μL）
2. 円板状皮疹（ディスコイド疹）	
3. 光線過敏症	
4. 口腔潰瘍（無痛性で口腔あるいは鼻咽喉に出現）	
5. 非びらん性関節炎（2関節以上）	10. 免疫異常（a, b, cのいずれか） a. 抗二本鎖DNA抗体陽性 b. 抗Sm抗体陽性 c. 抗リン脂質抗体陽性：IgGまたはIgM抗カルジオリピン抗体の異常値，ループス抗凝固因子陽性，梅毒血清反応生物学的偽陽性
6. 漿膜炎 a. 胸膜炎，または，b. 心膜炎	
7. 腎障害 a. 0.5g/日以上または＋＋＋以上の持続性蛋白尿，または，b. 細胞性円柱	11. 抗核抗体陽性
8. 神経障害 a. けいれん，または，b. 精神障害	上記項目4項目以上を満たす場合，全身性エリテマトーデスと診断する

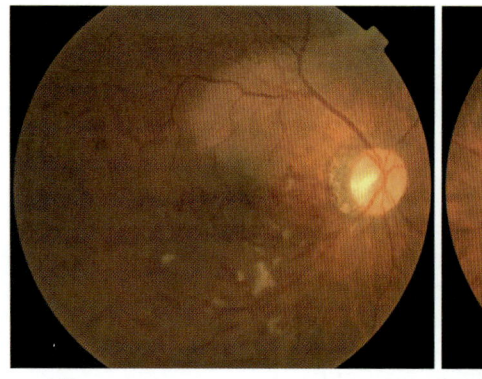

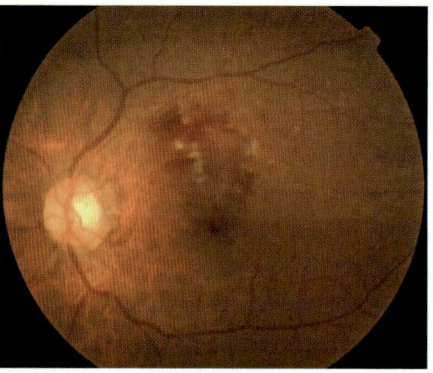

a. 右眼 b. 左眼

図1　急性期眼底
78歳，女性．両眼の視力低下を主訴に眼科受診．約10年前から内科でSLEと診断され，ステロイド内服継続治療を受けている．両眼ほぼ同時に，後極部に出血と軟性白斑を生じている．

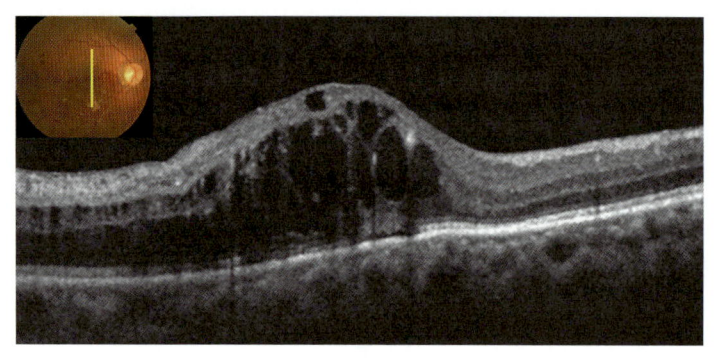

図2　図1症例のOCT所見（右眼）
黄斑部浮腫を生じている．

なることがあるが，抗リン脂質抗体症候群を合併するとしばしば難治性となり，眼症状も重篤化する傾向がある[4]．本症は，眼科領域における炎症性疾患をとり扱ううえで，常に念頭に置いておかねばならない疾患といえる．

臨床症状と検眼鏡所見

網膜病変はSLE患者の20～30％に出現し，ほとんどが両眼性である．綿花様白斑，網膜点状出血で初発することが多い．その他に毛細血管瘤，網膜動脈狭細化，網膜静脈蛇行・拡張などが挙げられる．進行すると無灌流領域が広がり，視神経乳頭上・網膜上に新生血管が発生し，硝子体出血・牽引性網膜剝離に進展することもある．また，網膜血管炎により網膜動静脈閉塞症として病態が顕在化することや（図1），漿液性網膜剝離を伴うこともある[5]．黄斑部に病変がかかる場合には，患者の自覚症状が早いために発見されやすい．

強膜・ぶどう膜炎病変は決して頻度は高くはないが，本症の臨床像をとらえるうえで重要な眼所見である．強膜・上強膜が充血，痛みを伴う．高頻度で虹彩炎も合併している．充血の強い虹彩毛様体炎患者を診たら，本症を念頭に強膜肥厚の有無をBモードエコー検査などで確認する必要がある．

蛍光眼底造影所見

　治療方針を決めるうえで，網脈絡膜循環障害の程度を把握するために，蛍光眼底造影検査は重要である．フルオルセイン蛍光眼底造影検査（fluorescein angiography；FA）では，初期相から網膜血管からの漏出を生じる．炎症の強い症例では視神経乳頭からの漏出や広範囲の無灌流領域を伴うことがある．

OCT 検査

　黄斑部に病変が存在する場合，時に網膜色素上皮層と神経網膜の間に解離がみられる．また，黄斑部浮腫を生じることもある（図2）．光干渉断層法（optical coherence tomography；OCT）は，診断と同時に治療効果判定にも有用である．

治療方針

　原疾患の治療が優先される．急性期には抗炎症薬（副腎皮質ステロイド，非ステロイド性抗炎症薬）の全身投与が必要になる[6]．またステロイド抵抗性の症例やステロイドに対する重篤副作用が出現する症例においては，免疫抑制薬の投与が考慮される．免疫抑制薬として，アザチオプリン（1日量50〜100 mg）あるいはシクロホスファミド（1日量50〜100 mg）の経口投与が用いられる[*1]．

　眼科的治療としては，下記のような対症的治療を行う．

ステロイド薬点眼：強膜ぶどう膜炎の治療として第一選択として選択する治療である．

網膜光凝固：新生血管・硝子体出血発生を防ぐ目的で，網膜無灌流域に対して行う．凝固範囲を最小限に止める努力も必要であるが，血管からの滲出が強く広範囲に無灌流域が分布するときには，全身治療の効果を待つ時間的な余裕がなく，広範囲に光凝固を行わなくてはならない場合もある．

眼局所注射（トリアムシノロンアセトニド後部Tenon囊下注射，抗VEGF製剤硝子体注射など）：ステロイド薬点眼に反応しない強膜・

[*1] **エンドキサン・パルス療法**
最近では，シクロホスファミド500〜750 mgを1〜3か月ごとに点滴静注するエンドキサン・パルス療法が難治性病態に対してよく用いられる（保険適応外）．

ぶどう膜炎症例や，網膜血管閉塞により生じた黄斑部浮腫に対して行う．

緑内障治療：強膜・ぶどう膜炎症例やそれに用いたステロイド，隅角新生血管などにより二次性に高眼圧が生じる．必要に応じて，降圧薬点眼・観血的手術などの各種緑内障治療を施行する．

硝子体手術：吸収しない硝子体出血や，牽引性網膜剥離に対して施行する．

鑑別診断

眼底に綿花様白斑・網膜出血をベースとする典型的なSLE網膜症の所見があると比較的わかりやすい．しかし，網膜病変を伴う肉芽腫性ぶどう膜炎との鑑別が時として困難である．

眼科受診時に，すでに内科などの全身科でSLEと診断がついていることも多い．しかし，特に眼病変が初発の場合，米国リウマチ協会の基準にある全身所見は診断の助けになる．眼科所見だけではなく，全身症状に気を配ることも肝要である．以下に，鑑別が重要となる主な疾患と鑑別のポイントを挙げる．

サルコイドーシス：眼底所見からは鑑別が困難である．通常，強膜炎を合併しないので，Bモードエコー検査は診断の助けになる．サルコイドーシスを念頭に置いた血液検査，ツベルクリン検査，胸部X線検査（単純撮影，CT撮影）などを施行する．もし，サルコイドーシスを示唆する検査結果がでた場合には，内科医に情報提供したうえで，診断を共同作業で進めていく必要がある．

造血器悪性腫瘍：網膜病変が，白血病によるRoth斑[*2]と鑑別しにくいことがある．必要に応じて骨髄生検なども考慮する．

関節リウマチ：強膜・ぶどう膜炎と臨床症状が似ており，鑑別が難しいときがある．血液検査の結果を参考にする．

血管炎症候群：高安病，結節性多発性動脈炎，Wegener肉芽腫症などは，眼所見から鑑別が困難なことがある．抗好中球細胞質抗体（anti-neutrophil cytoplasmic antibody；ANCA）などの発現に注意し，内科医と共同作業で鑑別を行う．

（園田康平）

[*2] **Roth斑**
白血病などで易出血傾向のある時期に出現する所見で，眼底出血斑の中心に白色点がみられるものをいう．白血病の特徴的眼底所見というわけではなく，再生不良性貧血など重度の貧血の場合にも観察される．病変の大きさ・広がり・出現数は個々の病態によって変化しうる．

急性網膜壊死

臨床的特徴

急性網膜壊死は浦山らが報告した桐沢型ぶどう膜炎と同一疾患で，網膜血管閉塞，滲出斑，網膜壊死，硝子体混濁，網膜剝離を特徴的な臨床所見とする急性の汎ぶどう膜炎である（図1，表1）．本疾患は単純ヘルペスウイルス（HSV）や水痘・帯状疱疹ウイルス（VZV）の眼内感染が原因で生じることが明らかにされている．

初期病変

本疾患は初期病変を的確にとらえて診断し，抗ウイルス薬による治療を早期に開始することがなによりも重要である．初期病変としては，豚脂様角膜後面沈着物（mutton-fat keratic precipitates）を伴う急性虹彩毛様体炎（しばしば高眼圧を伴う），網膜動脈周囲炎，網膜周辺部に散在する黄白色滲出斑，視神経乳頭の発赤などがある（表2）．また，診断には前房水中の単純ヘルペスウイルスや水痘・帯状疱疹ウイルスDNAをPCR（あるいはreal time PCR）を用いて検出することが有用である．眼内サンプルを用いたウイルス抗体値の測定は発症後2週間以上経過しないと上昇しないため，発症早期の診断にはPCRのほうが優れている．しかし，PCRも結果が出るまで数日を要することもあるので，臨床所見から本疾患が疑われたときには，早期に治療を開始すべきである．

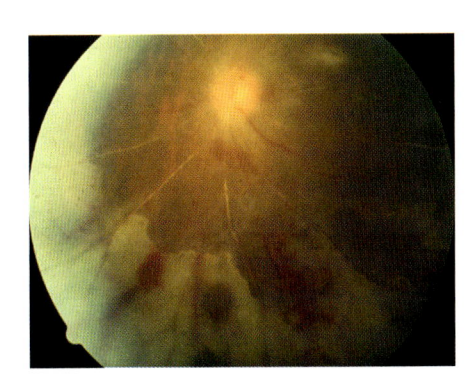

図1 急性網膜壊死の典型例の眼底写真
眼底周辺部の黄白色の滲出斑が融合拡大し，閉塞性血管炎，網膜出血，視神経乳頭の発赤，腫脹も認められる．

表1 急性網膜壊死の臨床所見

急性汎ぶどう膜炎
網膜動脈周囲炎
閉塞性血管炎
眼底周辺部から後極に拡大する黄白色の滲出病変
硝子体混濁
多発裂孔網膜剝離

表2 急性網膜壊死の初期病変

豚脂様角膜後面沈着物を伴う急性虹彩毛様体炎
網膜動脈周囲炎
網膜周辺部に散在する黄白色滲出斑
視神経乳頭の発赤腫脹

薬物療法

　ヘルペスウイルスの増殖抑制を目的として，アシクロビル（ゾビラックス®）10～15 mg/kg を1日3回，約2週間点滴静注する．その後，維持療法としてアシクロビルのプロドラッグであるバラシクロビル（バルトレックス®）3,000 mg/日を内服で最低2週間投与する．この投与期間設定の根拠は，両眼性の急性網膜壊死では左右の発症間隔が，約70％の症例で1か月以内であるとする報告に基づいている．

　また，ウイルスによる組織障害に加えて，炎症や免疫反応が病態に関与していると考えられるので，抗炎症療法としてプレドニゾロン（プレドニン®）40～80 mg を初期量として投与し，以後漸減する併用療法も効果が期待できる．それに加えて閉塞性血管炎を予防あるいは治療する目的で，低用量アスピリン（100 mg/日）の投与を適宜併用する．

　本疾患は病因ウイルスが VZV の場合，HSV に比較してアシクロビルの感受性が低いので，HSV よりもアシクロビルの投与量を増やすか，インターフェロン β（100万単位を1日3回静注）の併用を考慮する．

手術療法

　本疾患の治療としては薬物療法に加えて，硝子体混濁および網膜剝離に対する硝子体手術がある．最近は網膜剝離発症前あるいは発症後早期に硝子体手術を施行し良好な手術成績を得たとする報告が多いが，高度の網膜壊死を来たし，網膜全剝離や増殖性硝子体網膜症に至った症例の手術成績は依然不良である．

　本疾患の進行例では，いわゆる"ぼろぞうきん様の多発裂孔"を伴う網膜全剝離に至ることが多い（**図 2a, b**）．本疾患では周辺の網膜壊死部の網膜硝子体癒着が非常に強固なので人工的後部硝子体剝離作製時には，双手法が必要となる．筆者はシャンデリア照明あるいは顕微鏡同軸照明下で助手に強膜を圧迫させ，可能な限り人工的後部硝子体剝離作製を行った後，気圧伸展網膜復位術，眼内光凝固（あるいは経強膜冷凍凝固），周辺部輪状締結術，シリコーンオイルタンポナーデを行っている．周辺部に多量の硝子体が残存すると，それが基盤となって著明な前部増殖組織を形成し，房水産生低下を来たすので，可能な限り周辺部硝子体を切除することが重要である．

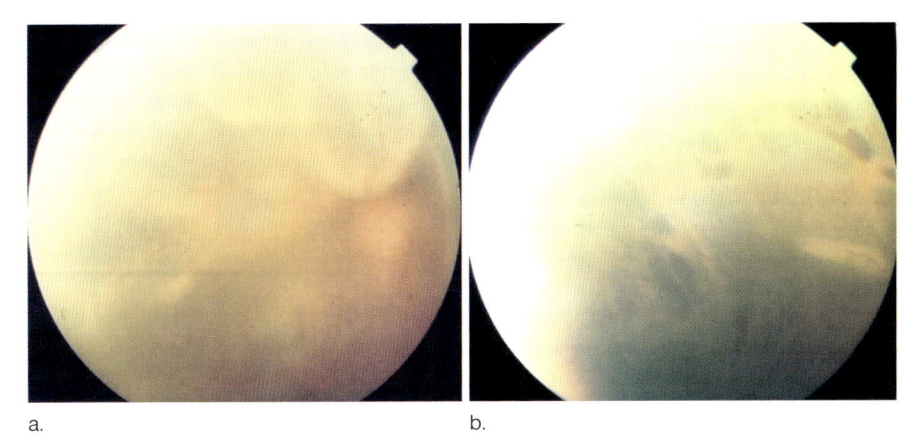

図2 高度の網膜壊死を来たした急性網膜壊死の眼底写真
a. 後極部．網膜全剝離を認める．
b. 周辺部．ぼろぞうきん様の多発裂孔を認める．

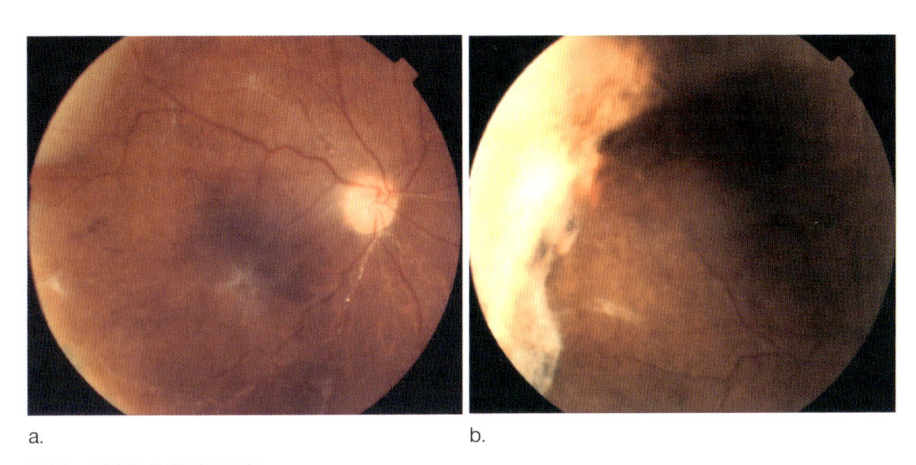

図3 術後の眼底写真
a. 後極部．ガスタンポナーデで網膜を復位させたが，術後炎症が遷延し，黄斑上膜を来たした．
b. 周辺部．網膜壊死部に光凝固，冷凍凝固，輪状締結を施行した．

タンポナーデ物質としては，ガスでも可能だが，術後に炎症が遷延して増殖性変化を惹起することが多い（図3a, b）ので，シリコーンオイルのほうが有用と考えている．

重症化させないことが大切

急性網膜壊死は，特徴的な臨床所見や前房水のPCRなどで早期診断は比較的容易であるが，原因不明のぶどう膜炎と診断され，ステロイドを漫然と長期間投与され，高度の網膜壊死を伴う重症の網膜剝離に進行してしまう症例が，今でもみられる．本疾患に対する早期診断の重要性を最後に強調したい．

> **カコモン読解** 第 21 回 一般問題 52
>
> 急性網膜壊死と関連がないのはどれか．
> a 網膜剥離　　b 眼底周辺部滲出斑　　c 閉塞性網膜血管炎
> d 水痘・帯状疱疹ウイルス　　e HLA-B27

[解説]　急性網膜壊死の臨床所見と原因を問う問題である．本文で記載したように，急性網膜壊死の臨床所見には，急性汎ぶどう膜炎，網膜動脈周囲炎，閉塞性血管炎，眼底周辺部から後極に拡大する黄白色の滲出病変，硝子体混濁，多発裂孔を伴う網膜剥離などがある．また，本疾患は単純ヘルペスウイルス（HSV）や水痘・帯状疱疹ウイルス（VZV）の眼内感染が原因で生じることが明らかにされている．HLA-B27 陽性のぶどう膜炎としては強直性脊椎炎が有名である．

[模範解答]　e

（池田恒彦）

樹氷状血管炎

どんな疾患なのか

樹氷状血管炎（frosted branch angiitis）は，1976年に伊藤ら[1]が初めて報告した小児のぶどう膜炎である．主な特徴は，①両眼の急激な視力低下で発症する虹彩毛様体炎で，②網膜血管（特に静脈）に樹氷状の白鞘化と網膜浮腫・混濁を認め，③蛍光眼底造影で血管からの蛍光漏出を認めるが脈絡膜背景蛍光に異常はない，④血管閉塞を合併しない，⑤ステロイドが著効し再発しない，⑥治癒期に周辺部網膜に地図状脱色素巣を残す，などである．もともとわが国でのみ報告されていたが，10年遅れて1987年にWatanabeら[2]が"British Journal of Ophthamlology"に16歳の樹氷状血管炎の一症例を報告して以来，世界的に知られるようになった．

文献はp.243参照.

典型症例

典型例として，Watanabeらの報告から眼底写真を引用した（図1）．症例は16歳の女性で，両眼の急激な視力低下と虹彩毛様体炎で発症し，初診時眼底写真では両眼に静脈の樹氷状白鞘化と周辺網膜に斑状出血を認めた（図1a）．蛍光眼底造影では，特に周辺網膜で強い蛍光漏出がみられた（図1b）．デキサメタゾン全身投与（20 mg/日）後10日で白鞘は消失し，出血と硬性白斑が残存した（図1c）．45日間でステロイド漸減し，発症後3か月の眼底写真では血管の狭小化と境界鮮明な瘢痕病巣を残した（図1d）．視力は初診時指数弁から発症後5か月で0.7にまで回復した．

病型と分類

このような典型例に対し，その後，成人発症[3]，片眼例[4]，予後不良症例[5]，閉塞性血管炎合併例[6]など，さまざまなタイプの樹氷状血管炎が報告されるようになった．原因に関してもウイルス感染[7]，アレルギー反応[8]，細菌感染[9]などが示唆されている．これらの原因により，血管そのものではなく血管壁への高度な炎症性細胞の浸

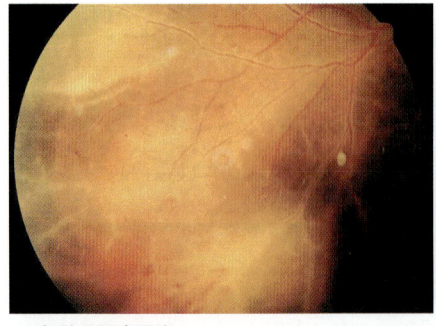

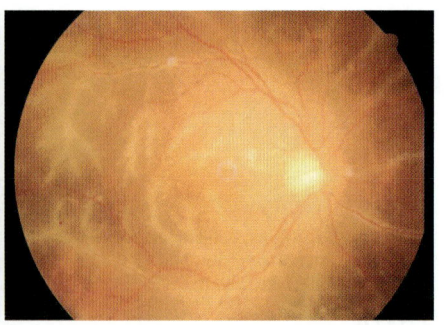

a. 初診時眼底写真

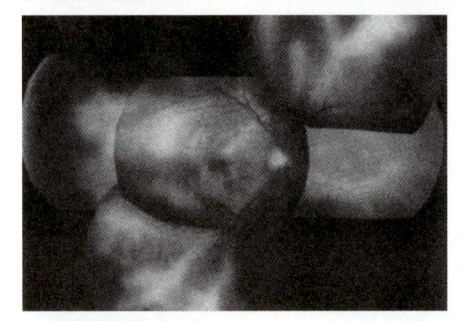

b. 蛍光眼底造影写真

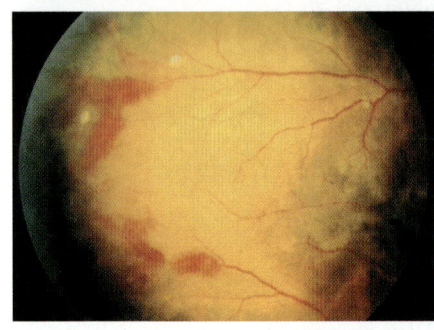

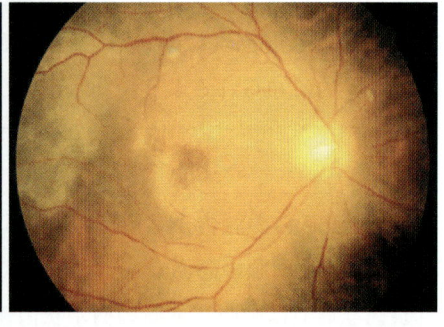

c. デキサメタゾン全身投与10日後の眼底写真

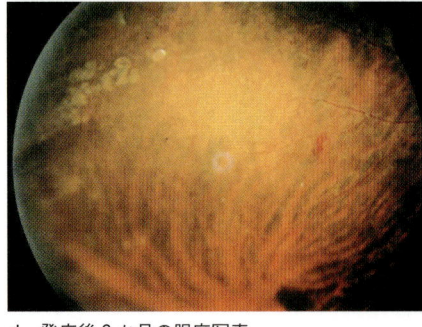

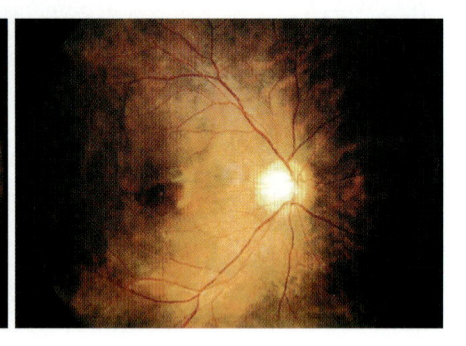

d. 発症後3か月の眼底写真

図1　樹氷状血管炎

a. 両眼に静脈の樹氷状白鞘化と周辺網膜に斑状出血を認めた．写真は右眼のもの．左図：周辺部，右図：後極部．
b. 特に周辺部網膜において強い蛍光漏出を認めた．
c. 左図：周辺部，右図：後極部．白鞘は消失し，出血と硬性白斑が残存した．
d. 左図：周辺部，右図：後極部．血管の狭小化と境界鮮明な瘢痕病巣を残して治癒した．

(Watanabe Y, et al：A case of frosted branch angiitis. Br J Ophthalmol 1987；71：553-558.)

潤が起こり，白鞘化した血管像を呈すると考えられている．このような多様性から，近年ではKleinerら[10]により，樹氷状血管炎を原因により三つに分類し，① 白血病・リンパ腫の悪性細胞浸潤による樹氷状血管炎様所見，② 感染や自己免疫性疾患などの基礎疾患を有する患者で，免疫複合体の沈着により発症する続発性樹氷状血管炎，③ 健康な小児のウイルス感染後などに発症する古典的な急性特発性樹氷状血管炎に分類することが提案されている．

鑑別すべき疾患

鑑別としてはEales病，Behçet病，サルコイドーシス・周辺部ぶどう膜炎などの非感染性内眼炎，サイトメガロウイルス・ヘルペスウイルスなどの感染性内眼炎などが挙げられる．特に血管閉塞を合併する例では急性網膜壊死との鑑別が困難であるため，アシクロビル全身投与が行われる場合もある[7]．このような症例では，臨床経過やウイルス学的検索などから鑑別していくことになる．

治療と予後

異なる原因で類似の病像を呈するため，治療方針も一律にステロイド全身投与ではなく，① 原因が判明しているときは，その原因治療，② 原因不明で血管炎症状が軽度のときは，経過観察か非ステロイド性抗炎症薬治療，③ 視力低下・血管炎症状が高度のときは，ステロイド大量全身投与治療*1，④ 循環障害合併例では血管拡張療法併用ステロイド大量全身投与が推奨される*2．

予後も一律ではなく，一般的にはステロイド治療が奏効すると，1か月程度で病変が消失し視力が改善する場合が多い．その一方で，成人発症[3]，網膜血管閉塞合併例[5]，インドシアニングリーン蛍光眼底造影で高度の脈絡膜循環障害を来たす場合[5]などでは，視力予後不良と報告されている．血管閉塞合併例では，網膜中心静脈閉塞症に血管新生緑内障を合併したため視力予後不良例の報告が散見される．このような血管閉塞例は，いったんステロイドに反応した後に発症した例もあるため，注意深い経過観察が必要である．

（忍足俊幸，山本修一）

*1 **ステロイド大量全身投与治療**
成人でメチルプレドニゾロン（ソル・メドロール®）1,000 mgを3日間点滴後，プレドニゾロン®内服60 mg/日より漸減，重傷症例ではリン酸ベタメタゾンナトリウム1日20 mg大量点滴から徐々に漸減．

*2 **併用する血管拡張療法**としては，プロスタグランジン製剤（リプル®）10 μg/日点滴，星状神経節ブロック週2回などがある．

5．血管拡張性疾患

Coats 病

どんな疾患なのか

　Coats 病は網膜毛細血管の拡張と透過性亢進により，網膜下への滲出性変化が起き，滲出性網膜剥離へと進展する疾患で原因は不明である．Coats 病での性差は男女比が 3 対 1 で，80％以上が片眼性である．遺伝性や全身合併症はみられない．ほとんどは 16 歳以下に発症するが，しばしば 16 歳以上の成人にもみられ，成人型の Coats 病と考えられている．眼底の周辺部に網膜血管異常があり，その周囲に黄色の網膜下滲出物が存在する．進行例では滲出性網膜剥離（exudative retinal detachment）が網膜全体に広がり，全剥離となるものまである．

病型と分類：1908 年に英国の George Coats が，最初にこの網膜血管異常を報告した．彼はこの疾患を 3 系に分類した．1 型は網膜下滲出を伴うが血管系の異常がみられないもの，2 型は多発性の網膜血管異常と網膜下滲出を伴ったもの，3 型は拡張した網膜動静脈血管異常に網膜下滲出を伴ったものとした．Eugen von Hippel は 3 型を独立した網膜血管腫としてとらえ，後に von Hippel 病と呼ばれるようになった．脳血管異常や腎血管異常を伴う von Hippel-Lindau 病は原因遺伝子も解明され，現在では独立した疾患概念となっている．1912 年に Theodor Leber は，網膜下滲出が軽微で類似した網膜血管異常を報告し，後に Leber 粟粒血管腫症（Leber's multiple miliary aneurysm disease）として呼ばれるようになった．Leber 粟粒血管腫症は Coats 病の軽症例と考えられている．

診断

　Coats 病の診断では，蛍光眼底造影像が特徴的である．その所見として周辺部網膜の毛細血管の拡張や毛細血管瘤などの血管異常と，その透過性亢進による旺盛な蛍光色素の漏出がみられる．毛細血管の拡張があることから，網膜血管腫との鑑別が必要となる．その他の鑑別疾患としては，von Hippel-Lindau 病や Leber 粟粒血管

a.
b.

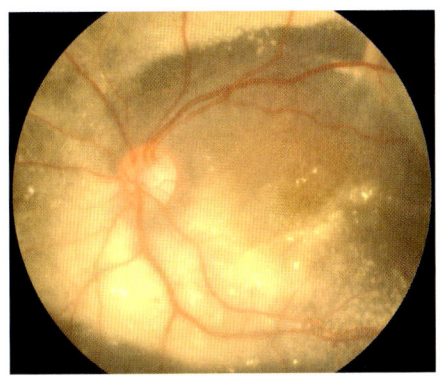

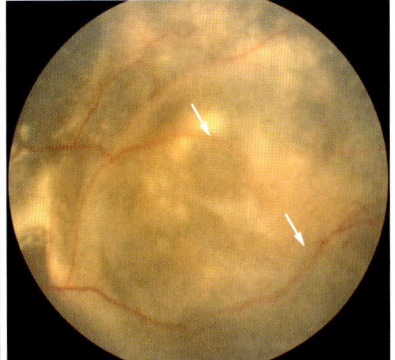

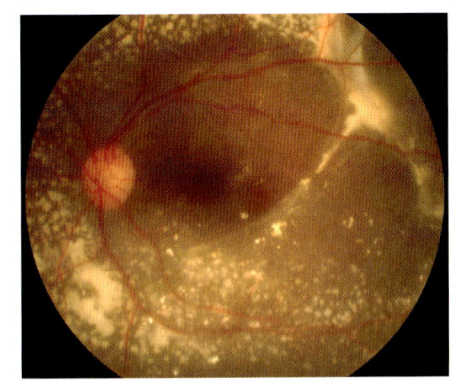

a. 3か月前に左眼の外斜視に母親が気づく．近医でCoats病と診断され，杏林アイセンターを受診した．初診時視力は右0.8（1.2×-0.25D），左0.01（0.02×-1.0D ○cyl-1.0D A10°）．左眼眼底の後極部には黄色の網膜下滲出斑がみられる．
b. 耳側眼底写真．耳側に網膜血管の拡張と黄色の網膜下滲出斑と漿液性網膜剥離がみられる．全身麻酔下で冷凍凝固術を施行した．
c. 術半年後の眼底写真．滲出性網膜剥離は徐々に吸収され，滲出斑も縮小した．左眼の視力も0.2に回復した．

c.

図1 冷凍凝固術で回復したCoats病症例（9歳，男児）

腫症，Eales病などの血管性病変が挙げられる．成人に発症する血管病変が主体で滲出性変化が軽度であるものはLeber粟粒血管腫症と分類され，Coats病の軽症型もしくは初期病変ではないかと考えられている．

白色瞳孔を呈する疾患：乳幼児の白色瞳孔を呈する疾患としてCoats病は重要である[*1]．その他に白色瞳孔を呈する疾患として，網膜芽細胞腫（retinoblastoma）や第1次硝子体過形成遺残（persistent hyperplastic primary vitreous；PHPV），Norrie病，家族性滲出性硝子体網膜症（familial exudative vitreoretinopathy；FEVR）などが挙げられる．網膜芽細胞腫は小児悪性腫瘍である．第1次硝子体過形成遺残は片眼に多く，小眼球，小角膜を特徴とする．水晶体後面に白色の増殖組織があり，その周辺部の毛様突起が延長しているのが観察される．Norrie病は生後すぐに網膜剥離を発症する疾患で，近年原因遺伝子が解明されつつある．わが国ではまれとされている．

[*1] これまでの専門医認定試験では，白色瞳孔の鑑別としての問題と，眼底写真からCoats病と診断させたうえで，特徴を問う問題が出題されている．10歳代男性の片眼に黄色の滲出性病変と拡張した網膜血管があれば，本疾患を疑う．

治療 (1) 光凝固と冷凍凝固

Meyer-Schwickerath がキセノン光凝固の成績を報告した[1]．現在でも軽症例では網膜光凝固が第一選択である[1-5]．滲出性網膜剥離を伴った場合には，冷凍凝固にて透過性の亢進した異常網膜血管を凝固する．網膜下液が多い場合は光凝固では凝固斑が得られない．無理に光凝固を行おうとすると過凝固になり，網膜裂孔を生じる可能性がある．そこで冷凍凝固が選択されるが，網膜下液が多く冷凍凝固の凝固斑が出ない場合には，網膜下液の排液を行った後に冷凍凝固を行う．図1に冷凍凝固術が奏効した症例を示す．場合によっては，強膜バックリング手術を併用する．黄斑部に滲出性変化がみられる場合には，滲出液が消退しても網膜下線維組織が形成され視力予後不良である．また，無治療例では滲出性網膜剥離のため血管新生緑内障を併発する場合もある．一方，Leber 粟粒血管腫症に対しては光凝固のみで対処可能であるが，再発が多く，光凝固を反復する必要がある．

治療 (2) 硝子体手術

1988 年 Machemer ら[6]は，Coats 病や von Hippel 病の滲出性網膜剥離に対し硝子体手術を施行し，硝子体牽引を解除することで，滲出斑や網膜剥離が軽減することを報告している．この報告によると，手術時に摘出した網膜前膜にはコラーゲンやグリア細胞の層が何層にもわたって存在し，異常血管からの滲出は網膜下のみではなく硝子体中にも及んでいたと推察した．Coats 病の本態は拡張した異常血管から漏出する血液成分による滲出性網膜剥離である．しかし，同時に硝子体側への滲出も病態の進行に関与している．硝子体側への滲出によって硝子体ゲルの収縮も起こり，この硝子体牽引による網膜牽引がさらに滲出を増加させ，病態を悪化させている．したがって，有形硝子体を除去し硝子体牽引を解除すれば，血管からの漏出を減少させ，滲出性剥離を軽減できる．網膜血管凝固に抵抗性で滲出性剥離が黄斑部に及んだもの，あるいは網膜上膜などの増殖性変化により視力が障害された場合や，硝子体中のフレアが高く硝子体混濁が強度の場合は，硝子体手術の適応となる．

筆者らが硝子体手術を行った全例で，後部硝子体剥離は不完全で周辺部血管異常部での網膜と硝子体の癒着は強かった[7]．血管異常部では何層にも重なって増殖膜を形成しており，この部位での増殖

文献は p.244 参照．

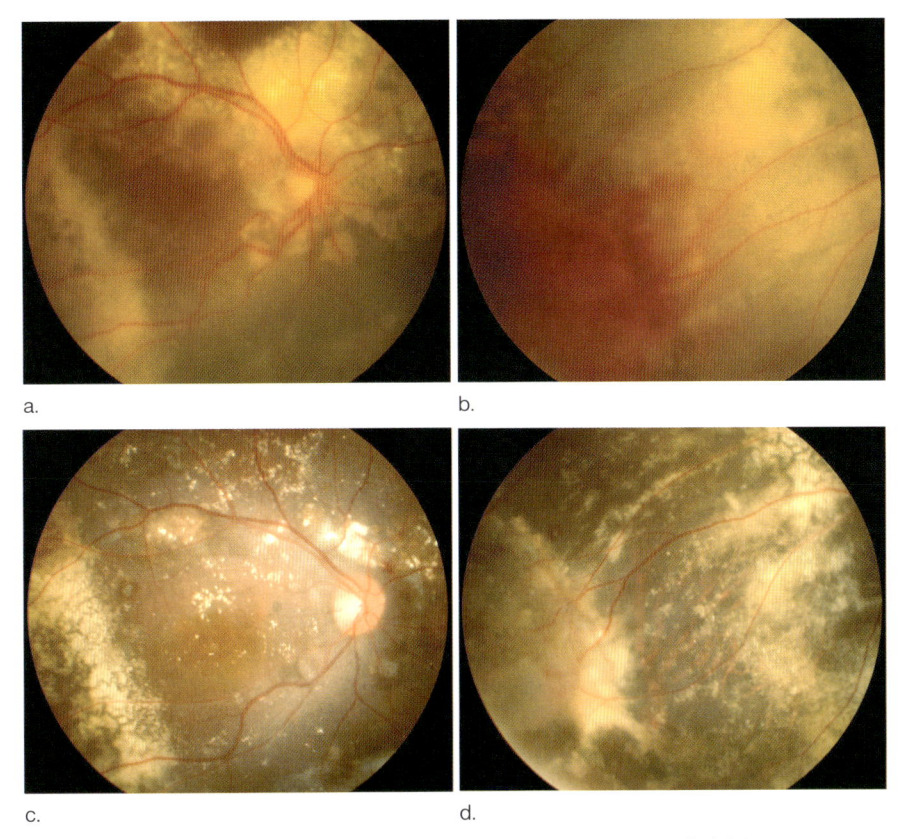

図2 網膜剥離を合併し硝子体手術を施行し回復した Coats 病症例（19歳，女性）

a. 5か月前から右眼の視力低下が出現した．近医を受診したところ，視力は右 0.02（n.c.），左 0.4（1.5）で Coats 病と診断され杏林アイセンターを紹介受診した．初診時視力は右 0.02（0.02×−0.75 D ◯cyl −0.75 D A100°）で右眼の硝子体は混濁し，滲出性網膜剥離と黄色の網膜下滲出斑がみられる．
b. 耳側眼底写真．耳側に網膜血管の拡張とその周囲に網膜出血，黄色の網膜下滲出斑がみられる．経過中に視力は手動弁まで低下し，硝子体手術を施行した．硝子体剥離を作製し，血管拡張部にあった増殖組織を除去した．拡張した網膜血管には光凝固を，また滲出性剥離があり光凝固が困難であった部位にはジアテルミー凝固と冷凍凝固を施行した．
c. 1年後の眼底写真．滲出性剥離は徐々に吸収し，視力は1年後には右（0.08×−1.0 D ◯cyl −0.75 D A80°）に回復した．滲出性網膜剥離は徐々に吸収され，滲出斑も縮小した．
d. 耳側眼底写真．網膜血管の拡張は消失し，毛細血管瘤は白色化している．

組織を完全に除去することは困難であるが，周辺部硝子体との牽引を除去する．しかもまた，硝子体中のフレアは強く，これらの手術所見から硝子体への血管からの滲出の影響が示唆された．病態の悪化には硝子体の牽引が関与していると考えられる．病態の鎮静化は硝子体の牽引の除去のみでは困難である．血管からの滲出が残存すれば新しい牽引を生じるため，異常血管の直接凝固も不可欠である．網膜剥離合併例では，血管がやや白色化し収縮するのを確認する程度に血管異常部を眼内ジアテルミーにて直接凝固する（図2）．凝固直後より拡張した異常血管の口径の縮小がみられ，直接凝固の有効性が確認される．

治療 (3) 抗VEGF療法との組み合わせ

近年，新しい治療の試みとして抗VEGF (vascular endothelial growth factor；血管内皮増殖因子) 薬の硝子体内注射が光凝固と組み合わせられたりして報告されている[8]．VEGFは血管透過性を亢進させる因子としても知られており，血管からの漏出を抑えてから異常血管を凝固する治療方法は理にかなっており，今後注目される．

カコモン読解 第20回 臨床実地問題20

左眼の後極部と耳側周辺部の眼底写真とを図A，Bに示す．正しいのはどれか．3つ選べ．
a 全身疾患を伴う．　b 若年男子に多い．　c 常染色体劣性遺伝である．
d 治療にレーザー光凝固が用いられる．　e 蛍光眼底造影で網膜毛細血管の拡張がみられる．

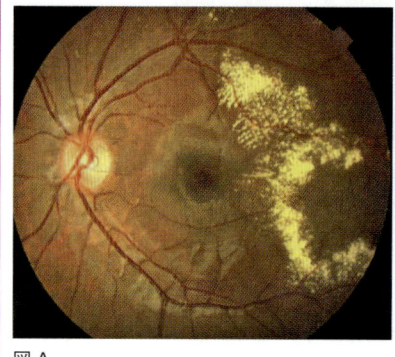

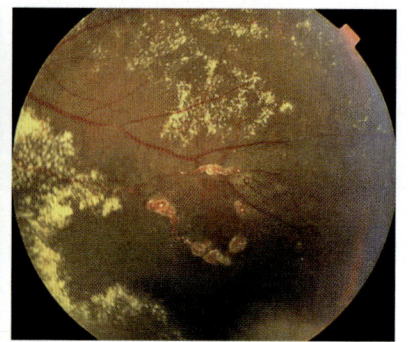

図A　　　　　　　　　　　図B

解説　後極部の眼底写真では黄色の滲出斑と，周辺部の眼底写真では網膜下の網膜下滲出性病変のほかに網膜血管の拡張があり，周囲に毛細血管の拡張所見があると推測される．典型的なCoats病の眼底所見である．Coats病は周辺網膜血管の拡張と滲出性網膜剝離で特徴づけられた疾患で，10歳前後の男子の片眼に多い．本症は先天性の網膜血管病変で網膜末梢血管拡張症と考えられている．眼底写真からCoats病を診断させ，その疾患の特徴を問う問題である．Coats病では先天異常であるものの遺伝形式は不明である．

模範解答　b, d, e

（井上　真）

クリニカル・クエスチョン

光凝固にアバスチン®硝子体内投与を有効に併用する基準を教えてください

Answer 滲出が強くレーザー治療が困難である場合，アバスチン®*1 硝子体内投与を行い，滲出を減少させてから，光凝固を行います．

Coats 病の治療

Coats 病は若年男子に多く，網膜毛細血管拡張と血管透過性亢進により網膜下に滲出物貯留，漿液性網膜剥離などが出現する．治療は，透過性の亢進した異常血管を光凝固（または冷凍凝固）で閉塞させ，滲出を吸収させることであるが，滲出が高度であると凝固斑が得られないため，早期の治療が望まれるが，実際には光凝固が施行困難となる症例も少なくない．

アバスチン®の併用

短期の症例報告ばかりではあるが，Coats 病に対してアバスチン®

*1 アバスチン®
Avastin®（一般名：ベバシズマブ〈Bevacizumab〉）．VEGF に対するヒト化 IgG モノクローナル抗体．世界中で適応外使用が広まっており，加齢黄斑変性，糖尿病網膜症，網膜静脈閉塞症に対する有効性が報告されている．

*2 撮影使用器械
（カラー眼底，FA）
TRC50IX, TOPCON.
（OCT）
Cirrus HD-OCT, Carl Zeiss Meditec.

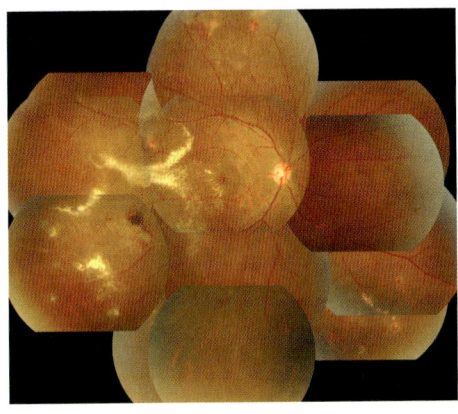

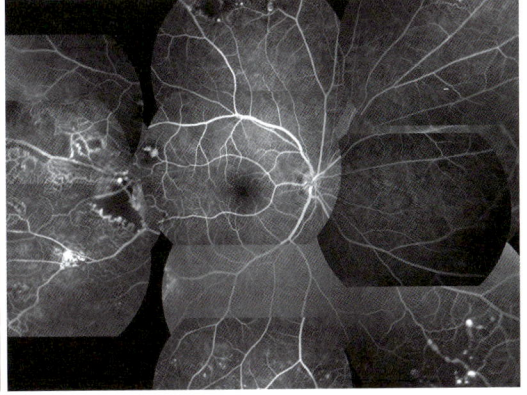

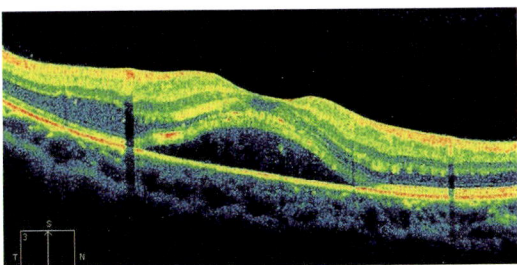

図1 Coats 病症例の初診時の所見
（14歳．男性）

a. カラー眼底*2．上方～耳側～下方にかけ，異常血管を認め，耳側に滲出性網膜剥離を認める．視力は（0.6）．
b. FA（フルオレセイン蛍光造影）所見*2．上方～耳側～下方にかけての異常血管，耳側には無灌流領域も認める．
c. OCT 所見*2．中心窩にも漿液性網膜剥離が存在している．

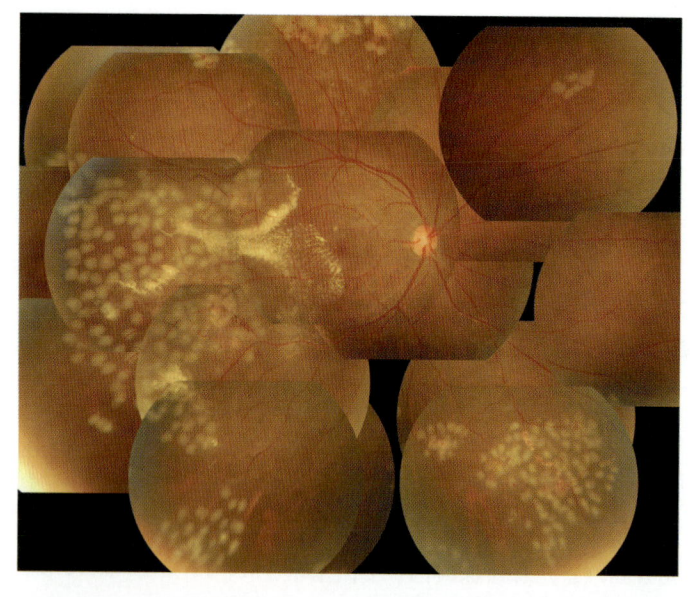

図2 アバスチン®硝子体内投与併用光凝固後の所見
（図1と同一症例）
アバスチン®（1.25 mg/0.05 mL）硝子体内投与1週後に光凝固を施行．滲出を減らした後で，光凝固を行った．

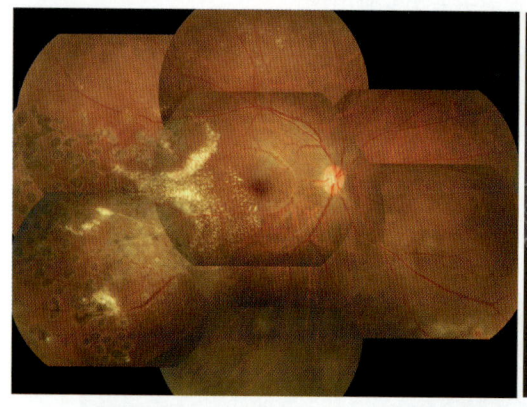

a.

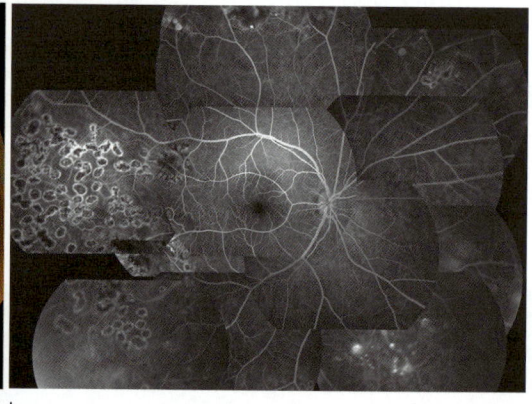

b.

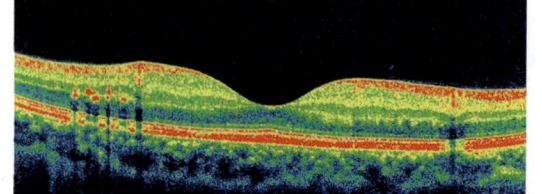

c.

図3 治療後3か月の所見（図1と同一症例）
a. カラー眼底．光凝固瘢痕を認め，耳側の滲出物は残存しているが網膜剥離は消退した．視力は（1.2）．
b. FA所見．異常血管は消退し，耳側の無灌流領域は消失している．
c. OCT所見．漿液性網膜剥離は消失した．

を単独で使用，または光凝固との併用で有効であったとしている報告がいくつかある[1-4]．

Coats病では，硝子体中のVEGF[*3]濃度の上昇が血管透過性亢進などと関連していると考えられており[5]，アバスチン®硝子体内投与により硝子体中のVEGF濃度を下げることで透過性亢進を抑制し，滲出性変化を抑えると考えられる．図1〜3に症例を示す．

文献はp.244参照．

[*3]はp.177参照．

アバスチン®の併用時期については明確ではないが，Stergiouら[1]も報告しているように，アバスチン®により滲出を減少させておいてから光凝固を行うことで，光凝固が行いやすく，過剰凝固を避け，また追加凝固を必要とする場合が減り，光凝固による不可逆性の網膜障害も最低限にできる可能性があると考える．

（山下彩奈）

*3 VEGF
vascular endothelial growth factor（血管内皮増殖因子）．眼内では主にVEGF$_{121}$, VEGF$_{165}$が産生される．血管内皮細胞増殖（血管新生）と血管透過性促進（炎症作用）に関与する．

黄斑部毛細血管拡張症

病型分類

　黄斑部毛細血管拡張症は，日常診療において遭遇する機会があるものの，糖尿病網膜症（diabetic retinopathy；DR），網膜静脈閉塞症（retinal vein occlusion）といった血管障害性疾患や加齢黄斑変性（age-related macular degeneration；AMD）と診断されているケースも多い．また，本疾患は片眼，または両眼性に中心窩耳側を中心とした毛細血管拡張がみられるものと定義され，その発症原因や病態の違いなどは考慮されないことから，症例ごとの毛細血管拡張所見以外の付随所見が異なっていた．Gassら[1,2]は，あいまいだった本疾患群を特発性傍中心窩網膜毛細血管拡張症（idiopathic juxtafoveolar retinal telangiectasis；IJRT）と呼び，大きく3グループに分け，それぞれをさらに詳細に分類している（Gass分類）．ただし，Gass分類は細分化されすぎていて実際の臨床には則さない面もあることから，Yannuzziら[3]は，本疾患を黄斑部毛細血管拡張症（macular telangiectasia；MacTel）と呼び，Gass分類を簡略化し，単純に3タイプに分類した（Yannuzzi分類）．現在では，この3タイプは，それぞれ毛細血管拡張を生じているものの，病態・病因はまったく異なっており，別疾患であると考えられている．その3タイプはそれぞれ，表1のように呼称されている．以降，各病型の臨床的特徴を示す．

文献は p.244 参照．

Yannuzzi 分類／Type1 aneurysmal telangiectasia（血管瘤型，Gass分類／Group1）

　Type1は，日常診療で最も出合う機会が多い病型であり，わが国で一般に毛細血管拡張症といえば，この病型を指すことが多かった．中年男性に好発し，通常，片眼性である．黄斑部だけでなく周辺部網膜にも毛細血管瘤や滲出斑がみられるCoats病やLeber粟粒血管腫症との類似性が指摘されており，本病型は現在，これらと同一スペクトルにある疾患と考えられている．

表1　黄斑部毛細血管拡張症の Yannuzzi 分類

Type 1
aneurysmal telangiectasia（血管瘤型）
Type 2
perifoveal telangiectasia（傍中心窩血管拡張型）
Type 3
occlusive telangiectasia（血管閉塞型）

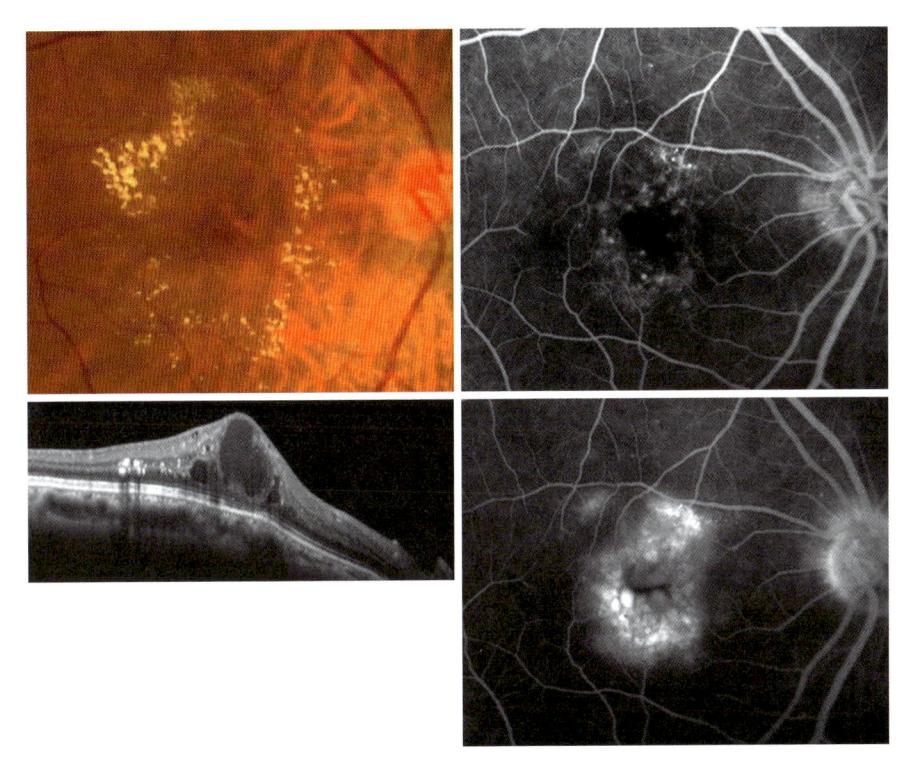

図1 Yannuzzi分類／Type1 aneurysmal telangiectasia（血管瘤型，Gass分類／Group1）
左上図：眼底写真．中心窩を中心に毛細血管瘤が多発し，網膜浮腫とそれに伴う硬性白斑が輪状にみられる．
右上図：FA初期．毛細血管の拡張と多発する毛細血管瘤が明瞭にみられる．
右下図：FA後期．旺盛な蛍光漏出により囊胞様黄斑浮腫を形成している．
左下図：光干渉断層計所見．中心窩を中心に囊胞様黄斑浮腫が観察される．

検眼鏡所見：中心窩耳側を中心に毛細血管瘤が多発し（図1），その周囲に黄斑浮腫が観察される．活動期には硬性白斑がみられ，中心窩におよぶ場合には著明な視力低下を来たす．黄斑部病変とは別に周辺部網膜，特に耳側周辺部に毛細血管瘤や硬性白斑を伴った滲出所見がみられることがあり，この場合にはLeber粟粒血管腫症（Coats病）とも呼ばれる．

フルオレセイン蛍光造影検査（FA）：造影初期から中心窩耳側を中心に，毛細血管の拡張と多発する毛細血管瘤がみられ，造影後期には旺盛な蛍光漏出と囊胞様黄斑浮腫が観察される（図1）．

光干渉断層計（OCT）：中心窩を含む丈の高い黄斑浮腫が観察できる（図1）．硬性白斑は外網状層を中心に高反射帯として観察される．

治療：毛細血管瘤に対する直接光凝固が第一選択とされている（図2）．ただし，解剖学的に中心窩近傍への光凝固による再治療が困難になることもある．ステロイド局所治療や抗VEGF薬の硝子体内注

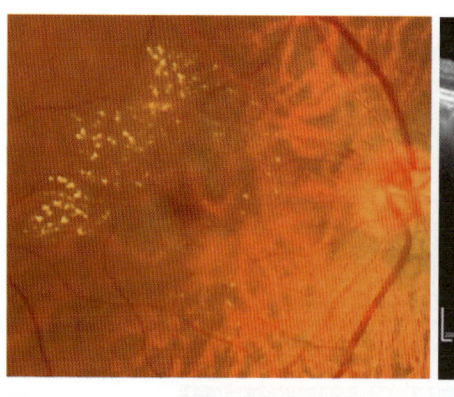

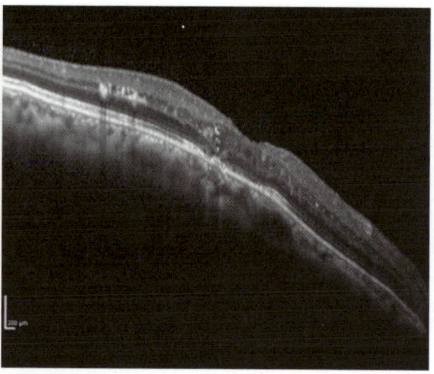

図2 レーザー網膜光凝固治療後（図1と同一症例）
左図：眼底写真．毛細血管瘤は不鮮明化し，硬性白斑も減少している．
右図：光干渉断層計所見．黄斑浮腫の消失が観察される．

射などによる治療も試みられているが，その効果は不明である．トリアムシノロンの Tenon 囊下注射と光凝固の併用療法が有効であるとの報告もある[4]．

鑑別診断：多発する毛細血管瘤がみられる疾患として，糖尿病網膜症や網膜静脈閉塞症，放射線網膜症（radiation retinopathy）との鑑別が必要で，特に網膜出血が吸収された陳旧性の静脈閉塞症との鑑別は困難な場合がある．十分な問診の聴取や他眼所見も参考になる．加齢黄斑変性とは，出血や網膜下液の貯留，網膜色素上皮の不整などがみられないことが鑑別点である．

Yannuzzi 分類／Type 2 perifoveal telangiectasia（傍中心窩血管拡張型，Gass 分類／Group 2）

前述の Gass と Yannuzzi の報告によれば，欧米では最も多いタイプである．40～50歳代に多いが，特に発症に男女差はなく，通常，両眼性である．Yannuzzi 分類では26例52眼のうち，血糖コントロール良好で網膜症のない糖尿病合併が5例（19.2％）あり，糖尿病はリスクファクターの一つであるとしている[3]．視力は保たれることが多いが，進行例では網膜下新生血管（subretinal neovascularization；SRN）が生じ，急激に視力低下を来たす．最近の OCT での研究で，初期には毛細血管拡張がはっきりしない時期から，網膜外層の変化が指摘されている[5]．

検眼鏡所見：中心窩耳側に毛細血管の拡張と多発する毛細血管瘤がみられる．また黄斑部の灰白色の網膜混濁がみられ，時にはクリスタリン様沈着物が網膜浅層で観察される．中心窩耳側に網膜血管の

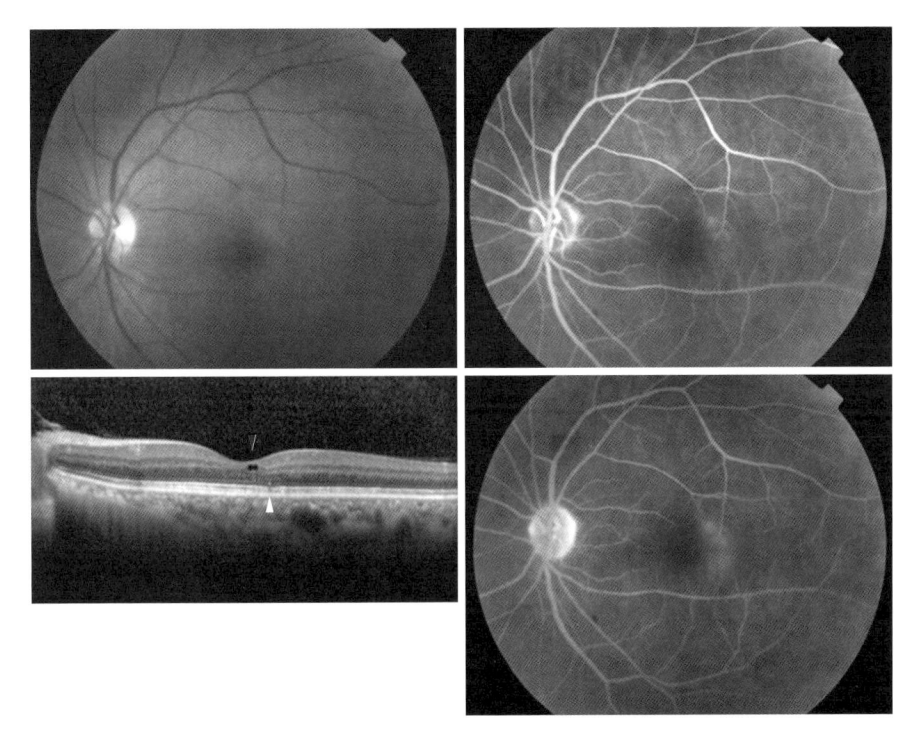

図3 Yannuzzi 分類／Type 2 perifoveal telangiectasia（傍中心窩血管拡張型，Gass 分類／Group 2） Stage 1
左上図：レッドフリー写真．中心窩耳側に一部高反射がみられる．
右上図：FA 初期．中心窩耳側毛細血管の拡張と同部位からの淡い漏出がみられる．
右下図：FA 後期．時間が経過しても漏出は軽度のままである．
左下図：光干渉断層計所見．網膜内層に囊胞様変化（赤矢頭）があるが網膜は肥厚しておらず，中心窩耳側で視細胞内節外節境界（IS/OS）の一部断裂（白矢頭）がみられる．

急峻な途絶，すなわち right angle venules（RaV）が観察できる症例もある．Type 1 と異なり，滲出性の網膜浮腫ははっきりしない．

FA：毛細血管拡張や毛細血管瘤が観察されるが，後期像での蛍光漏出は少ない．Gass らは検眼鏡所見と FA 所見で，下記のように Type 2 の Stage 分類をしている．

Stage 1：検眼鏡的には異常を指摘できないが，FA 後期でわずかな漏出を示す（**図3**）．一般的に Stage 1 のみでは自覚症状はなく，発見は困難であるが，他眼に Stage 2 以降の所見をもつ Type 2 症例の対側眼で同定されることもある．

Stage 2：検眼鏡的にははっきりしないが，FA 初期で毛細血管拡張が確認され，FA 後期に蛍光漏出を示す．

Stage 3：検眼鏡的にも毛細血管拡張が確認され，中心窩耳側で網膜血管の急峻な途絶（RaV）が観察される．これは，外層網膜の毛細血管叢と吻合していると考えられている（**図4**）．

Stage 4：網膜色素上皮過形成を呈する．具体的には上記の RaV に沿

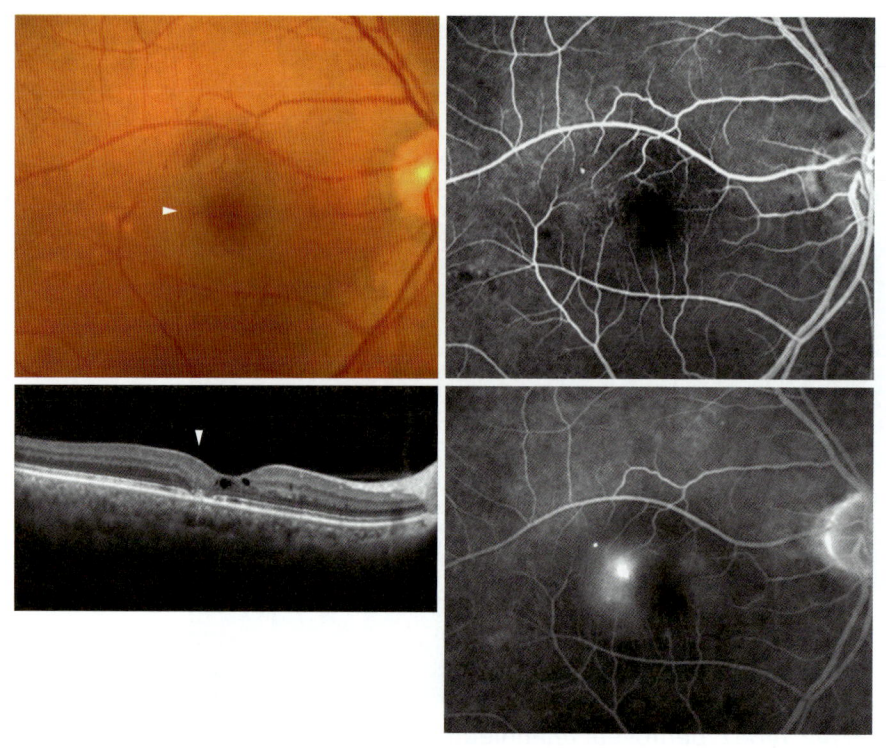

図4 Yannuzzi 分類／Type 2 perifoveal telangiectasia（傍中心窩血管拡張型，Gass 分類／Group 2） Stage 3（図3と同一症例の右眼）
左上図：眼底写真．中心窩耳側の毛細血管拡張と毛細血管の急峻な途絶（right angle venules；RaV，矢頭）が観察される．
右上図：FA 初期．毛細血管の拡張と毛細血管瘤がみられる．
右下図：FA 後期．中心窩耳側に軽度の蛍光漏出がみられる．
左下図：光干渉断層計所見．中心窩耳側で IS/OS の断裂だけでなく網膜外層が消失しており，網膜内層が引き込まれている所見（矢頭）が観察される．中心窩には嚢胞様変化もみられる．

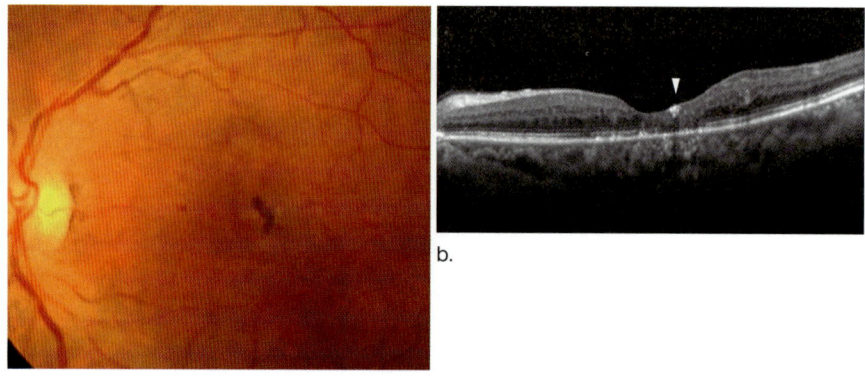

図5 Yannuzzi 分類／Type 2 perifoveal telangiectasia（傍中心窩血管拡張型，Gass 分類／Group 2） Stage 4
a. 眼底写真．中心窩耳側に色素沈着がみられる．
b. 光干渉断層計所見．網膜外層の広範な消失と色素沈着部位に一致して，網膜表層に高反射帯（矢頭）が観察される．

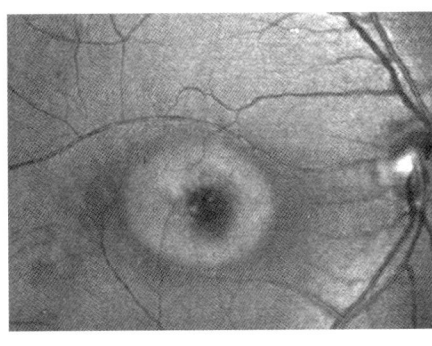

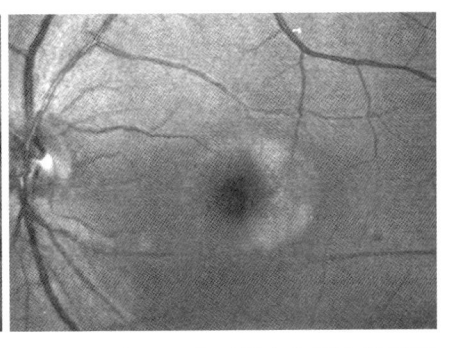

図6 Yannuzzi 分類／Type 2 perifoveal telangiectasia（傍中心窩血管拡張型，Gass 分類／Group 2）における網膜表層の反射異常
左図：右眼，右図：左眼．青色光を用いた走査レーザー検眼鏡による眼底観察で，網膜表層に白色の反射異常（confocal blue reflectance；CBR）が観察される．

って色素沈着が観察される（図5）．
Stage 5：網膜下に新生血管が形成される．

OCT：網膜には囊胞様変化がみられるものの，FA における淡い漏出部位とは一致していない．また網膜は厚くなっておらず，むしろ逆に菲薄化していると報告されている[5-7]．われわれは Stage 1〜3 までの症例を OCT で観察し，Stage 1 ですでに網膜視細胞内節外節ライン（IS/OS）が欠損していること（図3），Stage 2 では IS/OS の消失と網膜外層の高反射帯が存在していること，Stage 3 では IS/OS だけではなく網膜外層全体が消失し，そこは増殖組織と考えられる高反射組織が充塡され，網膜内層が同部位に引き込まれていること（図4）を報告した[5]．視細胞の欠損と増殖組織の形成が同時に起こっていることから，Müller 細胞の異常を反映していると考えられ，血管拡張は二次的に起こっている可能性がある．

その他の検査：青色光を用いた走査レーザー検眼鏡による眼底観察（図6）で，網膜表層の反射異常（confocal blue reflectance；CBR）が証明されており[8]，これは網膜の内境界膜異常が原因とされる．この反射異常は，本病型のほぼ全例で観察されることから診断的価値が高い．内境界膜は Müller 細胞の基底膜であることから，OCT における所見を含めてこの病型では，Müller 細胞そのものの異常が示唆されている．

また，本病型では眼底自発蛍光の異常も指摘されている[9]．ただし 488 nm の励起光を用いた眼底自発蛍光検査では，症例ごとにその所見のばらつきがあること，Stage の進行程度によって変化することが指摘されている．本病型では黄斑色素が少ないことが報告されており[10]，これが自発蛍光所見にばらつきを生じさせる原因の一

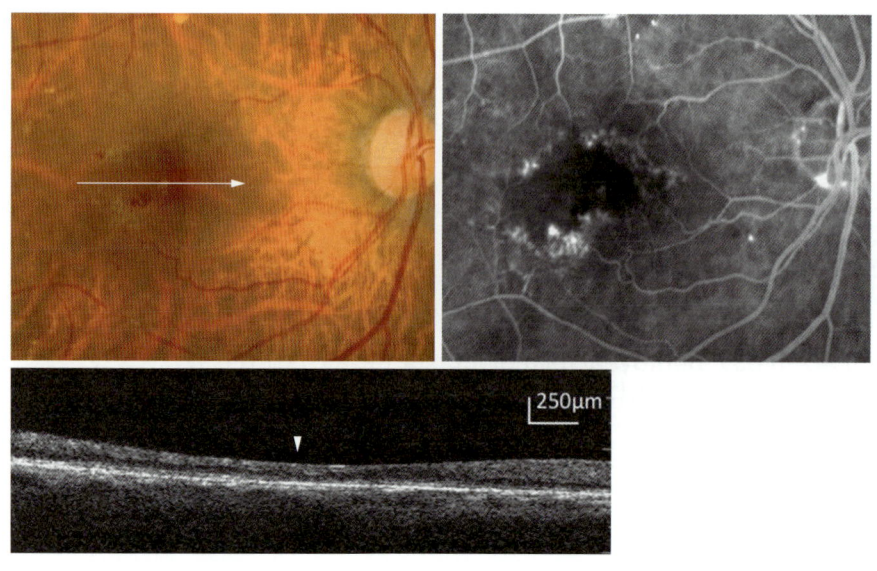

図7 Yannuzzi分類／Type 3 occlusive telangiectasia（血管閉塞型，Gass分類／Group 3）
左上図：眼底写真．毛細血管拡張と多発する毛細血管瘤がみられる．
右上図：フルオレセイン蛍光造影．中心窩無血管領域（FAZ）の拡大があり，その辺縁からの軽度の蛍光漏出が観察される．
左下図：光干渉断層計所見．網膜の菲薄化（矢頭）が観察される．

つと考えられている．

鑑別診断：典型例では毛細血管瘤を伴うため，糖尿病網膜症，網膜静脈閉塞症，放射線網膜症との鑑別が必要である．進行例では網膜の色素沈着や網膜下新生血管および出血を伴うため，加齢黄斑変性との鑑別が困難になる（**図5**）．特に網膜内血管腫状増殖（retinal angiomatous proliferation；RAP）との鑑別が必要になるが，本症では発症年齢がややRAPに比べて若いこと，軟性ドルーゼンや漿液性網膜色素上皮剥離がみられない点が異なる．

治療：増殖性変化が生じていない症例に対する治療には，通常の光凝固は無効であるとされ[1,11]，抗VEGF抗体による治療も試みられているが，その効果は不明である[12]．

網膜下新生血管を生じた症例に対しては，現在では光線力学的療法や抗VEGF抗体による治療，さらにはその両者を組み合わせる併用療法が有効だと報告されている[13-15]．

Yannuzzi分類／Type 3 occlusive telangiectasia（血管閉塞型，Gass分類／Group 3）

進行性に中心窩無血管域（foveal avascular zone；FAZ）の拡大が観察される非常にまれな疾患で，Yannuzzi分類では症例なしと報告

されている．視神経乳頭の蒼白所見や深部腱反射消失がみられ，中枢神経性病変との関連が示唆されている．Gass分類では中枢神経性病変の有無で2群に分けられている．

検眼鏡的所見：ほかのTypeと同様に毛細血管拡張や毛細血管瘤がみられるが，網膜浮腫はみられない（図7）．

FA：中心窩の毛細血管が閉塞し，FAZの拡大が観察される（図7）．

OCT：網膜の菲薄化が観察できる一方で，嚢胞様変化はみられない（図7）．

鑑別診断：糖尿病網膜症，網膜静脈閉塞症，放射線網膜症との鑑別が必要である．

治療：現在まで確立された治療法はない．

人種ごとの有病率傾向と原因遺伝子

黄斑部毛細血管拡張症全体の有病率に関する詳細な報告はないが，前述のGassやYannuzziの報告から，白人ではType 2の割合が最も多いことが示唆されている．実際Type 2のみにおけるpopulation-based studyの報告があり，その有病率はオーストラリアのThe Melbourne Collaborative Cohort Studyでは10万人に5～23人（0.005～0.023％）[16]，米国のBeaver Dam Eye Studyでは0.1％[17]と報告されている．一方，population-based studyではないため，その有病率は不明だが，2004～2008年に福島県立医科大学眼科でMacTelと診断された27例34眼の各病型の内訳は，Type 1が74.1％（20例）と最も多く，Type 2は18.5％（5例），Type 3は7.4％（2例）であり，白人における内訳とは異なることが示唆された[18]．これは日本人と白人との間にMacTelの有病率などの疫学的特徴に差があることを示している．

Barbazettoらは，30例のType 2 MacTelの57％で*ATM*遺伝子異常がみられたことを報告している[19]．*ATM*遺伝子は毛細血管拡張性失調症（Louis-Bar症候群），およびさまざまな癌や神経変性の原因遺伝子として知られ，これが酸化ストレスによるMüller細胞やRPE障害を来たすと考察されている．

今後はType 2のみではなく，各病型で原因究明がなされ，人種間の差や治療法に関してさらなる発展が進むことが期待される．

（丸子一朗，飯田知弘）

クリニカル・クエスチョン

黄斑部毛細血管拡張症の治療方法の現状について教えてください

Answer 黄斑部毛細血管拡張症の主なものは，微小血管瘤からの滲出が主病態である Group 1（Yannuzzi の分類の Type 1：aneurysmal telangiectagia）と，網膜外層の萎縮が主病態の Group 2A（Type 2：perifoveal telangiectasia）に大別されますが，欧米と違い，国内では前者の微小血管瘤からの滲出タイプが多くなっています．これには，従来から網膜格子状光凝固が有効とされてきましたが，最近，通常のフルオレセイン蛍光眼底造影（fluorescein angiography；FA）の早期像よりも，インドシアニングリーン蛍光眼底造影（indocyanine green angiog-

表1 黄斑部毛細血管拡張症の治療法

Gass らの分類[1,2]	Yannuzzi らの新分類[3]	病態	治療法	効果
Group 1	Type 1	微小血管瘤からの滲出	格子状光凝固[1,2]	○
			IVTA	△：3〜6 か月で再発
			直接光凝固[4]	○
			抗 VEGF 薬	△
Group 2A (Stage 1〜4)	Type 2 (非増殖期)	視細胞の萎縮	格子状光凝固[2]	×：悪化や RPE 瘢痕形成
			PDT	×
			IVTA	×：わずかに有効例あり
			抗 VEGF 薬[5]	△：追加投与の効果減
Group 2A (Stage 5)	Type 2 (増殖期)	網膜下新生血管	直接光凝固	○：中心窩外の新生血管が適応
			PDT[6]	○：新生血管には有効
			IVTA/PDT	○：新生血管には有効
			TTT	○：新生血管には有効
			新生血管抜去術	×：手技が困難
			抗 VEGF 薬[7]	○：新生血管には有効
			抗 VEGF 薬/PDT[8]	○：新生血管には有効

IVTA：トリアムシノロンアセトニド硝子体内投与，PDT：光線力学的療法，TTT：経瞳孔温熱療法，VEGF：血管内皮増殖因子，○：推奨治療，△：効果不定，評価不十分，×：推奨できない．

raphy；IA）の中期〜後期像のほうが，滲出を認める微小血管瘤や拡張血管の同定に有用であることがわかり，IAガイドによる漏出点への直接光凝固で有効な成績が得られています．その他，海外では抗血管内皮増殖因子（vascular endothelial growth factor；VEGF）薬の硝子体内注射の有用性が報告されています．一方，視細胞萎縮を伴う後者のタイプは，網膜血管異常というより網膜変性疾患と考えられ，増殖期に併発する網膜下新生血管に対しては，抗VEGF療法や光線力学的療法（photodynamic therapy；PDT）が有効であるものの，非増殖期から徐々に進行する視細胞萎縮による視力障害を抑えるために有効な治療法はないのが現状です．

Type 1への治療（表1）

Gassらが推奨するように[1,2]，網膜浮腫を認める領域への格子状光凝固が有効であり，微小血管瘤や拡張血管への直接凝固は必要ないと考えられている．しかし，糖尿病網膜症における毛細血管瘤からの漏出による局所性黄斑浮腫と類似の病態であるから，直接光凝固が有効であることは臨床上明らかである（図1）．ただし，網膜血管の閉塞領域を認める場合は，その周囲の拡張血管への直接凝固は血管閉塞を助長する可能性があり，注意を要する．その他，トリアムシノロンアセトニド（TA，4 mg）の硝子体内投与が有効であると報告されているが，3〜6か月で再発する傾向にある．TAのTenon囊下投与では不十分な場合が多い．また，最近では，ラニビズマブやベバシズマブなどの抗VEGF薬の硝子体内注射の有用性が報告されているが，長期視力予後や再発率などに関しての評価が待たれる．

IAガイド直接光凝固

最近，われわれは，網膜血管漏出部位の検出のために，従来から用いられるFA早期像よりもIAの中期〜後期像のほうが優れていることを利用して（図2），IAガイドの直接光凝固とTA（20 mg）Tenon囊下投与の併用を行い，良好な視力成績が得られている[4]*1．FAでは血管の形態が早期に描出されるが，蛍光漏出のために徐々に不鮮明になってくる．一方，IAでは漏出に関与している網膜微小血管瘤や拡張血管ほど，その直近のフィブリンなどが組織染を起こすことにより中期〜後期にかけてその輪郭が描出されてくるため，直接光凝固のターゲットを確認するには有用である*2．光凝固による一過

文献はp.245参照．

*1 FAよりIAのほうが網膜微小血管瘤や拡張血管の検出に優れていることに気づいた背景として，Type 1黄斑部毛細血管拡張症は，橙赤色ポリープ状病変と周囲に硬性白斑を伴うため，ポリープ状脈絡膜血管症（polypoidal choroidal vasculopathy；PCV）と誤診されやすい．そのため，PCVを念頭にFA/IAが施行されることがあるが，IAにて両疾患ともポリープ状の血管が描出され，いよいよ誤診の原因となる．鑑別には，注意深い眼底検査と光干渉断層計（optical coherence tomography；OCT）所見が有用で，本疾患の場合，ポリープ状血管や硬性白斑は網膜内に存在し，網膜色素上皮の隆起を認めないことがポイントである．本疾患は通常，片眼性であり，PDTは無効で網膜光凝固が基本治療となるなど，PCVと異なるので鑑別は重要である．

*2 IAは網膜微小血管瘤の検出に優れているが，中心窩の位置がわかりにくいため，傍中心窩への網膜光凝固には注意が必要である．IAで蛍光ブロックにより低蛍光となる硬性白斑の位置と網膜細動静脈の走行を参考に，FA，カラー眼底写真，OCT所見と比較しながら中心窩の位置を前もって確認しておくとよい．

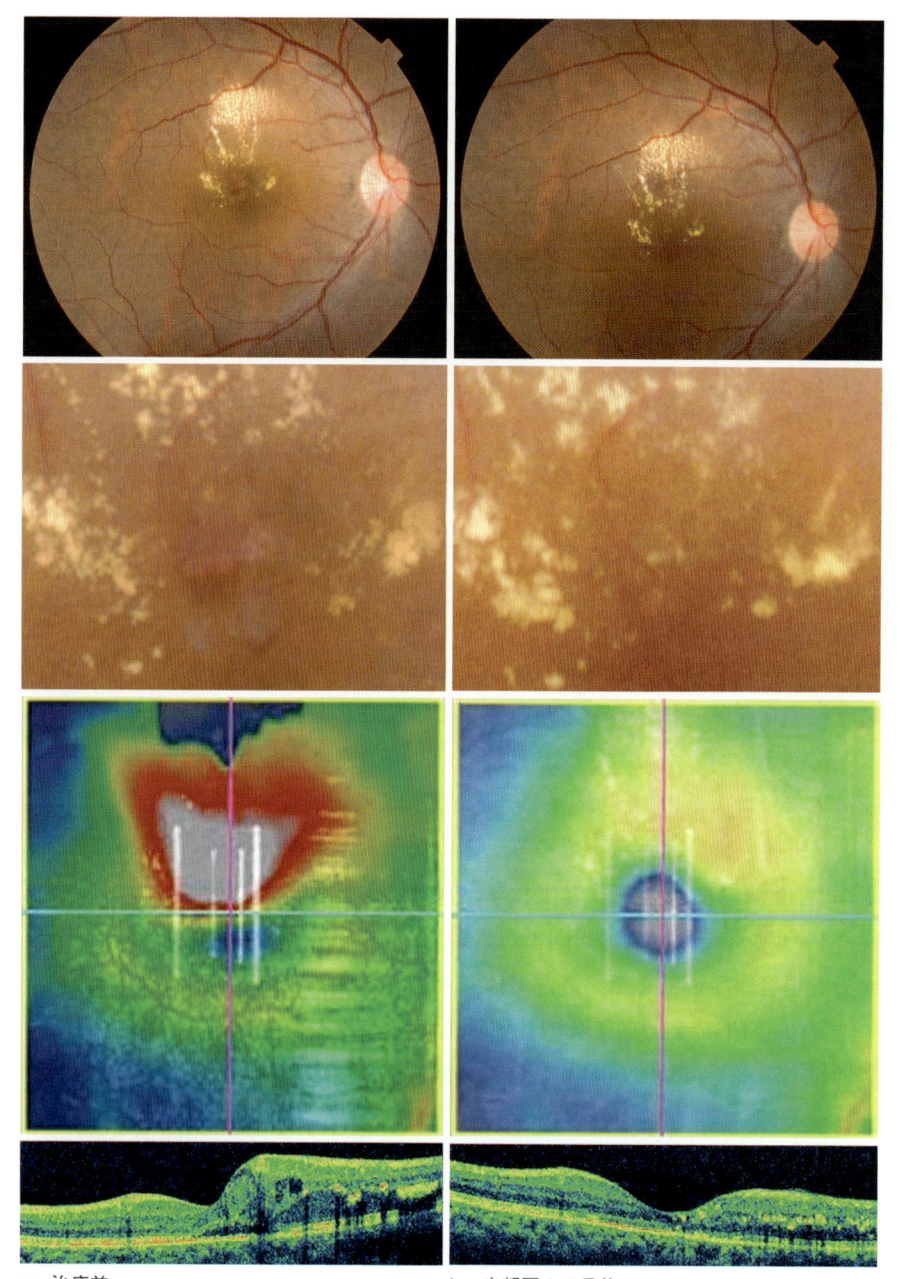

a. 治療前　　　　　　　　　　b. 光凝固1か月後

図1　Type1 黄斑部毛細血管拡張症に対する網膜直接光凝固
治療前（a）に中心窩上方に橙赤色の数珠状の毛細血管瘤を認め，黄斑浮腫を認める．トリアムシノロン後部 Tenon 嚢下投与に反応せず，発症後半年経過した時点で，矯正視力（0.3）であった．毛細血管瘤への直接光凝固後（b）1か月目で，浮腫は消失し，視力は（0.9）に改善した．

性の浮腫の増悪を懸念して TA Tenon 嚢下投与の併用が行われたが，その意義については直接光凝固単独との比較検討が必要である．

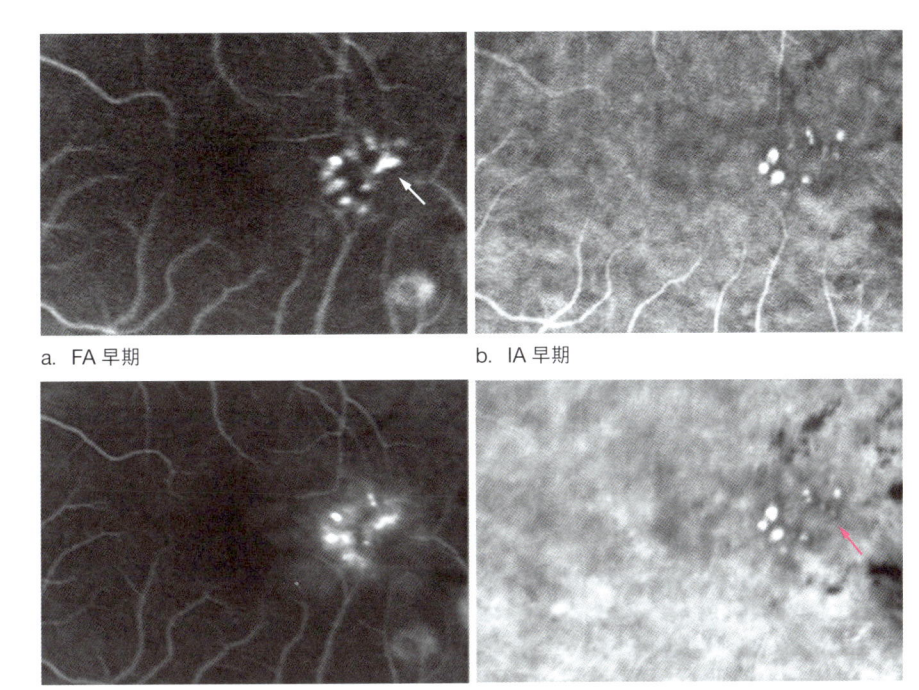

a. FA 早期　　　　　　　　　　b. IA 早期

c. FA 後期　　　　　　　　　　d. IA 後期

図2　Type1 黄斑部毛細血管拡張症に対する蛍光眼底造影所見
フルオレセイン蛍光眼底造影（FA）では早期に微小血管瘤の輪郭が描出される（a）が，同時に蛍光漏出も始まるため（白矢印），異常血管の同定が確実ではなく，後期になるほど蛍光漏出が強くなり判別がますます困難になる（c）．一方，インドシアニングリーン蛍光眼底造影（IA）では，透過性が亢進してフィブリンをまとった異常血管の輪郭が，中期〜後期にかけて高いコントラストで瘤状から数珠状に描出される（d，赤矢印）．

Type2（非増殖期）への治療（表1）

　Type2 黄斑部毛細血管拡張症の病態については不明な点が多いが，最近は，網膜血管異常が原因で生じる疾患ではなく，傍中心窩の Müller 細胞，またはその他の神経細胞の変性疾患であり，非増殖期に認める網膜血管周囲の過蛍光は蛍光漏出ではなく，変性した部位の組織染と考えられている．実際，過蛍光部位の網膜肥厚を認めない．したがって，Type1 に有効な網膜光凝固は Type2 の非増殖期には無効であり，網膜色素上皮を萎縮させるので行うべきではない．PDT も無効とされている．TA 硝子体内投与は短期的には有効性を示した報告があるが，無効であったとする報告もあり推奨されない．Charbel Issa らは，ベバシズマブ硝子体内注射で一時的に視力改善と網膜厚の減少，造影での過蛍光の減弱が得られたが，追加投与の有効性は徐々に減少し再発しやすくなると報告している[5]．しかし，視力改善や網膜厚の変化が得られなかったという追試もある．VEGF は視細胞の分化や生存，網膜血管の恒常性維持に必要で

あるという観点から，抗VEGF療法はむしろ視細胞や神経節細胞のアポトーシスを助長するという可能性も否定できず，今後の評価が必要である．

Type 2（増殖期）の網膜下新生血管への治療（表1）

Type 2の増殖期になると，網膜内血管腫状増殖（retinal angiomatous proliferation；RAP）のように，網膜血管から網膜下に向かって新生血管が発生し，放置するとほとんどの症例で矯正視力（0.1）以下になる．そのため，滲出型加齢黄斑変性と同様の治療が試みられている．中心窩外のものでは新生血管への網膜光凝固が有効であるが，凝固部位に暗点を自覚することになる．PDT[6]，TA硝子体内投与併用PDT，経瞳孔温熱療法（transpupillary thermotherapy；TTT）も有用であるが，照射部位の網膜色素上皮の萎縮を進行させる可能性がある．低侵襲という点で，抗VEGF療法[7]またはPDTの照射範囲を新生血管のサイズに限定した抗VEGF療法併用PDT[8]が，現時点では推奨できそうである．しかし，いずれも新生血管の滲出を抑えるには有効であるが，Type 2黄斑部毛細血管拡張症の主病態である視細胞萎縮の進行を抑える効果は乏しく，長期予後不良である．

（安川　力）

網膜細動脈瘤

文献は p.246 参照.

発症部位と自覚症状

網膜細動脈瘤（retinal arteriolar macroaneurysm）は，網膜動脈の第3分枝以内の動脈に紡錘状または円形の拡張が生じる疾患である．動脈の分岐部に生じることもあれば，動静脈の交差部に生じることもある．網膜細動脈瘤は，耳上側の位置の報告が多いが，耳上側の位置の動脈瘤が破裂すると黄斑に出血や浮腫が及び，視力低下を自覚しやすく，来院の機会が増えているとも考えられる．片眼性の症例が多く，両眼性は1割である．網膜細動脈瘤は，高血圧や動脈硬化性心血管疾患や脂質，または脂質蛋白異常に関連していると報告されている．

症状と所見

症状：網膜細動脈瘤の病変が黄斑に及んでいなければ，自覚症状はない．多くは網膜の浮腫，滲出，出血が黄斑に及んで，突然に痛みを伴わない中心視力の低下を自覚する．

所見：検眼鏡検査で，網膜細動脈瘤を判定できれば診断は容易であるが，網膜細動脈瘤の破裂による出血のために細動脈瘤がわからないこともある．網膜細動脈瘤からの出血は，網膜下，網膜内，内境界膜下，硝子体腔に及びうる（**図1a**）．

組織学的所見：網膜細動脈の粗雑な拡張，その周囲にフィブログリアル増殖，拡張した毛細血管，血管外に遊出した血球，リポイド滲出物，ヘモジデリン沈着を認める．

鑑別診断

網膜出血，硝子体出血を生じうる疾患すべてが鑑別診断の対象となる．網膜静脈分枝閉塞症，糖尿病網膜症，出血性網膜色素上皮剝離を伴う加齢黄斑変性，網膜毛細血管拡張症，網膜毛細血管腫，海綿状血管腫，悪性黒色腫が挙げられる．確定診断に有用な検査は，蛍光眼底造影検査である．外傷の既往がなく，動脈硬化症をもちう

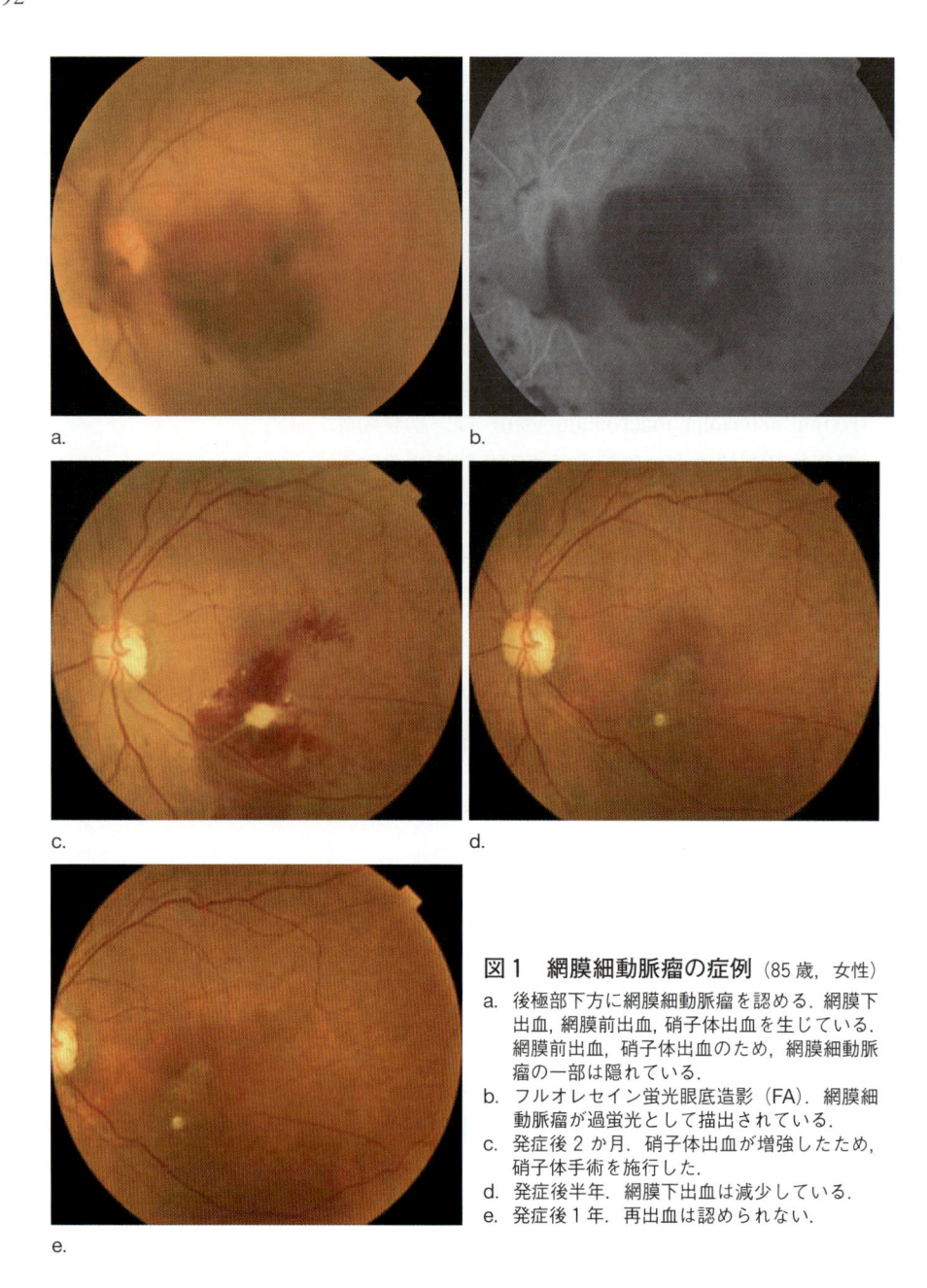

図1 網膜細動脈瘤の症例（85歳，女性）
a. 後極部下方に網膜細動脈瘤を認める．網膜下出血，網膜前出血，硝子体出血を生じている．網膜前出血，硝子体出血のため，網膜細動脈瘤の一部は隠れている．
b. フルオレセイン蛍光眼底造影（FA）．網膜細動脈瘤が過蛍光として描出されている．
c. 発症後2か月．硝子体出血が増強したため，硝子体手術を施行した．
d. 発症後半年．網膜下出血は減少している．
e. 発症後1年．再出血は認められない．

る高齢者で，網膜下出血または網膜内出血，または網膜前出血を突然発症している症例では，網膜細動脈瘤も疑い，フルオレセイン蛍光眼底造影（fluorescein angiography；FA）検査，またはインドシアニングリーン蛍光眼底造影（indocyanine green angiography；IA）検査を行うほうがよい．蛍光眼底所見では，網膜細動脈瘤に蛍光色素の貯留を認め，また周囲に蛍光漏出を伴うこともある（**図1b**）．網膜細動脈瘤の周囲の出血のために，FA検査でも細動脈瘤が描出で

きないこともある．その場合，IA 検査では励起光の波長も検出光の波長も赤外なので，網膜出血を透過して病変が検出しやすいこともある．

治療

出血が比較的軽度で自然に吸収されていく場合は，経過観察でも視力予後はよいが，黄斑に滲出斑が及ぶ場合は，血管壁を器質化させ，滲出斑などの血液成分の漏出を減少させる目的で動脈瘤自体に対しレーザー光凝固を行うことが多い．レーザー光凝固による網膜動脈閉塞もあるので，そのリスクも念頭に入れておく必要もある．硝子体出血が消退しない場合または増強する場合，内境界膜下出血を認める場合は，硝子体手術を行う（図 1c〜e）．網膜下出血を認める場合，長期に放置しておくと視力予後は悪くなるので，発症後早期に黄斑部から網膜下出血を移動させる目的で硝子体内ガス注入[*1,2]を行う．最近では，ベバシズマブやラニビズマブなどの抗血管内皮増殖因子（vascular endothelial growth factor；VEGF）薬[*3]の硝子体注射が有効であるという報告もある．

カコモン読解　第 18 回　一般問題 49

網膜前出血を来すのはどれか．3 つ選べ．
a　Stargardt-黄色斑眼底群
b　網膜細動脈瘤
c　再生不良性貧血
d　網膜静脈分枝閉塞症
e　急性後部多発性斑状色素上皮症（APMPPE）

解説　解答のポイントは，出血を生じるか生じないかを鑑別することである．次に出血を生じるならば，どの部位に生じるかを判断する．

a. Stargardt-黄色斑眼底群：Stargardt 病は，若年に発症する先天性黄斑変性症で，黄斑萎縮と黄斑の周囲に散在する円形あるいは豆状の黄色の斑点を特徴とする．6〜20 歳に発症し，両眼の視力低下を生じる．視力低下は徐々に進行し，(0.1)まで低下する．眼底所見は，初期では黄色の斑点で，後期では楕円形の黄斑萎縮病変に進行し，網膜色素上皮萎縮を伴った bull's eye 病変または beaten-bronze atrophy となる．通常は常染色体劣性遺伝疾患であるが，常染色体優性遺伝の家系の報告もある．Stargardt 病は *ABCR4* 遺伝子

[*1] **硝子体内注射**
眼科診療を行っている以上，術後眼内炎に遭遇する可能性はある．その際には，緊急に抗生物質の硝子体内注射を施行したほうがよい．そのためにも，眼科専門医はぜひとも習得しておきたい手技である．

[*2] **硝子体内ガス注入**
網膜細動脈瘤に限らず，網膜下出血の新鮮例に対し，侵襲も少なく比較的安全で簡便で有効な方法である．発症後 2 週間以内，2 乳頭径以上のものが対象とされる．組織プラスミノゲンアクチベータ（tPA）を併用することもある．

[*3] **抗 VEGF 薬の使用**
抗 VEGF 薬を使用する場合は保険外使用になるため，各診療施設での倫理委員会の承認が必要となる．

異常であるといわれている．ABCR4 は，杆体細胞外節に発現している輸送蛋白である．*ABCR4* 遺伝子異常は，杆体錐体ジストロフィでも報告されている．

b. **網膜細動脈瘤**：第 3 分岐以内の網膜動脈に瘤状の拡張が生じる疾患である．通常，動脈硬化を有する高齢者に発症し，瘤の破裂に伴う出血により視力低下を来たし，見つかることが多い．検眼鏡検査で網膜動脈に瘤状の拡張病変を見つけることができれば，診断は容易であるが，動脈瘤が出血下にあり動脈瘤病変がみえないときもある．高齢者で外傷の既往がなく，網膜下出血，網膜内出血，網膜前出血，硝子体出血を生じている場合は，網膜細動脈瘤も疑い，FA，IA を行う必要がある．

c. **再生不良性貧血**：再生不良性貧血は，骨髄で造血幹細胞の異常により，補充するための新しい赤血球を産生できなくなり，また赤血球だけでなく白血球，血小板が減少する疾患である．再生不良性貧血に合併する眼底所見は，綿花様白斑，神経線維層の網膜出血，網膜前出血，網膜中心静脈閉塞症，視神経乳頭浮腫である．

d. **網膜静脈分枝閉塞症**：網膜動静脈交差部の静脈に血栓を生じ，その閉塞部位の末梢側に血流のうっ滞を伴う，網膜浮腫や毛細血管の閉塞を起こす疾患である．動静脈交差部では動脈と静脈は外膜を共有しているため，動脈硬化を生じると静脈は圧迫され，狭窄し，血栓を生じる．黄斑部が静脈閉塞部位に含まれ，黄斑浮腫を生じると視力低下を自覚する．毛細血管閉塞領域が広範囲であると，合併症として新生血管を発症し，硝子体出血，網膜前出血を生じることがある．

e. **急性後部多発性斑状色素上皮症（APMPPE）**：1968 年に Gass により報告され，急性後部多発性斑状色素上皮症（acute posterior multifocal placoid pigment epitheliopathy；APMPPE）と命名された．若年から中年に発症し，多くは両眼性で，急速に後極を中心に斑状黄白色病変を生じる．FA では，早期では滲出斑に一致して低蛍光を示し，後期では逆に過蛍光を示す．IA では，滲出斑は早期から後期を通して低蛍光で，低蛍光部位の範囲は滲出斑病変より広範囲であるといわれている．一般に視力予後は良好であるが，瘢痕形成により視力障害が残る症例もある．

【模範解答】 b，c，d

（澤田　修）

クリニカル・クエスチョン

黄斑部出血をみたら，どうすればよいでしょうか

Answer 黄斑下出血の際には速やかな治療が必要となります．その場合は，ガス注入による血腫移動術，または硝子体手術による血腫除去などの外科的治療が必要です．

まずは，出血がどの部位に起こっているかを確認

　一般に黄斑部出血は，血液の貯留部位と網膜層レベルの関係により，①網膜前出血，②網膜内出血，③網膜下出血，④色素上皮下出血に大別され，それらを形態的に，または血腫を走行する網膜血管との上下関係から判別する（**図1**）．代表的疾患と検眼鏡的特徴を**表1**に示す．出血は①〜④のそれぞれ単独の領域に限定されることもあるが，網膜細動脈瘤破裂時でみられるような網膜前から網膜下へと複数の領域にまたがる出血もある．詳細な眼底観察による出血の進展部位の正確な同定と，眼底造影検査を併用した原因疾患の正確な鑑別が，治療方針決定に不可欠である．たとえば網膜内出血および網膜色素上皮下出血では，原疾患の治療が優先されるが，黄斑前出血と黄斑下出血では，いずれも深刻な視力低下を来たし，血腫そのものに対する治療法が存在する．

黄斑部出血の治療法（1）黄斑前出血

ポイント：黄斑前出血は，網膜血管由来の出血が後部硝子体皮質下，あるいは内境界膜下に貯留する状態で，遷延性の視力低下の一因となる．Valsalva網膜症では1乳頭径以下の出血は数か月を経て自然吸収されるが[1]，分厚い出血が糖尿病網膜症や網膜細動脈瘤で起こった場合，出血の吸収は遅く長期の視力低下を来たす[2,3]．さらに経過した場合には，特に糖尿病網膜症において線維血管増殖膜の形成や黄斑への牽引を起こすことがある．また，黄斑下出血を合併している場合，あるいは可能性がある場合，いたずらに経過観察をせず，早めに対処したほうがよい．

治療：基本は硝子体手術による血腫の除去と，合併するほかの病変への対処である．つまり原疾患が糖尿病網膜症であれば，硝子体の

文献はp.246参照．

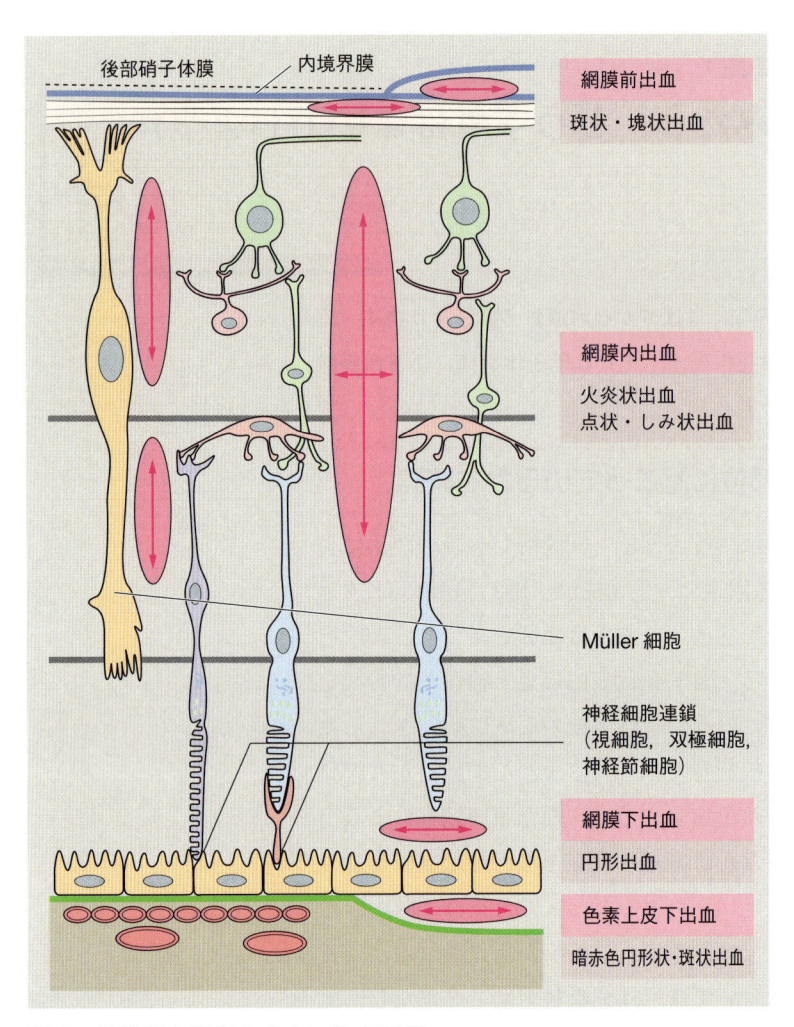

図1 網膜基本構築と出血部位の関係

(図中ラベル)
- 後部硝子体膜
- 内境界膜
- 網膜前出血／斑状・塊状出血
- 網膜内出血／火炎状出血／点状・しみ状出血
- Müller 細胞
- 神経細胞連鎖（視細胞，双極細胞，神経節細胞）
- 網膜下出血／円形出血
- 色素上皮下出血／暗赤色円形状・斑状出血

表1 黄斑部出血での層別診断と疾患・出血に対する治療

網膜の層別レベル	所見	代表的疾患	治療法
網膜前	斑状・塊状の出血がニボーを形成，網膜血管が出血に覆い隠される	Valsalva 網膜症，増殖糖尿病網膜症，網膜細動脈瘤，Terson 症候群	硝子体手術，Nd：YAG レーザー
網膜内	刷毛状，点状，しみ状出血	網膜静脈閉塞症，糖尿病網膜症など	原疾患の治療に準ずる
網膜下	赤色，大型斑状	網膜細動脈瘤，加齢黄斑変性	ガス注入による血腫移動術／硝子体手術による血腫除去
色素上皮下	暗赤色，円形・斑状	加齢黄斑変性（特にポリープ状脈絡膜血管症）	原疾患の治療に準ずる

郭清，合併する線維血管増殖膜の除去および汎網膜光凝固の追加などを，網膜細動脈瘤の破裂であれば，合併する網膜下出血の除去，移動と血管瘤への光凝固などをそれぞれ考慮する．一方，網膜前出血ほぼ単独の病変であることが明らかの場合，Nd：YAG レーザーによる血腫の切開も適応となる．手技の詳細は文献を参照されたい[1,4]．

黄斑部出血の治療法（2）黄斑下出血[*1]

ポイント：加齢黄斑変性や網膜細動脈瘤などの破綻性出血が，網膜下に及んだ場合にみられる．網膜下の凝血塊はフィブリンの収縮を起こし，さらに鉄イオンの毒性や網膜色素上皮との物理的隔離などの要因も加わり，視細胞への強い障害を来たすため[5]，可及的速やかに黄斑下より移動・除去する必要がある．まず，ガス注入による血腫移動術が行われることが多いが[6-8]，移動不成功例などには硝子体手術による除去術が行われる[9,10]．黄斑部より出血を移動させた後は，再出血予防のため，原因病巣の治療へと移行する．

治療の実際：ガス注入による血腫移動術では，100％の C_3F_8 ガスを0.3～0.5 mL 程度硝子体腔へ注射し，適宜眼圧調整のため前房穿刺などを追加する[6]．ガス注入前にフィブリン溶解作用を有する血栓溶解薬，組織プラスミノゲンアクチベータ（tPA，25 μg/0.1 mL）を注入してもよい[7,8]．血腫が下方もしくは耳下方へ移動するように，体位は伏臥位やや前方下向きとする[*2]．早ければ翌日より血腫は移動を開始する．2～3日で移動する傾向になければ，硝子体手術による血腫除去術を試みる．

　その場合は，まず，術前あるいは術中に硝子体腔あるいは血腫内に tPA を投与し，線溶を促す．型どおりの硝子体切除を行い，血腫に切開を加え，液体パーフルオロカーボンを用いて出血の圧出を図る．血液の圧出がおもわしくない場合，組織障害を起こさない範囲で網膜下洗浄を試みてもよい．部分的ガスタンポナーデを行い，手術を終了する[9,10]．

適応外症例：上記2治療の適応除外例として，①血腫中に黄白色の器質化病変がみられる陳旧例，1/2以上を占めるもの，②血腫下の脈絡膜血管が透見できるほどの薄い出血や1乳頭径以下の小さな出血，③血腫が拡大中のもの，などが挙げられる．

（崎元　晋，坂口裕和）

[*1] 黄斑下出血の治療は，歴史的には1990年代に，tPA注入および液体パーフルオロカーボンを併用した，出血を硝子体腔に圧出する血腫除去術が報告された．その後90年代後半にさらに簡便かつ有効な治療法として，硝子体内ガス注入による血腫移動術が報告された．

[*2] **上方の黄斑下血腫移動術について**
ガス注入による血腫移動術は，基本的に血腫を下方へ移動するため，上方に血腫が存在する場合は，対応が異なってくる．中心窩にかかっておらず視力も良好な場合は基本的に経過観察を行うが，視野が著しく障害されており，訴えが強い場合は硝子体手術を行う．上方に血腫の大部分があり，かつ中心窩も侵され視力低下を来たしている場合は，ガス注入術で耳側下向きを行うか（成功率は高いとはいえない），もしくは硝子体手術を行う．細かな病態と考えられる予後を説明し，患者の希望を踏まえたうえで最良の選択を行う．

Leber 粟粒血管腫症

　Leber 粟粒血管腫症（Leber's multiple miliary aneurysms）は，網膜血管瘤や毛細血管拡張などの網膜血管異常に，輪状白斑などの滲出性変化を伴うことのある疾患で，病態としては滲出性網膜剝離を示す若年者の Coats 病と共通する点が多い．疾患概念としても Coats 病の早期病変，あるいは進行が停止した Coats 病と理解する意見が多い．治療に関してみると，Coats 病は重症の滲出性網膜剝離で，網膜下液排除，網膜冷凍凝固や硝子体手術など観血的治療が必要になることが多く surgical retina の対象疾患となる場合が多いが，Leber 粟粒血管腫症は，レーザー光凝固治療のみで治療可能な medical retina 領域の網膜血管拡張性疾患というイメージが強い．

歴史

　1908 年 George Coats[*1] は網膜血管拡張，網膜血管瘤，著しい網膜内および網膜下滲出性変化を示す特発性の疾患を発表し，以後 Coats 病と呼ばれている．一方，Theodor Leber[*2] は 1912 年に網膜血管拡張を示すものの，脂質沈着をいまだ示していない病態を Leber's miliary retinal aneurysms として記載したが，1915 年になって，Leber は自身が記載した病態は Coats 病の軽症の variant と考えてよいとした．さらに Reese は，当初 Leber 粟粒血管腫症の典型

[*1] **George Coats**
Coats 病の George Coats はスコットランド人の眼科医で，1876 年に生まれ，1915 年に没した．

[*2] **Theodor Leber**
Theodor Leber は 1840 年生まれのドイツ人の眼科医で，1917 年に没した．Helmholtz（1821-1894）や von Graefe（1828-1870）に教わった．Leber の名を冠した疾患として Leber 粟粒血管腫症以外に，Leber 先天盲（Leber's congenital amaurosis，早発型の網膜色素変性），Leber 病（Leber 遺伝性視神経症；Leber's hereditary optic neuropathy）が有名である．

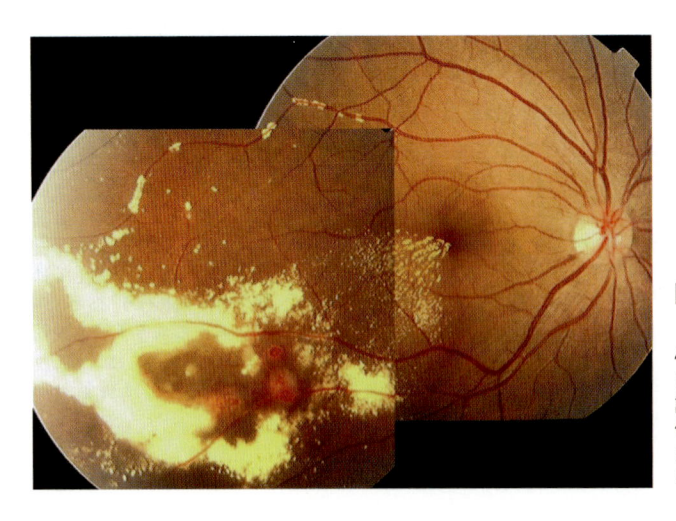

図1　Leber 粟粒血管腫症の眼底写真
42 歳，女性．結膜炎にて近医受診した際に，偶然に右眼の眼底異常を指摘されて受診した．下耳側に輪状白斑とその中央に数個の血管瘤がみられた．中心窩には星芒状白斑がかかっていたが，視力障害の訴えはなく，矯正視力は（1.0）と良好であった．

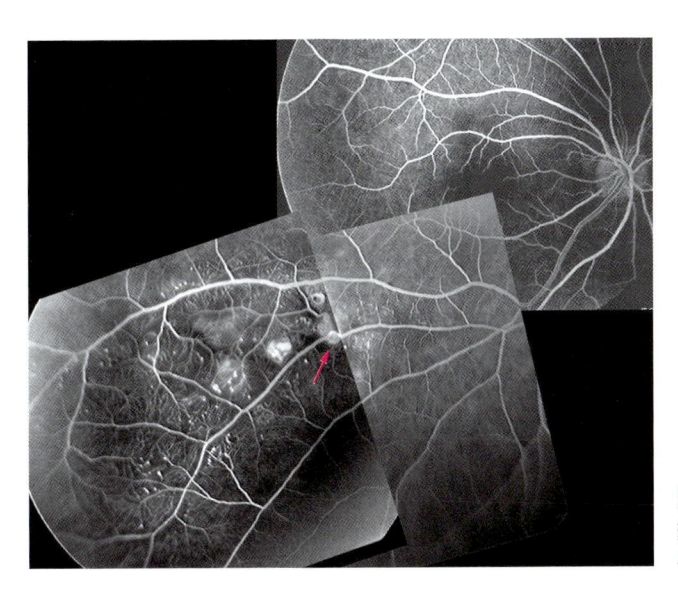

図2 図1の蛍光眼底造影写真
囊腫状に拡張した動脈(矢印)と毛細血管拡張,毛細血管瘤がみられる.

であった症例が,典型的な Coats 病に進行した症例を報告して,両者の同一性を主張している[1,2].

文献は p.247 参照.

Reese の先天性網膜血管拡張症

Coats 病では滲出性変化が進行して網膜剝離に至ることが多いが,Reese[3] は Coats 病の定義はあいまいで,疾患概念としては網膜血管拡張症 (telangiectasis of the retina) と呼ぶのが妥当であるとした.網膜血管拡張症が進行して胞状網膜剝離を示したものがCoats 病であって,網膜剝離を示さず(あるいはまだ剝離を示す前の疾患早期の段階で),網膜の多発性の血管瘤を特徴とする病態がLeber 粟粒血管腫症にあたるとした.

Gass[4] もその教科書のなかで,Reese の命名に従い,primary or congenital retinal telangiectasis を疾患名として挙げており,別名として Leber's multiple miliary aneurysms と Coats'syndrome[*3] を記載している.

わが国においても胞状網膜剝離を伴わず,レーザー光凝固治療にて黄斑部滲出性病変の治療が可能な症例を Leber 粟粒血管腫症として報告してきているのが現状である.

[*3] **Coats 病と Coats 症候群**
若年の滲出性網膜剝離を伴う重症型を Coats 病と呼び,成人の軽症例を Coats 症候群と呼ぶことがある.

年齢,性差

Coats 病の年齢は 4 か月の乳児から 60 代の高齢者まで分布し,多くは 20 歳までに発症,2/3 以上の症例は男児であるとされている.両眼性のこともあるが,90% 以上で片眼性である.

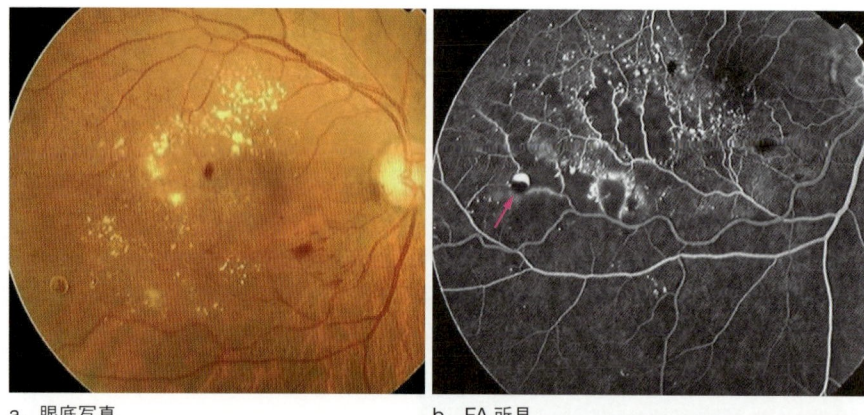

a. 眼底写真　　　　　　　　　　　　b. FA 所見

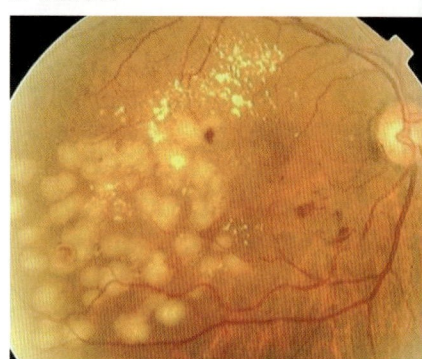

c. レーザー光凝固直後 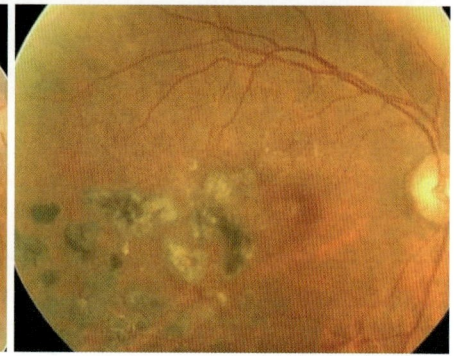　　　　　　　d. レーザー光凝固 10 か月後

図3　Leber 粟粒血管腫症の治療前後の所見
76 歳，女性．半年前から右眼にかすみがかかってみえるようになったとして，近医を受診し，加齢黄斑変性として紹介された．矯正視力は (0.1)．
a. 眼底写真では黄斑の浮腫と少量の硬性白斑，網膜出血がみられる．
b. フルオレセイン蛍光眼底造影（FA）写真にて，毛細血管無血管野と毛細血管瘤が確認される．このような変化は網膜静脈分枝閉塞症でもみられることがあるが，原因となる静脈閉塞部位が見当たらないことで鑑別可能である．さらに耳側周辺部に内部に出血と漿液成分が混在するために，ニボーを形成する大きな血管瘤（矢印）がみられる．
c. 血管瘤と毛細血管閉塞野に対して行ったレーザー光凝固直後の写真である．
d. レーザー光凝固 10 か月後の写真で浮腫，硬性白斑は吸収している．矯正視力は (0.3) である．

　一方，Coats 病の軽症型とされる Leber 粟粒血管腫症は，無症状で偶然に眼底検査で発見されることも多いためか，その発症年齢は明らかではない．わが国で 10 例の治療経過を扱った報告では，初診時年齢は 25〜56 歳の成人例ばかりで，10 例中 9 例が男性であった[5]．

臨床所見

　毛細血管瘤，毛細血管閉塞野，電球様あるいは囊状の網膜血管拡張などの変化が眼底の一部にみられる（図1, 2）．これら網膜血管病変に続発する変化として，網膜浮腫，硬性白斑，輪状白斑，多量の脂質沈着などがみられる．硬性白斑が中心窩下に集積すると，視力

は障害される.

治療

　輪状白斑による視力障害に対しては,滲出の原因となった血管瘤を含む血管異常部位をレーザー光凝固治療する(図3).治療部位の決定にはフルオレセイン蛍光眼底造影検査(FA)が有用である.500 μm 程度の大きめのスポットサイズで,血管瘤に対しては白濁する程度の直接凝固を行う.また,それ以外の部位に対しては灰白色斑となるよう散発凝固をおく.

　浮腫を伴っている場合,レーザー光凝固は時に困難で,血管瘤や異常血管部位が白濁するまで十分に時間をかけて凝固する必要がある.また,一度の凝固ではなく,2〜4週間の間隔をおいて繰り返して凝固することも必要となる.

〔飯島裕幸〕

6. 腫瘍性疾患

網膜血管腫

分類

網膜血管腫は，①毛細血管腫（網膜血管芽細胞腫），②網膜血管増殖性腫瘍，③網膜ツタ状血管腫，④海綿状血管腫などに分類される．①と②は，その鑑別が必ずしも明確にできない例もあると考えられる．③と④は，きわめてまれな病態である．

網膜毛細血管腫（網膜血管芽細胞腫）

von Hippel-Lindau病（小脳網膜血管腫症）[*1]に伴って発生する場合と，孤発例がある．血管腫は小脳のほか延髄，橋，脊髄にみられるほか，腎嚢胞や腎癌，褐色細胞腫，内耳のリンパ嚢胞腺腫などを合併することがある．何らかの視機能障害に端を発し，網膜における血管腫の発見が本症の診断に至る契機となることが少なくない．高率に腎癌を発生することが知られ，主要な死因となる．

眼所見の特徴：眼底周辺部，特に耳側網膜に桃赤色から黄白色を呈する腫瘤で，この腫瘤に対して拡張，蛇行した流入血管と流出血管がみられる（図1）．同一眼に複数の血管腫がみられることもあり，半数近くは両眼に発生する．また，視神経乳頭上や傍乳頭部に発生することもある．

血管腫の周囲網膜に滲出性変化を伴うことがあり，時に高度な変化を来たす．また，グリオーシスとともに硝子体に牽引が加わり，網膜剥離の原因となることがある．病巣から離れた黄斑部に滲出性変化を生じると，視力低下の原因となる．

蛍光眼底造影では拡張した流入動脈と流出静脈が順次，造影される（図2）．腫瘤は造影早期から過蛍光を呈し，後期には強い組織染とともに漏出がみられることもある．

網膜血管増殖性腫瘍

1983年にShields[2]らはvon Hippel病とは異なり，非家族性，片眼性で，全身的あるいは神経学的な異常所見を認めない孤発性網膜血

[*1] **von Hippel-Lindau病**
1904年にvon Hippelが網膜血管腫症を報告．その後，1926年にLindauが小脳血管腫とともに網膜をはじめとする多臓器に血管腫を合併した症例を報告して以来，小脳と網膜に血管腫を併発した場合はvon Hippel-Lindau病と呼ばれるようになった．多数の臓器における過誤腫を特徴とする母斑症（phacomatosis）の一つであり，小児期から若年成人に発症する．

第3染色体短腕にあるVHL（von Hippel-Lindau）抑制遺伝子の変異によって生じる常染色体優性遺伝性疾患で，責任遺伝子は3q25に存在し[1]，遺伝子診断が可能な疾患の一つである．

文献はp.247参照．

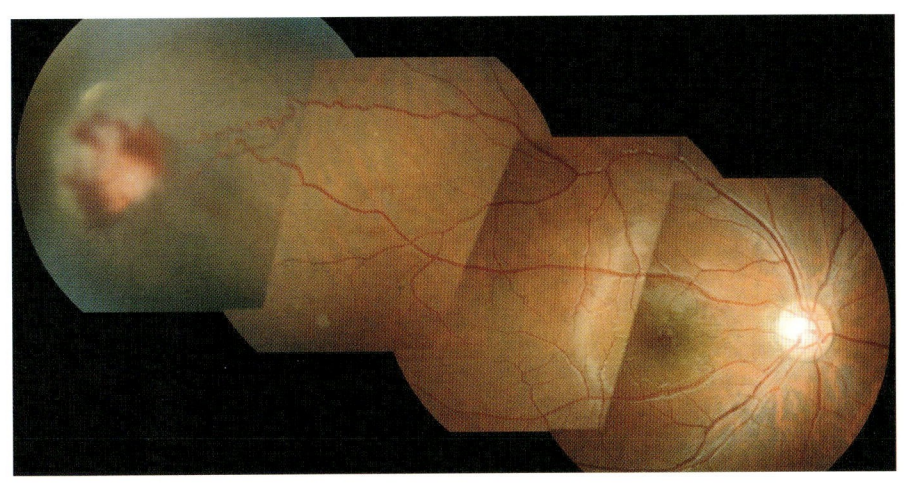

図1 von Hippel病の眼底写真
耳側網膜周辺部に出血を伴った腫瘤がみられる．蛇行した流入動脈と静脈がみれらる．

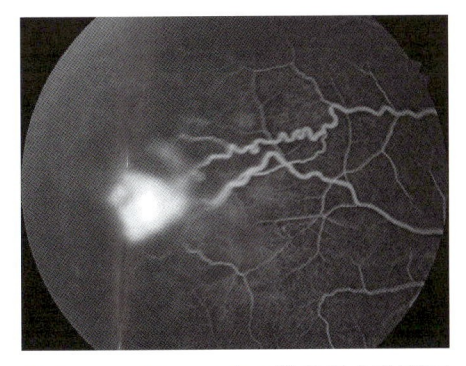

図2 von Hippel病の蛍光眼底造影写真（図1と同一症例）
腫瘤が過蛍光を呈している．

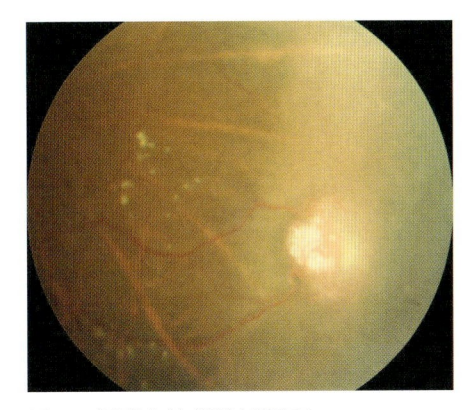

図3 網膜血管増殖性腫瘍
網膜動静脈の蛇行と拡張は明らかではない．

管腫で，流入および流出血管の拡張や蛇行を認めない一連の病態を一つのclinical entityとしてまとめ，後天性網膜血管腫と定義した．しかし，後天性網膜血管腫とvon Hippel病を厳密に区別することは困難なこともあるため，その後Shieldsら[3]は続発性の病態も含め，これらを網膜血管増殖性腫瘍（vasoproliferative tumor of the ocular fundus）としてまとめ，今日ではこの概念が広く受け入れられている．

眼所見の特徴：拡張，蛇行した流入血管と流出血管がみられないほかは，von Hippel病あるいはvon Hippel-Lindau病にみられる網膜血管腫と大きな違いはない（**図3**）．網膜周辺部，特に耳側に多くみられ，まれに視神経乳頭上や傍乳頭部に発生する（**図4**）．血管腫の周囲網膜には滲出性変化を生じることがあり，黄斑部に滲出性変化や浮腫を生じると視力の低下をもたらす[3]．高度な滲出性変化（**図5**）

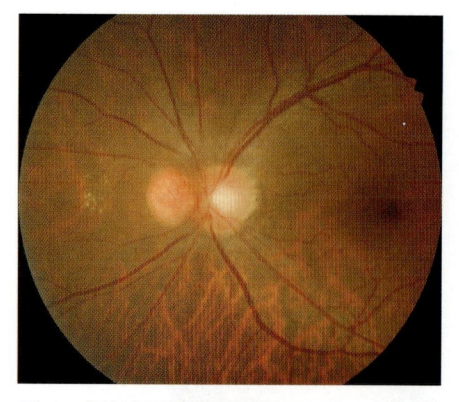

図4 視神経乳頭の辺縁から生じた網膜血管増殖性腫瘍
この症例は滲出性変化などを生じておらず，視機能への影響はほとんどない．

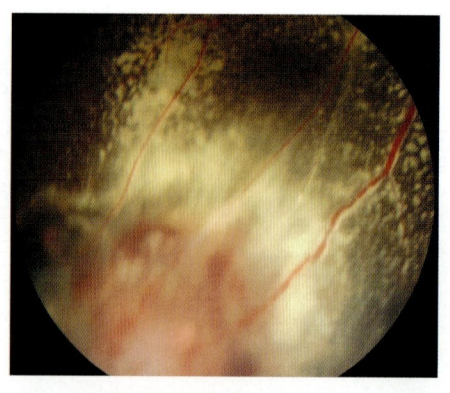

図5 高度な滲出性変化を来たした網膜血管増殖性腫瘍
出血と滲出，さらに硬性白斑を伴い，腫瘍の周囲網膜は剥離している．

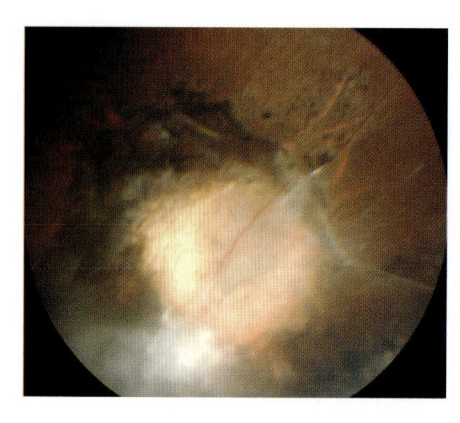

図6 グリオーシスを伴った網膜血管増殖性腫瘍
周囲網膜に対する硝子体の牽引がみられる．

による網膜剥離や硝子体出血を引き起こすこともある．グリオーシスに伴って硝子体の牽引を生じ，網膜剥離の原因となる点も von Hippel(-Lindau)病と同様である（図6）．

一方，まったく無症状のことも多く，検診やほかの眼疾患の精査の過程で偶然発見されることもある．特に後述する黄斑上膜による視機能障害が診断のきっかけとなることが多い．なお，血管腫自体は活動性に応じて滲出性変化をはじめとするさまざまな症状を生じることもあれば，自然退縮傾向を示すこともある．

網膜ツタ状血管腫

本症はほかの網膜血管腫と異なり，真の腫瘍性病変ではなく，網膜動静脈の異常吻合である（図7）．同様の血管異常は網膜のみならず，中脳などにもみられることがあるほか，Wyburn-Mason 症候群[*2]に付随してみられることが知られている．

[*2] **Wyburn-Mason 症候群**
Wyburn-Mason 症候群では中枢神経系における動静脈奇形とともに，先天的な網膜血管の拡張と蛇行，すなわちツタ状網膜血管腫としての眼底所見がみられる．顔面にも動静脈奇形を伴うことがある．蛍光眼底造影では，造影早期から網膜血管が充盈されるが，蛍光色素の漏出などはみられない．

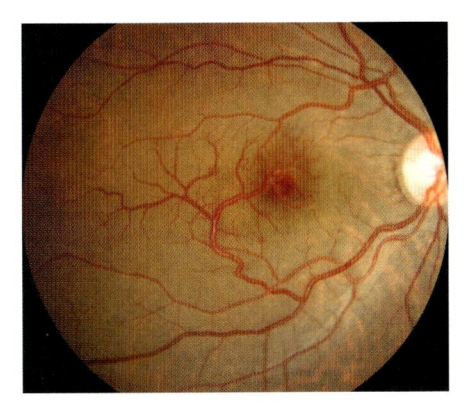

図7 網膜ツタ状血管腫
拡張した網膜静脈と網膜動脈が吻合している．

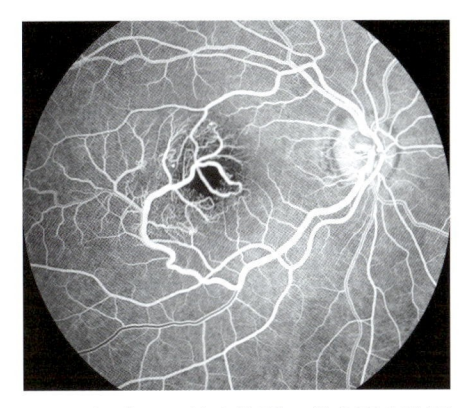

図8 網膜ツタ状血管腫の蛍光眼底造影
(図7と同一症例)
網膜静脈の拡張と動脈との吻合が明らかである．

　蛍光眼底造影では，拡張した網膜動脈が拡張した網膜静脈系に吻合している様子が描出される（図8）．

　まれに硝子体出血や網膜静脈分枝閉塞症を来たすことがあるが，通常は無症状のため，特に治療を必要とすることはない．

網膜海綿状血管腫

　小児あるいは若年成人にみられる，まれな網膜血管腫である．中枢神経系血管腫を伴う網膜海綿状血管腫では，*KROT 1* 遺伝子に異常がみられることがある[4]．眼底周辺部，まれに視神経乳頭近傍にみられ，血管瘤が集合したような腫瘤の形成を特徴とする．病変の周囲に滲出性変化を生じることはなく，血管腫自体も変化に乏しいため，特に治療は必要としないことが多い．

網膜血管腫に対する治療法

　まったく無症状の場合には経過観察のみで十分なことも多い．滲出性変化を生じてきた場合には，黄斑部に病変が及ぶ前に経瞳孔温熱療法を含む網膜光凝固や経強膜的な冷凍凝固が行われる．光線力学療法（photodynamic therapy；PDT）の有用性も報告されている[5]．

　いずれの治療法も腫瘍の厚みが増してくると効果が得にくい．また，滲出性変化を停止させるまでに繰り返し治療が必要となることもある．視神経乳頭部の血管腫は比較的まれであるが，光凝固や冷凍凝固治療が行いにくいことに加え，徐々に発育して続発性網膜剥離などを併発し，視力予後不良となることがある．

〔後藤　浩〕

7. 発達障害

未熟児網膜症

発見と発症率

　未熟児網膜症（retinopathy of prematurity；ROP）は，1942年に米国の眼科医であるTerryによって，水晶体後面線維性増殖症（retrolental fibroplasia）として初めて報告された[1]．当時，低出生体重児に対して保育器で酸素投与を行う治療が開始され，患児の生存率が大きく向上したが，後にこの酸素投与が未熟児網膜症の発生に関与していることが判明し，1960年代には酸素使用を抑制することで未熟児網膜症の発症数は大きく減少した．しかし，その後の周産期医療の発達によって超低出生体重児（出生体重<1,000g）の生存率が大きく改善し，また，わが国では近年，全出生数が減少しているにもかかわらず，低出生体重児の全出生数に対する割合および出生数は増加しており，重症の未熟児網膜症はむしろ増加傾向にある．発見から70年近くが経過した未熟児網膜症であるが，今でも先進国での小児失明原因の第1位を占める疾患である．また，近年では発展途上国の経済発展に伴い，これらの国々でも未熟児網膜症の発生数ならびに本疾患による失明患者数が増加している．現在，全世界で未熟児網膜症による失明者は1年間に約50,000人と推定されており，特に発展途上国ではこれによる失明患者の増加が大きな問題

文献はp.247参照.

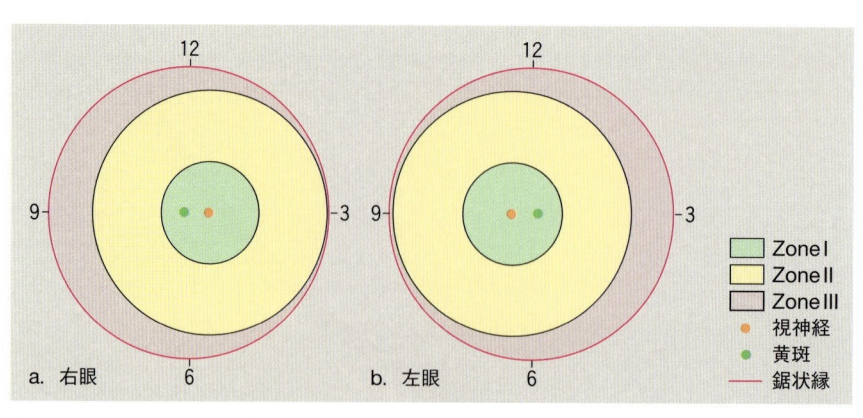

図1　未熟児網膜症の範囲（Zone）の概念図
子午線方向の位置はZoneで，円周方向の位置は時間で表記する．

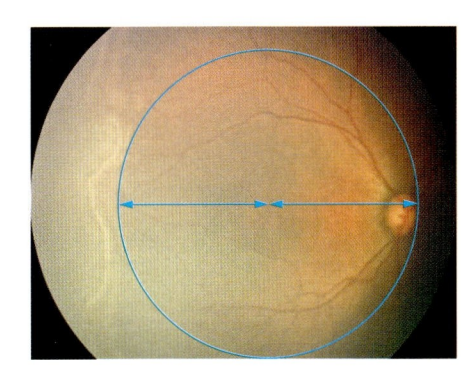

図2 ZoneIの判定
日常臨床でZoneIの耳側端は25D，あるいは28Dレンズでみえる範囲（青丸内）と判定する．この円内がZoneIとなるわけではなく，円の直径を半径とした円の内側がZoneIとなることに注意．

である[2]．本疾患による重篤な視力障害をいかにして減らすかというのは，社会的にも重要な課題である．

分類

　未熟児網膜症の国際分類[3]では，範囲（Zone）と程度（Stage），plus diseaseの有無で表記される．Zoneは，診察時に血管の成長がどの位置にあるかで3段階に判定する．ZoneIは視神経乳頭を中心として同部と黄斑の距離の2倍を半径とした同心円内に相当する．ZoneIIは視神経乳頭〜鼻側鋸状縁を半径とした同心円内でZoneIを除く部分，ZoneIIIは残りの部分である（図1）．日常臨床では25Dあるいは28Dを用い，視神経乳頭の鼻側端に眼底観察野の端を位置させた状態で観察できる耳側端をZoneIの耳側端とする（図2）．最近，普及しつつある接触式広画角デジタル眼底撮影装置（RetCam®）などを用いて眼底像を撮影できると，Zone判定はより正確に行える．修正30台週前半では黄斑部は形成されていないので，この方法でも正確なZone判定はしばしば困難である．ZoneIでは最も血管の成長が悪く，網膜症が重症になる割合が高い．ZoneIIIでは網膜症を発症することはほとんどなく，ZoneIIはその中間である．ZoneIIをさらに半分に分け，Posterior ZoneIIとAnterior ZoneIIに分けることもよく行われるが，これはPosterior ZoneIIがZoneIに近い臨床的な性格をもっていることがしばしばみられるためである．

　程度はStage1から5までの5段階に分類され，Stage4のみAとBにさらに分けられる．Stage1では境界線（demarcation line）が形成されるが，通常，これをもって未熟児網膜症の発症と定義する．Stage2は境界線が盛り上がり，ridgeと呼ばれる状態となる．Stage3では，網膜新生血管が内境界膜を突き破って網膜外に伸展した状態である（図3〜6）．やがて，新生血管は増殖膜を形成し，これが収

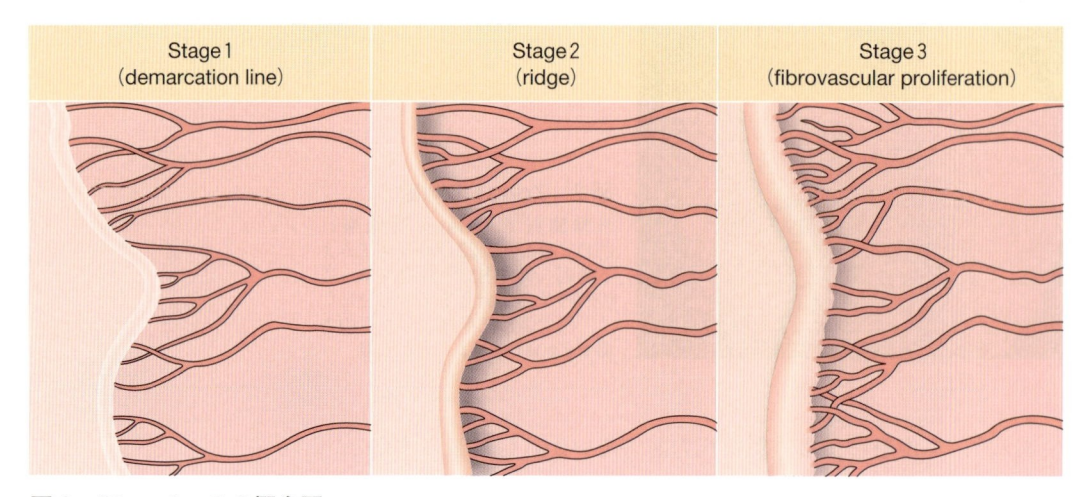

図3 Stage 1〜3の概念図

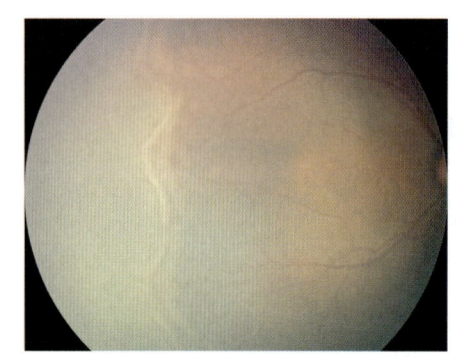

図4 Stage 3 右眼底像

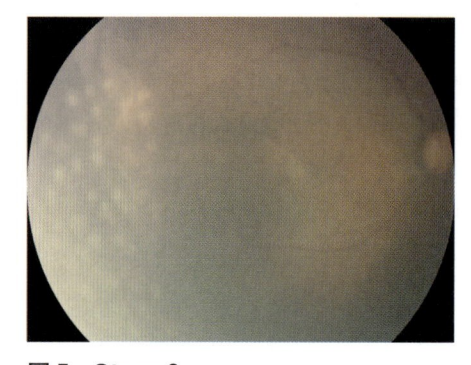

図5 Stage 3
図4の症例の光凝固直後．新生血管膜の後極側に1〜2列の凝固斑を認める．

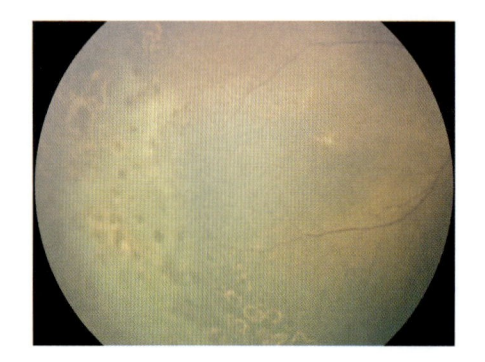

図6 Stage 3
図4の症例の光凝固2週後．凝固斑に色素沈着，網膜血管の径が図5より減少し，病状が治まりつつある．

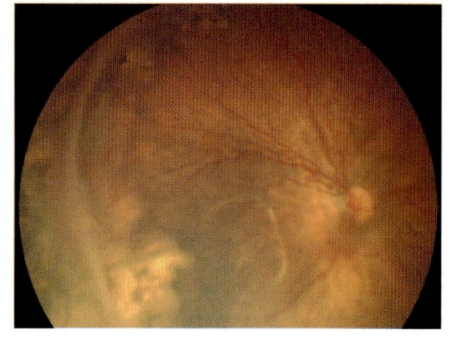

図7 Stage 4A
光凝固治療は十分に行われているが，病勢は衰えず，後極部網膜の血管拡張蛇行が2象限以上に及ぶplus diseaseの状態である．

縮して網膜を牽引することによって牽引性網膜剥離が生じる．Stage 4Aは黄斑部を含まない部分網膜剥離，Stage 4Bは黄斑部を含む部分網膜剥離，Stage 5は網膜全剥離である（図7〜11）．

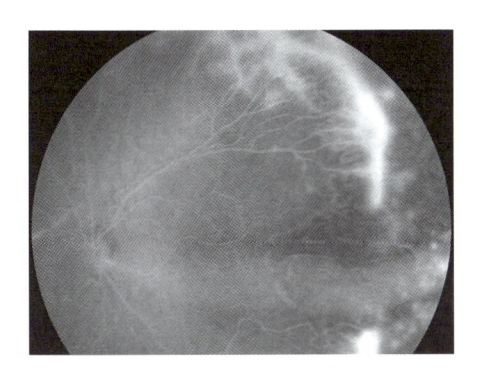

図 8 Stage 4A 蛍光眼底所見
耳上側，耳下側に蛍光漏出を認める．

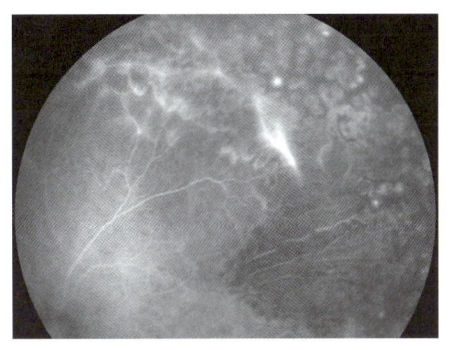

図 9 Stage 4A
図 8 の症例にベバシズマブ投与 5 日の蛍光眼底所見．蛍光漏出の減少を認める．

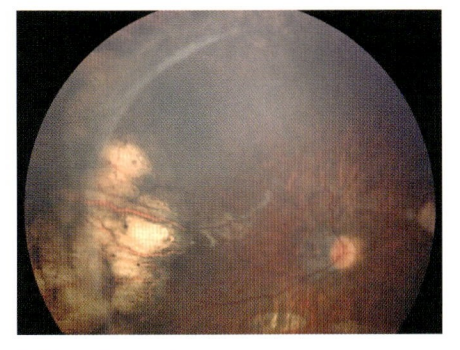

図 10 Stage 4A
水晶体温存硝子体術後 7 か月．耳側に増殖膜は残存するも，網膜は完全に復位している．

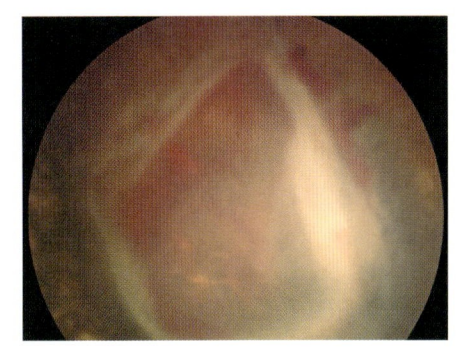

図 11 Stage 5
光凝固は十分に行われたが，病状の進行を止められず，後極部網膜を含め全剥離の状態である．

病態と発症原因

　低出生体重児では網膜血管の発達が未熟で，網膜周辺部に網膜血管がない領域（無血管領域）が存在する．軽症例では生理的新生血管がやがて網膜周辺部に達して治癒するが，無血管領域が広範にある重症例では無血管領域と有血管領域の間に新生血管が網膜上に発生する．さらに病態が悪化すると新生血管は線維血管増殖膜を伴い，これが収縮して牽引性網膜剥離（図 7）を生じて失明にいたる．短い在胎週数，出生体重が小さいこと，酸素投与などが未熟児網膜症の発症や重症化と関係する因子である．

　過剰な酸素投与が未熟児網膜症の発症，重症化にとって有害であることは以前から指摘されてきたが，酸素飽和度を下げると未熟児網膜症の発症率が下がるとの報告もある[4]．これに関して，出生週数が 24 週以上，28 週未満の 1,316 例を対象として最近行われた無作為割付前向き臨床試験では，酸素飽和度を 85〜89% にコントロ

ールした群と，91〜95％にコントロールした群の間で光凝固を要する重症未熟児網膜症に達した割合は差がなく，前者で死亡率が高かったことが示され，酸素飽和度を低く設定することの危険性が報告されている[5]．しかし，死亡率に差がないとする意見[6]もあり，この点について今後のさらなる検討が必要である．

未熟児網膜症に対する網膜光凝固

未熟児網膜症に対して確立された治療法は網膜光凝固であるが，これは当時，永田　誠医師によって世界で最初に行われたものである．網膜光凝固は未熟児網膜症と同様に網膜に無血管領域が発生し，新生血管が生じる疾患（糖尿病網膜症〈diabetic retinopathy；DR〉，網膜静脈閉塞症〈retinal vein occlusion〉など）に対しても有効な治療法であるが，これはこれらの疾患で眼内に増加した血管内皮増殖因子（vascular endothelial growth factor；VEGF）が網膜光凝固によって抑制され，新生血管の活動性が低下することによる．適応，方法などに関しては p.218 を参照されたい．

網膜剥離に対する硝子体手術

適切な時期に網膜光凝固が行われたとしても，全例の失明を防止できるわけではない．米国で行われた多施設研究では，網膜光凝固を従来の基準より早期に行っても，9.1％の症例で重篤な視力障害を生じたと報告[3]されている．不幸にして重症化し，牽引性網膜剥離が生じた症例に対しては硝子体手術を行い，網膜への線維血管増殖膜による牽引を解除し，網膜を復位させる．しかし，網膜全剥離に至った症例での治療成績は不良で，網膜復位率は 40〜60％ 程度にとどまり，復位しても多くの症例で読書可能な視力は得られない．そこで最近ではより早期の段階で手術を行うことが提唱されている．詳細については p.222 を参照されたい．

抗 VEGF 療法

先述のとおり，重症未熟児網膜症の眼内では VEGF が増加しており，これが病態の悪化に大きく関与している．これに対して VEGF に対するモノクローナル抗体を眼内に投与する治療が試みられている．抗 VEGF モノクローナル抗体の硝子体内投与は，加齢黄斑変性に対するラニビズマブがすでに国内で認可されているが，同じく抗 VEGF モノクローナル抗体で転移性結腸癌に対する抗癌薬として認

可されているベバシズマブを未熟児網膜症に対して使用する[*1]ことが行われている．

具体的な使用法には，①Stage 4 の段階で硝子体手術前に投与する[7]，②網膜光凝固を十分に行ったにもかかわらず病勢が抑制できない Stage 3 症例に対して行う salvage therapy[8]，③網膜光凝固の代替治療として行う monotheraphy[9] がある．ベバシズマブ硝子体内投与と網膜光凝固治療を比較した多施設前向き無作為割付試験の結果では，Zone I，Stage 3＋ においてはベバシズマブ硝子体内投与のほうが再発率は少なく，良好な結果が得られ，Zone II，Stage 3＋ では差がなかったことが示された[9]．権威ある雑誌に報告されたために，今後，この治療が広く普及していることが予想されるが，一方でこの報告には多くの問題点も指摘されている[10]．

カコモン読解 第 21 回 一般問題 42

未熟児網膜症（国際分類）で網膜剥離が始まるのはどれか．
a Stage 1　b Stage 2　c Stage 3　d Stage 4　e Stage 5

解説　未熟児網膜症の国際分類[3]では範囲（Zone）と程度（Stage），plus disease の有無で表記される．Zone とは血管の成長がどの位置にあるかで 3 段階に判定する．Zone I は視神経乳頭を中心として同部と黄斑の距離の 2 倍を半径とした同心円内に相当する．Zone II は視神経乳頭〜鼻側鋸状縁を半径とした同心円内で Zone I を除く部分，Zone III は残りの部分である．

程度は Stage 1 から 5 までの 5 段階に分類され，Stage 4 のみ A と B にさらに分けられる．Stage 1 では境界線（demarcation line）が形成されるが，通常，これをもって未熟児網膜症の発症と定義する．Stage 2 は境界線が盛り上がり，ridge と呼ばれる状態となる．Stage 3 では網膜新生血管が内境界膜を突き破って網膜外に伸展した状態である．やがて，新生血管は増殖膜を形成し，これが収縮して網膜を牽引することによって牽引性網膜剥離が生じる．Stage 4A は黄斑部を含まない部分網膜剥離，Stage 4B は黄斑部を含む部分網膜剥離，Stage 5 は網膜全剥離である．以前は Stage 5 になり，疾患の活動性が十分に低下してから硝子体手術を行っていたが，現在ではより早期の段階，すなわち Stage 4A で手術を行うことが多くなっている．

したがって，未熟児網膜症で網膜剥離が始まるのは Stage 4 である．

模範解答　d

（日下俊次）

[*1] 先述の比較試験でも記載されているように，本治療法はあくまで適応外使用であり，安全性，有効性が現時点では確立されたものではない．成長が盛んな乳児に対する使用には特に慎重を期するべきであることはいうまでもない．現時点では抗 VEGF 抗体投与は，院内倫理審査委員会の承認を得たうえ，患者の家族に十分な説明を行い，書面による厳格なインフォームド・コンセントを得たうえで行う必要がある．

エビデンスの扉

未熟児網膜症発症の危険因子

侵襲を最低限とする診療計画立案

急性未熟児網膜症（retinopathy of prematurity；ROP）の患児は，当然未熟児であり，呼吸や循環も安定しておらず治療や検査により容易に全身状態が悪化する．したがって，ROPの診療では常に侵襲を最低限にするよう心掛けるべきであり，そのためにはROPの発症時期，自然経過，危険因子を知って計画をたてる必要がある．

CRYO-ROP Studyとその周辺

ROPの最も強力な単一危険因子は在胎週数である．在胎週数（gestational age；GA）が32週を超える児にROPが発症するのはまれである．それ以外の発症時期や自然経過，危険因子について確実なエビデンスの多くは，1986～88年に米国で行われた"Multicentre trial of cryotherapy for retinopathy of prematurity（CRYO-ROP Study）"[1,2]と，その前後に行われた研究により得られている．まずROPの発症時期や時間経過は出生後週数よりも修正週数（PMA）[*1]を用いると，より狭い範囲に収束し予測が容易となる（表1）．網膜症の発症は修正29週，50％が自然経過で，高度の視力障害に陥る限界域に至るのは約修正37週，15％以上が予後不良となる前限界域到達は修正35週であり，修正45週以前に前限界域に至らなければ予後は良好とされる．眼外の危険因子として，より短い在胎週数，多胎，墜落産（院外産），より小さい出生体重，白人などが挙げられ，眼内の危険因子としてはZone I ROP, plus disease[*2]，6時間分の眼底領域を超えるStage 3に加えて，虹彩血管の拡張が挙げられる（表2）．このうち，きわめて重要なのはZone I病変であり，Zone Iの32％は限界域に達する．体重は，100g増加すると限界域に至る確率が27％減少する．

ETROP Study[3]

CRYO-ROP Studyと引き続くStudyで，網膜冷凍凝固ないし光凝

文献はp.248参照．

[*1] 修正週数
post-menstrual age；PMA．生下時週数に出生後週数を加えたもの．

表1 修正週数（post-menstrual age）と病変の進行

Stage 1	34週
Stage 2	35週
Stage 3	36週
限界域	37週
前限界域	35週

[*2] plus disease
眼底後極の網膜動静脈の拡張と蛇行を示す．

表2 ROPの危険因子

眼病変	ZoneI病変	眼外病変	短い在胎週数
	plus disease（後局動静脈拡張蛇行）		多胎
	虹彩血管拡張		墜落産（院外産）
	6時間分の眼底領域を超えるStage3病変		小さい出生体重
			白人

表3 ROPスクリーニング

出生時体重1,500 g以下
在胎週数28週以下
生後4〜6週ないし修正31〜33週に初期眼底検査

固で無血管網膜の広範かつ密な凝固（ablative retinal coagulation）を行えば予後不良例が半減すると立証されたが，これらの設定では25％は高度視力障害となり，また72％は良好な視力が得られないので，よりよい視機能を求めて"Early treatment for ROP Study"が行われ，自然経過で15％以上予後不良と思われるType 1前限界域ROPを対象に網膜凝固を行い，有意な差を得ている．Type 1は，plus diseaseを伴うZone I，Stage 2か3でZone II，あるいはZone I，Stage 3でplus diseaseがないものをいう．Plus diseaseは後極部の動脈静脈の拡張蛇行で判断され[4]，これはしばしば虹彩の血管拡張と相関する[4]．

その他の危険因子とスタディ

眼外の危険因子としては，ほかに脳室内出血，呼吸窮迫症候群，気管支肺形成不全などが知られており[5]，ほかにも高度の貧血や多数回の輸血などが知られている．また，出生後の体重増加不良や麻酔なども危険因子となりうるとされる．その他の危険因子として投与されている酸素の急激な減量や，光刺激が危険因子となりうるとされ，網膜症進行抑止のために周囲の光を減らすLIGHT-ROP Study[6]や，投与酸素濃度を長期に維持するSTOP-ROP Study[7]が行われたが，有効なエビデンスは得られていない．

エビデンスに基づいたスクリーニングと管理（表3）

急性ROPに特異的な症候はない．したがって，ROPを見過ごさないためにはスクリーニング眼底検査を行うしかない．米国では上記のエビデンスに基づいて，生下時体重1,500 g以下，在胎週数28週以下の未熟児は生後4〜6週ないし修正31〜33週の間に眼底検査を行うガイドラインがつくられている．

（林　英之）

クリニカル・クエスチョン

未熟児網膜症への光凝固の適応と方法について教えてください

Answer 未熟児網膜症の経過で自然治癒に向かうか，牽引性網膜剥離へ進むかの分岐点は，血管の伸展度と増殖組織の有無，後極部血管の拡張・蛇行の有無によっておおむね予測可能であり，これらの徴候を見きわめて光凝固の適応を決定します．凝固範囲は病期によって判断し，凝固斑の間隔は成人に行うよりもやや密にします．

未熟児網膜症とは

未熟児網膜症（retinopathy of prematurity；ROP）は，早産児の発達途上の網膜に起こる血管増殖疾患である．網膜血管が形成される途上の段階で出生するため，血管が鋸状縁まで到達しておらず周辺部に無血管領域が存在し，このため新生血管が発生する．軽症例では，ある時点で進行が停止し，時間とともに自然に治癒するが，重症例では線維血管性増殖組織が形成され，これが収縮して網膜を牽引し，網膜剥離へ至る．

病期分類

ROPの治療適応は，国際分類[1]による活動期の病期分類によって示されている．

病期分類では，①Zone，②Stage，③plus diseaseの3点について，それぞれ判定する（表1）．

光凝固の適応

ROPに対する光凝固は，現在治療の主流となっており，無血管領域を凝固することによりVEGF産生が抑制され，新生血管の活動性を低下させることを目的として行われる．

光凝固の適応は2003年に報告されたETROP Trial（Early Treatment for Retinopathy of Prematurity Randomized Trial）[2]の結果，Type 1 ROPと呼ばれる三つの病期で表されることとなった．

① Zone I, any Stage ROP with plus disease（図1）
② Zone I, Stage 3 ROP without plus disease（図2）

文献は p.248 参照．

表1 未熟児網膜症の病期分類

Zone（眼底を三つのZoneに分けて，血管の成長先端部の位置を示すもの．血管の成長が最も悪い位置で判定する）	ZoneⅠ	最も内側にあり，乳頭を中心として乳頭-中心窩間距離の2倍を半径として描いた円内．
	ZoneⅡ	乳頭を中心として乳頭-鼻側鋸状縁間の距離を半径として描いた円内からZoneⅠを除いた範囲．
	ZoneⅢ	残りの耳側の三日月状の範囲．
Stage	Stage 1（demarcation line；境界線）	有血管領域と無血管領域を分ける細く白い線．
	Stage 2（ridge；隆起）	境界線が厚みを帯びてピンク色に変化し，やや硝子体側へ突出したもので，その後方に新生血管の発芽（neovascular tuft）を数個伴うことがある．
	Stage 3（extraretinal fibrovascular proliferation）	新生血管の発芽が融合し硝子体側へ立ち上がってきた段階で，新生血管周囲に線維結合織も形成される．
	Stage 4（partial retinal detachment；網膜部分剥離）	Stage 4A　中心窩に及ばない網膜部分剥離 Stage 4B　中心窩に及んだ網膜部分剥離
	Stage 5（total retinal detachment；網膜全剥離）	網膜がすべて剥離した段階
plus disease		後極部血管の拡張・蛇行が眼底の2象限以上にみられる場合

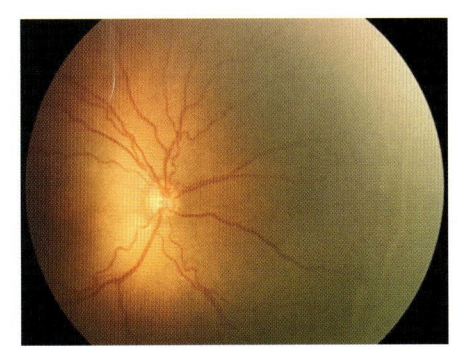

図1　光凝固の適応例（ZoneⅠ, any Stage ROP with plus disease）

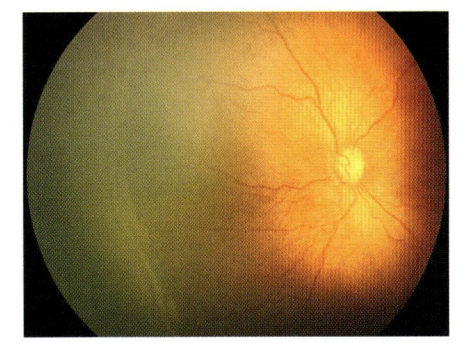

図2　光凝固の適応例（ZoneⅠ, Stage 3 ROP without plus disease）

③ ZoneⅡ, Stage 3 ROP with plus disease（図3）

　これらの病期に至った場合，72時間以内に治療を行うことが推奨されている．plus diseaseがみられた場合はすべて治療の適応となる．通常，Stage 3の線維血管性増殖組織がみられたとき治療を行うが，その範囲は治療適応を考慮する際に問題とならない．ZoneⅠ網膜症では予後が非常に悪いので，Stage 3がわずかな範囲で，plus diseaseを伴わない段階でも治療適応となる．逆に，ZoneⅡ網膜症では，Stage 3でもplus diseaseを伴わない場合は自然治癒する可能

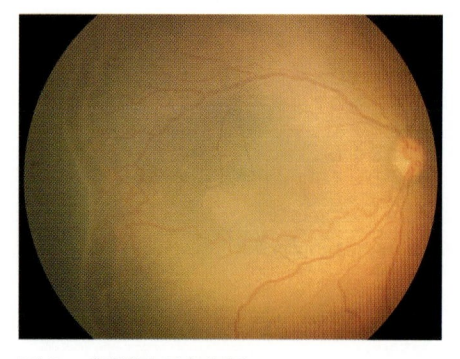

図3 光凝固の適応例（Zone II, Stage 3 ROP with plus disease）

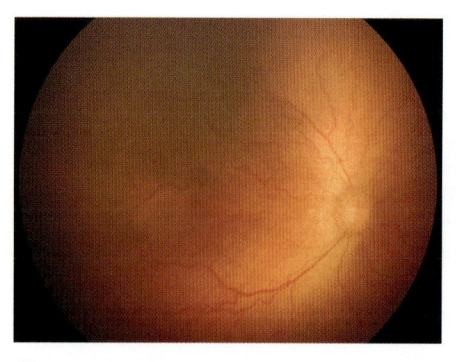

図4 AP-ROP（aggressive posterior ROP）

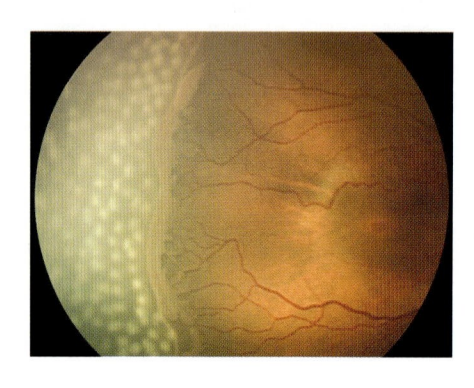

図5 光凝固の例
凝固斑と凝固斑の間隔は1/2スポット程度あけて，通常の成人に行うレーザーよりやや密になるように行う．

性が高く，予後がよいので治療を行わずに経過を観察し，plus disease となった時点で治療を行う．

また，最も重症な AP-ROP（aggressive posterior ROP）では，診断がつき次第，どの病期でも治療を開始してよい（図4）．ただ，AP-ROP は進行が非常に速いため，診断可能な時期には Stage 3 か，plus disease となっていることがほとんどである．

光凝固の方法

現在，主に使用されているレーザーは，アルゴン緑レーザー（波長 514 nm），半導体レーザー（810 nm），グリーン YAG レーザー（532 nm）である．デリバリーは双眼倒像鏡，単眼倒像鏡，手術用顕微鏡，細隙灯顕微鏡がある．手術用顕微鏡，細隙灯顕微鏡では，専用のレンズが必要である．

凝固条件は波長によって出力が若干異なるが，基本的には照射時間 0.2〜0.3 秒，出力 200〜300 mW 程度で網膜の凝固斑をみながら適宜調整する．通常，後極部の凝固では周辺部の凝固より高い出力を要する．

凝固範囲は，網膜の無血管領域を ridge（隆起）から鋸状縁まで眼

底の全周にわたってくまなく凝固する場合と，Zone II 網膜症でStage 3 が耳側等に限局している場合などで，増殖組織の周辺の範囲のみ部分的に凝固する場合がある．凝固斑と凝固斑の間隔は 1/2 スポット程度あけて，通常の成人に行うレーザーよりやや密になるように行う（図 5）．

追加凝固が必要な場合

通常，光凝固の効果は術後約 1 週間程度で現れてくる．術後数日間は後極部血管の拡張・蛇行は一時的に悪化するが，それを過ぎると，拡張・蛇行が軽快し，線維血管性増殖は退縮しはじめる．術後 1 週間を過ぎても後極部血管の拡張・蛇行が軽快しない，あるいは増殖組織が退縮しない，増殖組織が充血しているなどの場合は，追加凝固が必要である．追加凝固は skip lesion に密に行い，さらに増殖組織の後極側まで数列追加し，増殖組織が完全に退縮するまで必要があれば繰り返し行う．術後数週間たってから，最初の増殖組織の位置よりも周辺側に新たな増殖組織が形成されることがあるので，予定日から 3 か月程度までは 1〜2 週に 1 度経過観察を行う．特に AP-ROP では再増殖が必発で，増殖組織も半透明で見逃しやすいため，静脈の拡張などの所見に注意しながら経過を観察する必要がある．

治療後の合併症

レーザー治療後は，高頻度で近視を合併する[3]．その他，白内障[4]，角膜混濁，虹彩萎縮，虹彩後癒着，緑内障[5]，網膜硝子体出血，網膜裂孔，裂孔原性網膜剝離[6] などが合併することがある．

（平岡美依奈）

クリニカル・クエスチョン
未熟児網膜症への硝子体手術の適応について教えてください

Answer 未熟児網膜症（retinopathy of prematurity；ROP）が進行し，牽引性網膜剥離を生じた場合，もしくは光凝固で病勢の頓挫を得られず網膜剥離を生じることが予想される場合に，手術が考慮されます．Stage 4 の網膜部分剥離では，強膜バックリング術または硝子体手術が，Stage 5 の網膜全剥離では硝子体手術が行われます．

ROP で生じる網膜剥離

ROP で生じる網膜剥離は，滲出性網膜剥離と牽引性網膜剥離，もしくはその混在した網膜剥離がある．滲出性網膜剥離は，表面凸で網膜下に滲出液があり，これにより黄色〜赤色を呈している．牽引性網膜剥離は，表面凹で線維血管性増殖組織の収縮によって水晶体後面中心に向かって牽引されており，しばしば硝子体動脈遺残や水晶体血管膜と連続した白色の組織が連絡しているのが観察される．ROP では滲出性網膜剥離はまれで，牽引性網膜剥離の頻度が高く，手術の対象となるのは牽引性網膜剥離である．

手術時期

以前の ROP の網膜剥離に対する手術は，網膜全剥離に対する硝子体手術か，網膜部分剥離に対する強膜バックリング術が行われていた[1]．硝子体手術は，網膜がすべて剥がれた段階で，かつ増殖組織中の新生血管が十分に退縮してから行われていたため，網膜が剥離してから数か月経てから行われることが多く，術後に復位を得られても網膜が高度に変性しており，視力は手動弁や光覚弁にとどまることがほとんどであった[2]．

これに対し近年では，よりよい視力を得るために網膜剥離が起こり始めた早期の段階で硝子体手術を行うようになってきた[3,4]．この段階で手術を行うと，網膜の復位率は 90% 前後となり，視力予後は格段に改善された[5]．

しかし，線維血管性増殖組織に含まれる新生血管の活動性が高いと，たとえ手術のタイミングが適切だったとしても，術後に再増殖

文献は p.248 参照．

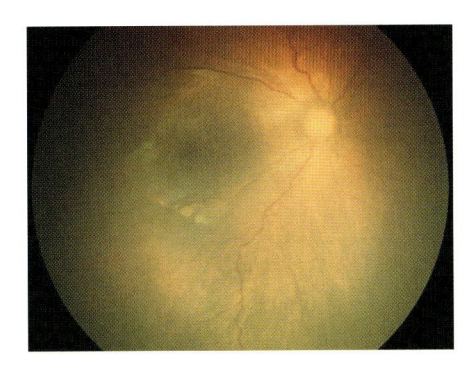

図1 牽引乳頭
耳側の増殖組織に引かれて，アーケード血管の直線化が始まっている．検眼鏡的には確認できなくても，網膜剝離が始まっている段階である．

を起こしたり，血管新生緑内障（neovascular glaucoma；NVG）を生じたりするため，術前に十分な光凝固を行っておくことは重要である．たとえば，全身状態が悪くて光凝固がほとんど行われないまま硝子体出血を生じたような場合には，早期に硝子体手術を行ったとしても予後は不良であり，適応外とせざるをえない．

光凝固後の経過観察

光凝固を行うと，後極部の静脈拡張と動脈蛇行は一時的に悪化したようにみえるが，1週間程度で軽快しはじめる．線維血管性増殖組織は次第に退縮して完全に消失するか，網膜と離れて薄い硝子体膜となって硝子体中に浮遊しはじめる．光凝固の効果が不十分な場合，後極部の拡張蛇行が軽快せず，凝固斑と凝固斑の間隙（skip lesion）は浮腫状で青白く，増殖組織が退縮しないか，あるいは以前と異なる部位に新たな増殖組織が形成される．このような場合，速やかに増殖組織の周辺側と後極側に光凝固を追加して，経過を観察する．

光凝固の追加によっても病勢を抑えることができないと，増殖組織は収縮して網膜を牽引し，次第に牽引乳頭を呈してくる（図1）．牽引性網膜剝離の初期には診断が難しいが，アーケード血管が直線化してくることが最も早期の症状である．

網膜剝離が中心窩に及べば，たとえ手術によって網膜復位が得られたとしても有用な視力が得られる可能性は非常に低くなる．硝子体手術を行うために専門の施設へ搬送するのであれば，病状の進行を予測し，より適切なタイミングで手術が行われるように配慮する必要がある．

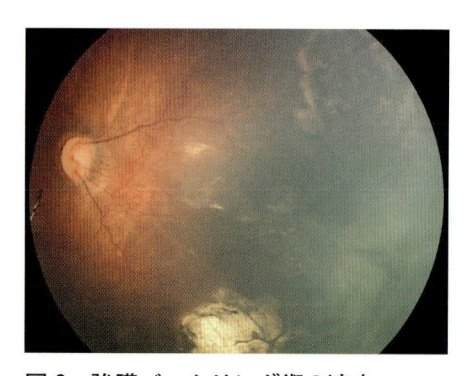

図2 強膜バックリング術の適応
ZoneⅡで比較的周辺部に増殖組織があり，これに引かれて網膜部分剥離となっている（Stage 4A）．増殖組織の範囲は眼底の1/4未満と狭い．

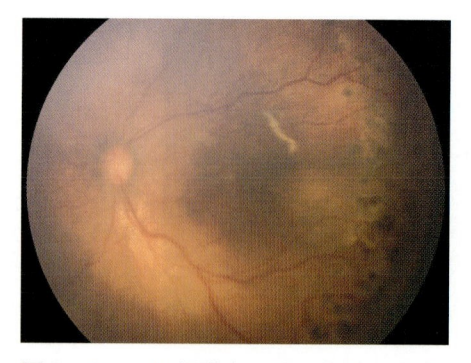

図3 ZoneⅡ網膜症の硝子体手術適応
ZoneⅡで比較的後極側に増殖組織があり，その範囲は眼底のほぼ半周と広範囲である．増殖組織直下にわずかに網膜剥離がみられる段階である（Stage 4A）．

ZoneⅡ網膜症の手術適応

ZoneⅡ網膜症で，線維血管性増殖組織が比較的周辺部にあって，かつ網膜剥離の範囲が狭い（おおよそ眼底の1/4周程度）なら，強膜バックリング術の適応である（図2）．

増殖組織の根元部分の強膜を陥凹させることにより，牽引を解除し，新生血管の勢いを低下させることができる．ただし，バックリングで進行が停止しても，多くの場合，増殖組織の瘢痕収縮により牽引は術前より強くなる．また，眼球の変形により強度近視となるため，術後数か月でバックルを除去する必要がある．

網膜剥離がZoneⅡの後極側に生じている場合や，網膜剥離の範囲が広範囲で眼底の半周以上に及ぶような場合は，強膜バックリングでは効果が得られないため，硝子体手術の適応となる（図3）．増殖組織がZoneⅡの周辺部にあり，硝子体基底部まで達していると，水晶体を温存しての硝子体手術は困難である．

ZoneⅠ網膜症の手術適応

血管の成長が不良なZoneⅠ網膜症は予後不良で，光凝固を全周にわたって行っても，しばしば網膜剥離へ進展する．ZoneⅠ網膜症は，ZoneⅡ網膜症に比べて進行が速いので，光凝固で増殖組織が退縮せず，網膜を牽引しはじめた段階で，硝子体手術を検討する（図4）．増殖組織は後極側に生じるため，強膜バックリング術の適応となることはほとんどない．

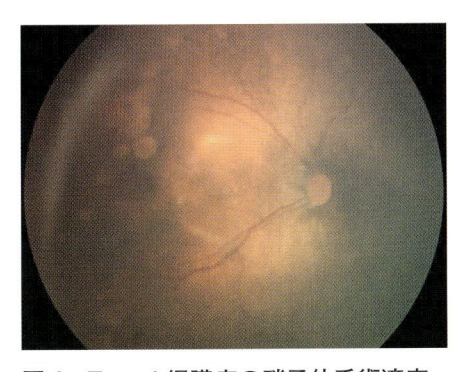

図 4　Zone I 網膜症の硝子体手術適応
Zone I 網膜症では後極側に増殖組織を生じるため，バックリングでは効果が不十分で，硝子体手術の適応となる．Stage 4A だが，増殖組織は硝子体基底部に近いところまで引かれている．

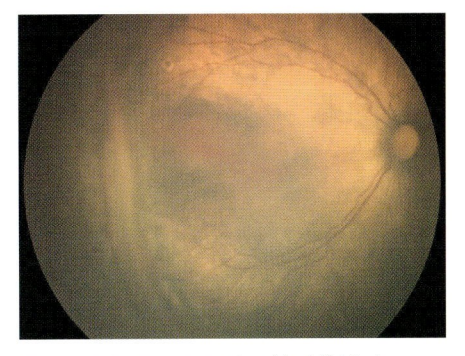

図 5　AP-ROP の硝子体手術適応
非常に進行が速いため，光凝固後にもかかわらず増殖組織の範囲が急速に拡大してきた段階で手術を検討する．

AP-ROP の手術適応

　最も重症な AP-ROP（aggressive posterior ROP）は，特殊な進行形式をとり，光凝固がなされていても網膜剥離へ至る場合がほとんどである．光凝固を行うと，後極部の拡張蛇行が軽快して一時的に鎮静化したようにみえるが，1～2 か月たって再増殖が起こる．AP-ROP の増殖組織は半透明で非常に見逃しやすく，静脈の拡張や血管先端の多分岐などに注目しながら注意深く経過観察を行い，適宜光凝固を追加する．光凝固の追加によっても増殖組織の範囲が急速に拡大してきた場合は（網膜剥離が始まる前の段階で），硝子体手術を検討する（図 5）．AP-ROP の進行は非常に速いので，光凝固で病勢を抑制できないと判断したら，速やかに専門の施設への紹介を行ったほうがよい．AP-ROP では，水晶体を温存しての硝子体手術では効果が不十分で，術後に再増殖することが多いため，水晶体切除併用の硝子体手術となる．

抗 VEGF 抗体併用硝子体手術

　抗 VEGF 抗体[*1]を硝子体内投与して新生血管の活動性を抑制した後に硝子体手術を行うことが試みられ，良好な結果が報告されている[6]．しかし，一部には抗 VEGF 抗体投与後に増殖組織が急速に線維化して，牽引性網膜剥離が悪化する症例が存在するため，線維性増殖組織が広範囲になった段階での投与には注意が必要である．

（平岡美依奈）

[*1] VEGF
血管内皮増殖因子（vascular endothelial growth factor）

家族性滲出性硝子体網膜症

疾患概念

家族性滲出性硝子体網膜症（familial exudative vitreoretinopathy；FEVR）は，発生後期における網膜血管の形成不全に起因する疾患である．成熟児で酸素投与歴がないにもかかわらず，両眼性に未熟児網膜症類似の網膜硝子体病変を生じる家族性の進行性疾患として，1969年Criswickらによって提唱された．その後，非進行性の軽症例が多数報告され，網膜血管の発達障害を本態として種々の病像を呈する疾患と考えられるようになった．

わが国では，大久保らの診断基準と病型分類が一般に用いられてきた（表1, 2）．これに対し馬嶋らは，低出生体重児にも発生する可能性があり，遺伝形式は常染色体優性とは限らないと指摘した．現在は，家族に網膜血管形成不全に伴う特徴的眼底所見を示す異常者があればFEVRと確定している．

表1　FEVRの診断基準 (大久保ら, 1992)

A項：網膜所見	I) 必須所見
	1. 網膜血管走行異常
	2. 未熟児の既往がない
	II) 随伴所見
	1. 網膜周辺部無血管野
	2. 牽引乳頭，黄斑偏位
	3. 先天鎌状剥離
B項：家族歴	常染色体優性遺伝
判定	A項：I) 必須条件を満たし，II) 随伴所見の1つ以上を認めるものをFEVRと診断する
	FEVR典型例：B項（＋） 散発例：B項（－） 不確定例：B項（?）

(大久保好子ら：FEVRの診断基準と病型分類．眼科MOOK 48 家族性滲出性硝子体網膜症（FEVR）．東京：金原出版；1992. p.26-40.)

表2　FEVR病型分類 (大久保ら, 1992)

I. 活動期FEVR
II. 瘢痕期FEVR
1. 周辺部変性型
2. 牽引乳頭型
3. 鎌状剥離型

(大久保好子ら：FEVRの診断基準と病型分類．眼科MOOK 48 家族性滲出性硝子体網膜症（FEVR）．東京：金原出版；1992. p.26-40.)

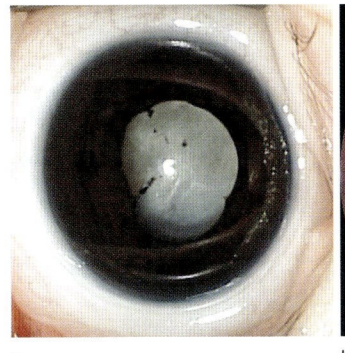

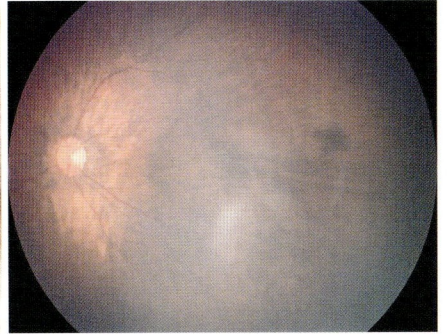

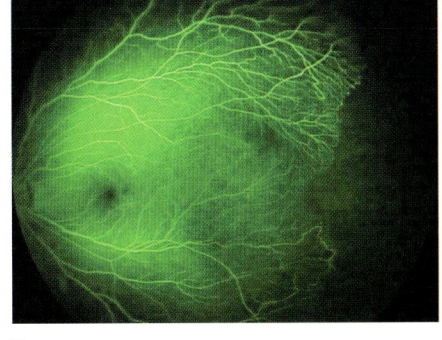

a. 右眼所見．水晶体後面に線維増殖組織を認める．牽引性網膜剥離を来たし，白色瞳孔を呈する．
b. 左眼眼底所見，c. 左眼蛍光眼底所見．網膜周辺部に無血管野，網膜血管の途絶，多分枝，直線化，走行異常がみられ，耳側網膜のV字型変性を認める．

図1　右眼白色瞳孔，左眼周辺部変性型を呈するFEVR
（8か月，女児．兄が右眼網膜ひだ）

　典型例は常染色体優性遺伝を示し，原因遺伝子として第11染色体長腕に位置する *FZD 4*，*LRP 5* が同定された．*LRP 5* は骨密度に関与する遺伝子であり，その変異によって常染色体劣性遺伝のFEVRを呈することもある．X染色体劣性遺伝のFEVRにはNorrie病の原因遺伝子 *NDP* が関与する．また新規の原因遺伝子として第7染色体長腕に位置する *TSPAN 12* が同定された．FEVRは遺伝的異質性のある疾患群である．

症状

　無症状から重篤な視覚障害を来たす例まで，さまざまである．重症例では乳児期に白色瞳孔や網膜ひだ（先天鎌状網膜剥離）を形成して視反応不良，斜視，眼振などの症状を呈する．小児期に片眼の視力不良や眼位異常で発見されることも多い．若年性の網膜剥離では，しばしばFEVRが基礎疾患として発見される．

主要所見

　網膜血管の形成不全を基盤とした多彩な眼底所見を呈する．両眼

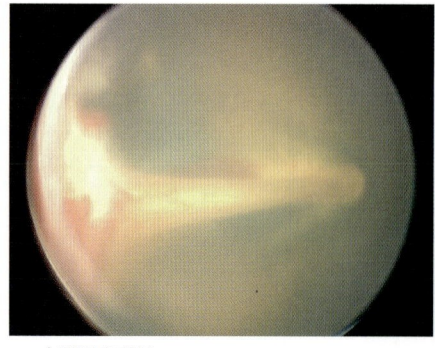

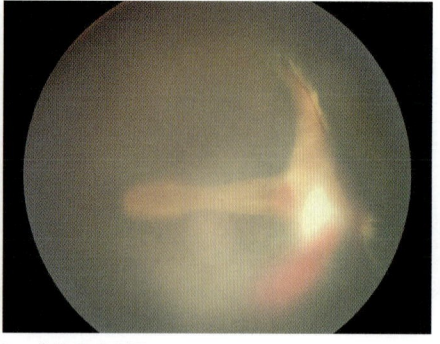

a. 右眼眼底所見　　　　　　　　　　　b. 左眼眼底所見

図2　活動期 FEVR の疑い（2か月，男児．家族歴〈－〉）
両眼とも線維増殖組織による網膜ひだを形成し，牽引性網膜剥離へ進行しつつある．出血を伴い新生血管の増生が著明である．早急に無血管野にレーザー光凝固を施行，鎮静化した．

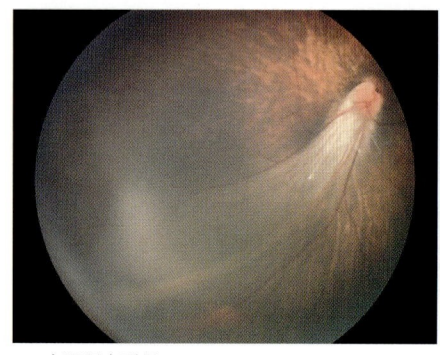

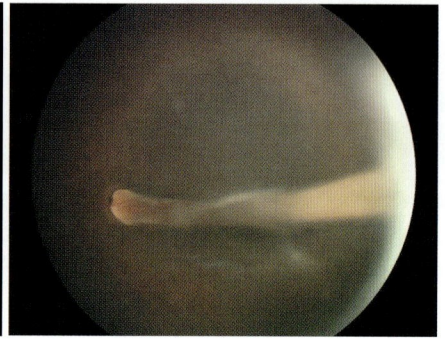

a. 右眼眼底所見　　　　　　　　　　　b. 左眼眼底所見

図3　FEVR 鎌状剥離型（網膜ひだ）（5か月，女児．兄も両眼の網膜ひだを認める）

性であるが，左右眼で異なる病型を示すこともある（**図1**）．

　頻度の高い網膜周辺部変性型では，軽症例や初期の変化として耳側周辺部網膜に無血管野を認め，血管途絶，多分枝，直線化，咬合不全などの網膜血管走行異常を認める．さらに網膜周辺部に網膜出血，境界線，滲出斑，白色変性，硝子体網膜癒着がみられることがあり，耳側網膜のⅤ字型変性は特徴的所見である．また硝子体の雪玉状混濁，硝子体索状組織，血管の拡張蛇行などを認めることがある．この段階では多くが無症状のため，眼底検査により初めて発見される．

　次に，網膜周辺部の無血管野との境界部に新生血管が出現すると，急速に増殖性変化が進み，硝子体出血，線維増殖組織による牽引乳頭，鎌状剥離，牽引性網膜剥離を来たす（**図2**）．また，網膜血管の著明な拡張蛇行が進み，滲出性変化が網膜内と網膜下に出現し滲出性網膜剥離を生じることもある．さらに進行すると虹彩前・後癒着，

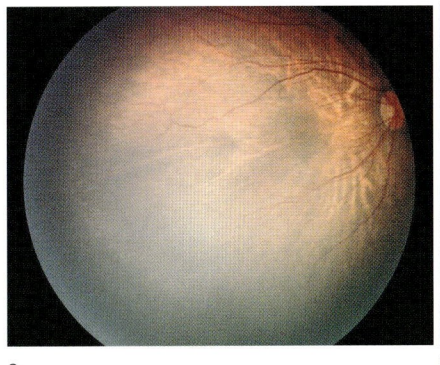

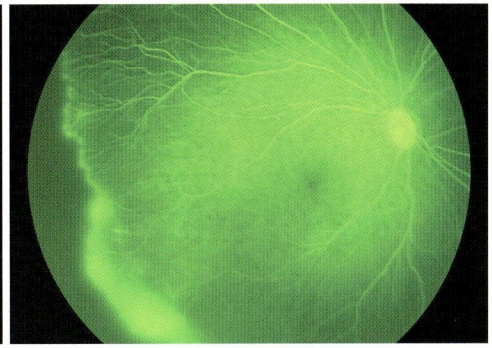

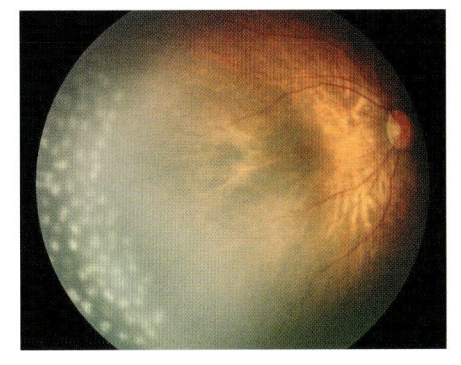

図4 活動期 FEVR（2か月，男児．母が右眼網膜ひだ，左眼眼球癆）
a. 右眼眼底所見．網膜周辺部に無血管野，網膜血管走行異常を認める．左眼眼底所見も同様であった．
b. 右眼蛍光眼底所見．網膜血管走行異常が明瞭に観察され，新生血管から著明な蛍光漏出を認める．
c. 右眼眼底所見．レーザー光凝固を全周に施行．

虹彩ルベオーシス，浅前房，緑内障，白内障，帯状角膜症などを続発して眼球癆に至る．視力予後は，牽引乳頭型にとどまっても黄斑偏位が著しい場合には0.3未満が多く，偽外斜視を呈する．鎌状剝離型（図3）では0.1未満となり，重症例では手動弁や光覚弁となる．

学童期以降，成長による硝子体の変化によって耳側の無血管野や境界部に網膜裂孔，網膜格子状変性を生じ，裂孔原性網膜剝離の発症が多くなる．

診断と管理

診断には網膜周辺部までの詳細な眼底検査を行って特徴的所見をとらえる必要があり，小児では全身麻酔下検査が必須である．程度の差はあっても両眼性のため，僚眼にみられる軽度の網膜血管発達異常を見逃さないように注意する．確定診断には家族の眼底検査が必要であるが，同一家系内でも病型はさまざまである．

FEVRが疑われる場合には，蛍光眼底撮影を行うと，活動期病変の評価に有用である（図4）．特に乳幼児では，新生血管から増殖性変化を来たして急速に網膜剝離へと進行することがあるため，早期に全身麻酔下検査を行う[*1]．蛍光眼底所見としてFEVRに特徴的な

[*1] **乳幼児の蛍光眼底撮影**
接触型広画角デジタル眼底カメラ RetCam® の蛍光眼底造影ユニットを用い，フルオレセインナトリウム0.1mL/kgを静脈内投与して撮影を行う（図5）．仰臥位で簡便に広範囲の眼底撮影が可能であり，FEVRの周辺部病変の検出に適している．

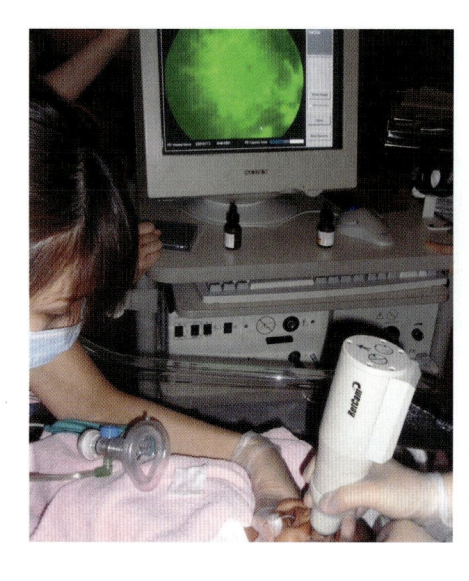

図5 RetCam® による蛍光眼底撮影

耳側網膜周辺部の無血管野，網膜血管吻合，多分枝，蛇行などが鮮明に観察され，新生血管があると色素の著明な漏出を認める．

　FEVRと類似の網膜硝子体病変を来たす疾患として，ROP（未熟児網膜症），PHPV/PFV（第1次硝子体過形成遺残），Norrie病，Bloch-Sulzberger症候群（色素失調症），Wagner病，Stickler症候群，Coats病，周辺性ぶどう膜炎，トキソカラ眼内炎，強度近視などが挙げられる．これらの疾患を念頭に置いて特有の眼所見，全身所見を検索する．FEVRでは，しばしば乳幼児期以降にも滲出性病変や新生血管増殖が進行するため，慎重な管理が必要である．兄弟がいる場合には，早期に眼底検査を行うべきである．

治療

　周辺部網膜に血管の拡張蛇行，滲出斑，新生血管などの活動期病変を認めた場合には，ROPと同様，速やかに全周の無血管野および異常血管吻合部位に密にレーザー光凝固を施行する（図4）．特に乳幼児では急速に進行するため，線維血管組織が増殖して牽引性変化が起こる前に徹底的な凝固を行う必要がある．

　周辺部に部分的に牽引性網膜剥離が生じている場合には，牽引性剥離の部位を除いて全周無血管野に光凝固を行ったうえ，バックリング手術（輪状締結術）を施行する．牽引性網膜剥離が進行して硝子体出血，増殖性硝子体網膜症を来たした場合には硝子体手術の適応となる．乳幼児期に活動期病変が急速に進行して両眼に網膜全剥離，白色瞳孔を来たした重症型（図6）に対しても硝子体手術が施

7. 発達障害　231

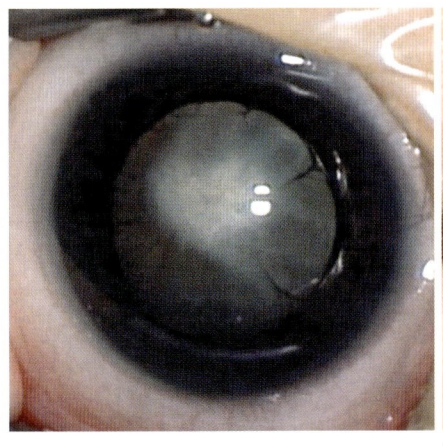

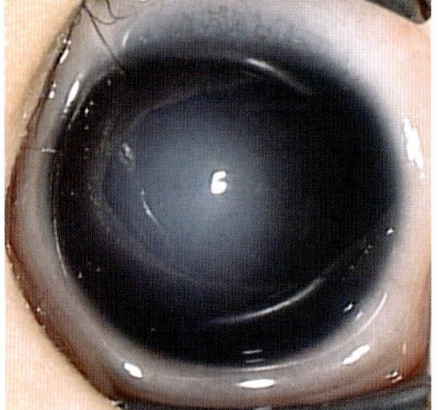

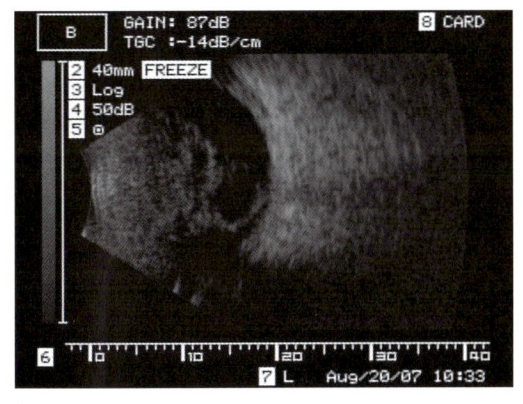

図6　白色瞳孔を呈するFEVR
（5か月，女児．母が右眼牽引乳頭，左眼網膜剥離）
a. 右眼所見．水晶体後面に線維増殖組織を認める．牽引性網膜剥離を来たし白色瞳孔を呈する．
b. 左眼所見．前房消失して角膜混濁を来たした．
c. 左眼超音波所見．牽引性網膜全剥離を認める．

表3　Clinical Classification of Familial Exudative Vitreoretinopathy (Pendergast SD, et al, 1998)

Stage	Clinical Features	
1	Avascular retinal periphery without extraretinal vascularization	
2	Avascular retinal periphery with extraretinal vascularization	A : Without exudate
		B : With exudate
3	Retinal detachment —subtotal, not involving fovea	A : Primary exudative
		B : Primary tractional
4	Retinal detachment —subtotal, involving fovea	A : Primary exudative
		B : Primary tractional
5	Retinal detachment —total	A : Open funnel
		B : Closed funnel

(Pendergast SD, et al : Familial exudative vitreoretinopathy. Result of surgical management. Ophthalmology 1998 ; 105 : 1015-1023.)

*2　Pendergast分類と治療適応

Stage 1
経過観察

Stage 2B
レーザー光凝固

Stage 3A, 4A
レーザー＋バックリング手術

Stage 3B, 4B, 5
硝子体手術

Stage 3Aまでは治療が奏効するが，進行した段階では予後不良である．

行されているが，予後は光覚〜手動弁ときわめて不良である．Pendergast らは Stage 1〜5 に臨床分類し治療適応を示した（表3）．活動期病変の早期検出が重要である[*2]．

年長者において，瘢痕期に裂孔原性網膜剥離を生じた場合には，強膜バックリングによる網膜復位術を施行する．この際には変性巣全体を幅広いバックルにのせ，輪状締結を行うのが基本である．牽引性変化の高度な例や巨大裂孔，増殖性硝子体網膜症を来たした場合には硝子体手術が必要となるが，周辺部網膜と硝子体の癒着が強いため，後部硝子体と増殖膜の剝離を注意深く行いバックリングを併用する．難治性網膜剥離を来たすおそれがあるため，眼球打撲に対する注意を喚起し，生涯にわたる経過観察が必要である．

カコモン読解　第18回　一般問題46

網膜無血管領域を来すのはどれか．2つ選べ．
a 未熟児網膜症　　b 網膜色素線条　　c 新生血管黄斑症
d 若年網膜分離症　　e 家族性滲出性硝子体網膜症

解説　未熟児網膜症と家族性滲出性硝子体網膜症は，いずれも網膜血管の発達障害によって周辺部網膜に無血管野を生じるのが特徴であり，あわせて網膜血管の途絶，多分枝，走行異常を認める．一方，網膜色素線条は，先天素因によって視神経乳頭を中心に Bruch 膜の断裂を生じ，放射状に走る特徴的な線条を呈する疾患であり，網膜血管の障害に起因するものではない．また新生血管黄斑症も，脈絡膜新生血管が黄斑部の網膜下に侵入して出血，滲出，増殖を来たす疾患であり，網膜血管障害によって無血管野を来たすものではない．若年網膜分離症は，遺伝性に網膜神経線維層で2層に網膜分離を来たす変性疾患であり，網膜血管の障害によって起こる疾患ではない．

模範解答　a, e

カコモン読解　第20回　一般問題43

網膜新生血管を来すのはどれか．3つ選べ．
a Coats 病　　b Eales 病　　c uveal effusion　　d 高安病
e 家族性滲出性硝子体網膜症

解説　活動期家族性滲出性硝子体網膜症では，網膜周辺部の無血

管野との境界部にしばしば新生血管を生じ，急速に増殖性変化が進行して牽引性網膜剝離を来たす．また，Eales 病は 30〜40 歳代男性に好発する網膜静脈周囲炎であり，周辺部より網膜血管閉塞，広範な無血管野を来たし，健常部との境界に新生血管を生じて硝子体出血を繰り返す疾患である．高安病は 30 歳代女性に好発し，大動脈の主要分枝に肉芽腫性炎症を生じる疾患である．総頸動脈の狭窄による眼虚血によって網膜動静脈吻合，乳頭周囲の花環状吻合，さらに周辺部網膜血管閉塞を生じ，網膜や乳頭に新生血管を来たす．一方，Coats 病は小児男児に好発し，網膜血管壁の先天的な脆弱性によって毛細血管拡張，透過性亢進を来たし網膜下へ滲出物が貯留する疾患であり，その病態は新生血管によるものではない．また uveal effusion は非裂孔原性網膜剝離に脈絡膜剝離を伴うもので，小眼球症にしばしば合併する．その病態は脈絡膜の循環障害であり，網膜新生血管を生じることはない．

模範解答 b, d, e

（仁科幸子）

クリニカル・クエスチョン

家族性滲出性硝子体網膜症へのレーザー光凝固の適応と方法について教えてください

Answer 乳児期は，牽引性網膜剥離や白色瞳孔形成の予防のために未熟児網膜症に準じてレーザー光凝固を行います．小児では，網膜裂孔の治療に準じてレーザー光凝固を行います．通常は，耳側周辺部の無血管域または網膜裂孔周囲を凝固します．

文献は p.249 参照．

クエスチョンの背景

家族性滲出性硝子体網膜症（familial exudative vitreoretinopathy；FEVR）は遺伝性の網膜疾患で，臨床像は未熟児網膜症に類似した網膜の無血管や血管の走行異常，新生血管や硝子体出血，網膜剥離などを呈する．臨床所見は多彩であるが，網膜剥離の成因から新生児・乳児期に増悪するものと，学童期以降に網膜剥離を生じるものの二つのタイプに分類することができる．この二つの時期を考慮してレーザー光凝固の適応を決定する．

乳児期のレーザー光凝固の適応

乳児期に重症化する症例とは，耳側の網膜血管の発育が不良の症例や新生血管がみられ活動性が高い症例である．生後3か月以内で網膜剥離が固定していることが多く，発見時に網膜剥離や網膜ひだが完成していれば治療の適応とはならない．

治療の適応があるのは，片眼がすでに白色瞳孔などを呈して重症

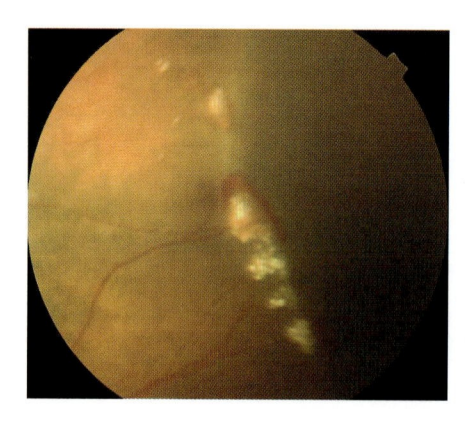

図1 乳児期のレーザー光凝固の適応例（2か月，男児．左眼）
後極部網膜血管の拡張を認め，周辺部網膜に無血管，境界部に滲出斑を認めた．両眼の耳側無血管域と境界部に光凝固を行った．
（有田直子ら：出生後早期に光凝固治療を行った家族性滲出性硝子体網膜症．眼科臨床医報 2006；100：49-51．）

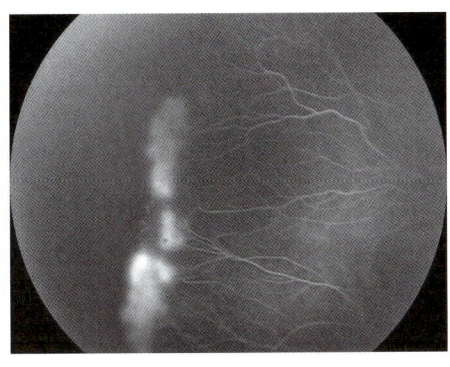

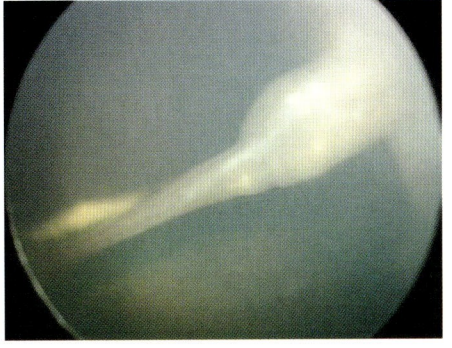

図2 乳児期のレーザー光凝固の適応例（7か月, 男児）
初診時右眼は高度の網膜ひだ（右図）を認め，左眼には耳側の無血管と新生血管を認めた．左眼は滲出物の増加を認め，蛍光眼底造影検査を行ったところ，広範囲な無血管と新生血管からの蛍光漏出を認めた．このように他眼の視機能が不良である症例では，早期にレーザー光凝固を行うほうがよい．

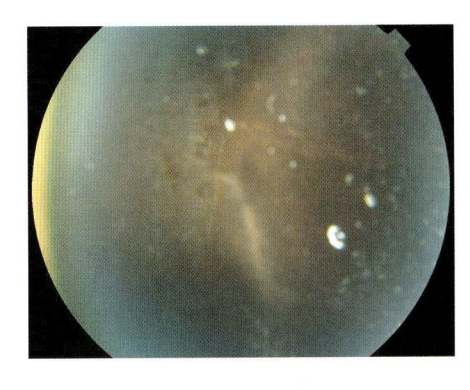

図3 学童期以後のレーザー光凝固の適応例
右眼耳側の無血管との境界に島状の変性巣があり，その中に萎縮円孔が多発している．裂孔および変性巣周囲を凝固するが，無血管域の範囲が広いときは同時に凝固する．

化している場合の他眼や，出生直後にNICU（新生児集中治療室）管理となったため偶然発見された症例である（図1）*1．ただし，網膜血管の発育の不良症例では，生後1歳ぐらいまでは，網膜症が進行することがある．また，他眼が網膜ひだなどの形成により視機能が不良である症例では早期にレーザー光凝固を行う（図2）．硝子体出血の併発や，網膜滲出物の形成がみられ，眼底所見で進行していると判断した場合は治療を検討する．新生血管の活動性を評価するには，蛍光眼底造影検査を行うのが望ましい*2．凝固は未熟児網膜症に準じて無血管域に密に行う．鼻側は血管の伸展がよいので耳側のみの凝固で十分である．

学童期以降のレーザー光凝固の適応

学童期～青年期は，網膜変性巣や無血管域のなかに形成された網膜裂孔（萎縮円孔）から網膜剥離を生じる（図3）．若年時より硝子体の液化が進行しているために，低年齢でも網膜剥離を生じやすい．網膜剥離の予防のために裂孔周囲にレーザー光凝固を行う．凝固の

*1 新生時期で網膜血管の発育が著しく不良な場合には，家族性滲出性硝子体網膜症よりも重症な眼底像を呈する疾患の可能性がある．Norrie病や福山型筋ジストロフィなど，まれな疾患では出生直後より網膜の無血管や網膜剥離を認めることがあるので鑑別する必要がある．

*2 蛍光眼底検査での蛍光色素の投与量は，フルオレサイト®で体重1kgあたり0.1mL程度が目安である．

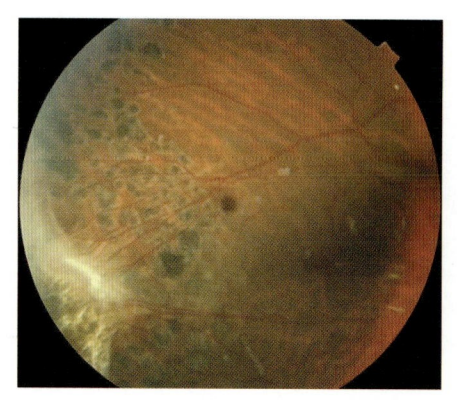

図4　学童期以後のレーザー光凝固の適応例（14歳，男児．右眼）
耳側にみられる線維組織を伴う，網膜硝子体癒着．成長とともに牽引が増強し網膜裂孔を形成することがあるので，周囲を凝固しておく．

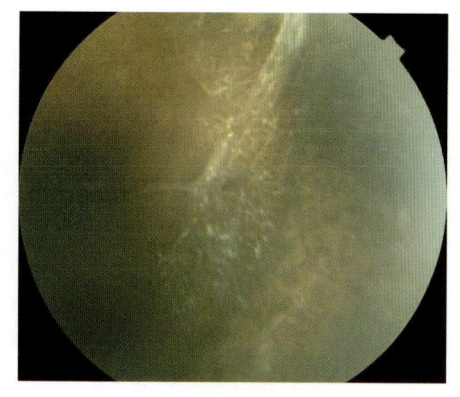

図5　滲出傾向の強い症例
（16歳，女性．左眼）
耳側無血管域にはすでにレーザー光凝固がなされているが，その後極には白色斑がみられる．蛍光眼底造影検査では旺盛な蛍光漏出がみられ，白色病変が新生血管であることがわかった．滲出斑が増大すればレーザー光凝固の追加を検討する．

設定は，通常の網膜裂孔に準じて行う非定形的な格子（島）状の変性に円孔が多発することが多く，広い範囲に凝固が必要である．レーザー凝固斑の耳側の無血管は，将来，裂孔を生じることがあり，この領域にもレーザーを追加する．

　学童期では全身麻酔（または鎮静）下に治療を行うが，大きくなった子どもで，大人と同じように治療ができる場合は外来で行う．また，耳側に硝子体との強い癒着がある症例では，将来，網膜が牽引され裂孔を形成することがある（図4）．予防的に癒着の周囲にレーザー光凝固を行う．

　滲出傾向の強い症例もレーザー光凝固の適応となる（図5）．新生血管が血管腫様に広がっている場合は，新生血管とその周囲の網膜を凝固して滲出性病変を低下させる．

〔近藤寛之〕

文献

項目起始頁	文献番号	文献
		■ 蛍光眼底造影からみた網膜血管障害
8	i	丸尾敏夫ら：蛍光眼底造影法．眼科学．東京：文光堂；2002. p.870-875.
		■ 網膜血管障害の光干渉断層計所見
17	1	Otani T, et al：Patterns of diabetic macular edema with optical coherence tomography. Am J Ophthalmol 1999；127：688-693.
17	2	Otani T, et al：Correlation between optical coherence tomography and fluorescein angiography findings in diabetic macular edema. Ophthalmology 2007；114：104-107.
17	3	Bolz M, et al：Optical coherence tomographic hyperreflective foci：a morphologic sign of lipid extravasation in diabetic macular edema. Ophthalmology 2009；116：914-920.
17	4	Otani T, et al：Correlation between visual acuity and foveal microstructural changes in diabetic macular edema. Retina 2010；30：774-780.
17	5	Sakamoto A, et al：Association between foveal photoreceptor status and visual acuity after resolution of diabetic macular edema by pars plana vitrectomy. Graefes Arch Clin Exp Ophthalmol 2009；247：1325-1330.
17	6	Otani T, et al：Serous macular detachment secondary to distant retinal vascular disorders. Retina 2004；24：758-762.
17	7	Yannuzzi LA, et al：Idiopathic macular telangiectasia. Arch Ophthalmol 2006；124：450-460.
		■ 非増殖糖尿病網膜症
40	1	Davis MD, et al：Natural evolution. In：L' Esperance FA Jr, ed. Current diagnosis and management of choroidal diseases. Saint Louis：CV Mosby；1977. p179-184.
40	2	福田雅俊：糖尿病網膜症の病期分類．堀　貞夫編．眼科 MOOK 46 糖尿病と眼科診療．東京：金原出版；1991. p.117-125.
40	3	CP Wilkinson, et al：Proposed International Clinical Diabetic Retinopathy and Diabetic Macular Edema Disease Severity Scales. Ophthalmology 2003；110：1677-1682.
40	4	The Diabetes Control and Complications Trial Research Group：Early Worsening of Diabetic Retinopathy in the Diabetes Control and Complications Trial. Arch Ophthalmol 1998；116：874-886.
40	5	眼底血管造影実施基準（改訂版）．日本眼科学会雑誌 2011；115：67-75.
40	6	清水弘一：分担研究報告書　汎網膜光凝固治療による脈絡膜循環の変化と糖尿病血管新生緑内障のレーザー治療ならびに糖尿病網膜症の光凝固適応及び実施基準．平成6年度糖尿病調査研究報告書．厚生省：1995. p.346-349.
40	7	佐藤幸裕ら：糖尿病網膜症に対する網膜光凝固の適正化に関する多施設無作為臨床試験．日本眼科学会雑誌 2010；114：215.
		■ 増殖糖尿病網膜症
45	1	Saaddine JB, et al：Projection of diabetic retinopathy and other major eye diseases among people with diabetes mellitus：United States, 2005-2050. Arch Ophthalmol 2008；126：1740-1747.

文献番号：アラビア数字（1, 2, 3…）は本文中に参照位置のある文献，ローマ数字（i, ii, iii…）は項目全体についての参考文献であることを示します．

項目起始頁	文献番号	文献
45 – 2		The Diabetes Control Complications Trial Research Group：Early worsening of diabetic retinopathy in the Diabetes Control and Complications Trial. Arch Ophthalmol 1998；116：874-886.
45 – 3		Chaturvedi N, et al：Effect of lisinopril on progression of retinopathy in normotensive people with type 1 diabetes. The EUCLID Study Group. EURODIAB Controlled Trial of Lisinopril in Insulin-Dependent Diabetes Mellitus. Lancet 1998；351：28-31.
45 – 4		福本雅格ら：重症糖尿病網膜症における硝子体手術前の硝子体手術前の汎網膜光凝固の効果. 日本眼科学会雑誌 2009；113：901-905.
45 – 5		Avery RL, et al：Intravitreal bevacizumab（Avastin）in the treatment of proliferative diabetic retinopathy. Ophthalmology 2006；113：1695. e1-15.

■ 糖尿病網膜症の有病率

52 – 1		Katsuki S, et al：Recent trends in incidence of cerebral hemorrhage and infarction in Japan. A report based on death rates, autopsy case and prospective study on cerebrovascular disease. Jpn heart J 1966；7：26-34.
52 – 2		Miyazaki M, et al：Comparison of diagnostic methods for diabetes mellitus based on prevalence of retinopathy in a Japanese population：the Hisayama Study. Diabetologia 2004；47：1411-1415.
52 – 3		Kawasaki R, et al：Impaired glucose tolerance, but not impaired fasting glucose, is associated with retinopathy in Japanese population：the Funagata study. Diabetes Obes Metab 2008；10：646-651.

■ 糖尿病罹患後の網膜症の発症時期

57 – 1		Klein R, et al：The Wisconsin epidemiologic study of diabetic retinopathy. II. Prevalence and risk of diabetic retinopathy when age at diagnosis is less than 30 years. Arch Ophthalmol 1984；102：520-526.
57 – 2		Klein R, et al：The Wisconsin epidemiologic study of diabetic retinopathy. III. Prevalence and risk of diabetic retinopathy when age at diagnosis is 30 or more years. Arch Ophthalmol 1984；102：527-532.
57 – 3		Ohkubo Y, et al：Intensive insulin therapy prevents the progression of diabetic microvascular complications in Japanese patients with non-insulin-dependent diabetes mellitus：a randomized prospective 6-year study. Diabetes Res Clin Pract 1995；28：103-117.
57 – 4		曽根博仁ら：糖尿病網膜症一次予防および二次予防のエビデンス―他の合併症との関連ならびに JDCS 中間報告から．あたらしい眼科 2007；24：1281-1285.

■ 糖尿病黄斑症に関する最新のランダム化比較試験

61 – 1		Diabetic Retinopathy Clinical Research Network, Elman MJ, et al：Randomized trial evaluating ranibizumab plus prompt or deferred laser or triamcinolone plus prompt laser for diabetic macular edema. Ophthalmology 2010；117：1064-1077.

■ 新しい光凝固装置 PASCAL® の特徴を教えてください

65 – 1		Jain A, et al：Effect of pulse duration on size and character of the lesion in retinal photocoagulation. Arch Ophthalmol 2008；126：78-85.
65 – 2		Al-Hussainy S, et al：Pan response and follow-up of patients undergoing panretinal laser photocoagulation with reduced exposure times. Eye 2008；22：96-99.
65 – 3		The Manchester Pascal Study：Single-session vs multiple-session pattern scanning laser panretinal photocoagulation in proliferative diabetic retinopathy. Arch Ophthalmol 2010；128：525-533.

項目起始頁	文献番号	文献
65	4	Shimura M, et al：Combination therapy for retinal vein occlusion. Ophthalmology 2010；117：1858. e1-3.
65	5	Shimura M, et al：Pretreatment of posterior subtenon injection of triamcinolone acetonide has beneficial effects for grid pattern photocoagulation against diffuse diabetic macular edema. Br J Ophthalmol 2007；91：449-454.

■ アバスチン®硝子体内投与の適応と投与量について教えてください

71	1	Noma H, et al：Vitreous levels of interleukin-6 and vascular endothelial growth factor in macular edema with central retinal vein occlusion. Ophthalmology 2009；116：87-93.
71	2	Noma H, et al：Intravitreal levels of vascular endothelial growth factor and interleukin-6 are correlated with macular edema in branch retinal vein occlusion. Graefes Arch Clin Exp Ophthalmol 2006；244：309-315.
71	3	CATT Research Group, et al：Ranibizumab and bevacizumab for neovascular age-related macular degeneration. N Engl J Med 2011；364：1897-1908.
71	4	Aiello LP, et al：Vascular endothelial growth factor in ocular fluid of patients with diabetic retinopathy and other retinal disorders. N Engl J Med 1994；331：1480-1487.
71	5	Arevalo JF, et al：Tractional retinal detachment following intravitreal bevacizumab（Avastin）in patients with severe proliferative diabetic retinopathy. Br J Ophthalmol 2008；92：213-216.
71	6	Yamaji H, et al：Reduction in dose of intravitreous bevacizumab before vitrectomy for proliferative diabetic retinopathy. Arch Ophthalmol 2011；129：106-107.
71	7	Ueta T, et al：Cerebrovascular accidents in ranibizumab. Ophthalmology 2009；116：362.

■ 網膜中心動脈閉塞症

77	1	Hayreh SS, et al：Central retinal artery occlusion and retinal tolerance time. Ophthalmology 1980；87：75-78.
77	2	張野正誉：網膜動脈閉塞症. 眼科診療プラクティス 85 血管閉塞性疾患の診療. 東京：文光堂；2002．p.38-41.
77	3	上田美子ら：視力良好な網膜中心動脈閉塞症の 1 例. 眼科 2009；51：443-446.
77	4	Sharma S, et al：Retinal artery obstruction. In：Ryan SJ, editors. Retina. 4th ed. Philadelphia：Elsevier Mosby；2006.
77	5	Kurimoto T, et al：Central retinal artery occlusion resembling Purtscher-like retinopathy. Clin Ophthalmol 2011；5：1083-1088.
77	6	須藤勝也ら：網膜中心動脈閉塞症の網膜断層像. 臨床眼科 2001；55：905-908.

■ 網膜中心静脈閉塞症

83	i	Hayreh SS, et al：Differentiation of ischemic from non-ischemic central retinal vein occlusion during the early acute phase. Graefes Arch Clin Exp Ophthalmol 1990；228：201-217.
83	ii	The Central Vein Occlusion Study Group：Baseline and early natural history report. Arch Ophthalmol 1993；111：1087-1195.
83	iii	The Central Vein Occlusion Study Group：Evaluation of grid pattern photocoagulation for macular edema in central vein occlusion. M report. Ophthalmology 1995；102：1425-1433.
83	iv	The Central Vein Occlusion Study Group：A randomized clinical trial of early panretinal photocoagulation for ischemic central vein occlusion. N report. Ophthalmology 1995；102：1434-1444.

項目起始頁	文献番号	文献
83 – v		McIntosh RL, et al：Natural history of central retinal vein occlusion：an evidence-based systematic review. Ophthalmology 2010；117：1113-1123.
83 – vi		Hayreh SS, et al：Natural history of visual outcome in central retinal vein occlusion. Ophthalmology 2011；118：119-133.

■ 網膜中心静脈閉塞症の自然経過と格子状光凝固に関する CVO Study

項目起始頁	文献番号	文献
89 – 1		Natural history and clinical management of central retinal vein occlusion. The central retinal vein occlusion study group. Arch Ophthalmol 1997；115：486-491.
89 – 2		The central vein occlusion study group M report. Evaluation of grid pattern photocoagulation for macular edema in central vein occlusion. Ophthalmology 1995；102：1425-1433.

■ 抗 VEGF 時代の CRVO の黄斑浮腫治療について教えてください

項目起始頁	文献番号	文献
92 – 1		Aref AA, et al：Management of macular edema secondary to central retinal vein occlusion：an evidence-based. Adv Ther 2011；28：40-50.
92 – 2		Brown DM, et al：Ranibizumab for macular edema following central retinal vein occlusion：six-month primary end point results of a phase III study. Ophthalmology 2010；117：1124-1133.
92 – 3		The SCORE Study Research Group：A randomized trial comparing the efficacy and safety of intravitreal triamcinolone with observation to treat vision loss associated with macular edema secondary to central retinal vein occlusion：the Standard Care vs Corticosteroid for Retinal Vein Occlusion (SCORE) study report 5. Arch Ophthalmol 2009；127：1101-1114.
92 – 4		Haller JA, et al：Randomized, sham-controlled trial of dexamethasone intravitreal implant in patients with macular edema due to retinal vein occlusion. Ophthalmology 2010；117：1134-1146.
92 – 5		Kondo M, et al：Intravitreal bevacizumab (Avastin) for persistent macular edema in vitrectomized eyes：Limited effect and early recurrence. Retin Cases Brief Rep 2007；1：195-197.
92 – 6		Yasuda S, et al：Significant correlation between electroretinogram parameters and ocular vascular endothelial growth factor concentration in central retinal vein occlusion eyes. Invest Ophthalmol Vis Sci 2011；52：5737-5742.
92 – 7		The Central Vein Occlusion Study Group：Evaluation of grid pattern photocoagulation for macular edema in central vein occlusion. Ophthalmology 1995；102：1425-1433.

■ 網膜静脈分枝閉塞症の自然経過

項目起始頁	文献番号	文献
105 – 1		The Branch Vein Occlusion Study Group：Argon laser photocoagulation for macular edema in branch vein occlusion. Am J Ophthalmol 1984；98：271-282.
105 – 2		綾木雅彦ら：網膜静脈分枝閉塞症の自然経過と視力予後．臨床眼科 1985；39：1347-1351.
105 – 3		Shroff D, et al：Natural history of macular status in recent-onset branch retinal vein occlusion：an optical coherence tomography study. Int Ophthalmol 2008；28：261-268.
105 – 4		Finkelstein D：Ischemic macular edema. Recognition and favorable natural history in branch vein occlusion. Arch Ophthalmol 1992；110：1427-1434.
105 – 5		Klein R, et al：The 15-year cumulative incidence of retinal vein occlusion：the Beaver Dam Eye Study. Arch Ophthalmol 2008；126：513-518.
105 – 6		Cugati S, et al：Ten-year incidence of retinal vein occlusion in an older population：the Blue Mountains Eye Study. Arch Ophthalmol 2006；124：726-732.
105 – 7		Yasuda M, et al：Prevalence and systemic risk factors for retinal vein occlusion in a general Japanese population：the Hisayama study. Invest Ophthalmol Vis Sci 2010；51：3205-3209.

項目起始頁	文献番号	文献
105 – 8		Arakawa S, et al：Nine-year incidence and risk factors for retinal vein occlusion in a general Japanese population：the Hisayama Study. Invest Ophthalmol Vis Sci 2011；52：5905-5909.
	■ 網膜静脈閉塞症に関する最新のランダム化比較試験：SCORE Study	
109 – 1		Standard Care vs. Corticosteroid for Retinal Vein Occlusion（SCORE）Study home page. https：//web.emmes.com/study/score/
109 – 2		SCORE Study Research Group：A randomized trial comparing the efficacy and safety of intravitreal triamcinolone with observation to treat vision loss associated with macular edema secondary to central retinal vein occlusion：the Standard Care vs Corticosteroid for Retinal Vein Occlusion（SCORE）Study report 5. Arch Ophthalmol 2009；127：1101-1114.
109 – 3		SCORE Study Research Group：A randomized trial comparing the efficacy and safety of intravitreal triamcinolone with standard care to treat vision loss associated with macular edema secondary to branch retinal vein occlusion：the Standard Care vs Corticosteroid for Retinal Vein Occlusion（SCORE）Study report 6. Arch Ophthalmol 2009；127：1115-1128.
109 – 4		The Central Vein Occlusion Study Group：Evaluation of grid pattern photocoagulation for macular edema in central vein occlusion：the Central Vein Occlusion Study Group M report. Ophthalmology 1995；102：1425-1433.
109 – 5		Mohamed Q, et al：Interventions for central retinal vein occlusion. Ophthalmology 2007；114：507-519, 524.
109 – 6		Scott IU, et al；SCORE Study Investigator Group：SCORE Study Report 1：baseline association between central retinal thickness and visual acuity in patients with retinal vein occlusion. Ophthalmology 2009；116：504-512.
109 – 7		Scott IU, et al；Standard Care versus COrticosteroid for REtinal Vein Occlusion Study Investigator Group：Baseline predictors of visual acuity and retinal thickness outcomes in patients with retinal vein occlusion：Standard Care Versus COrticosteroid for REtinal Vein Occlusion Study report 10. Ophthalmology 2011；118：345-352.
109 – 8		The Branch Vein Occlusion Study Group：Argon laser photocoagulation for macular edema in branch vein occlusion. Am J Ophthalmol 1984；98：271-282.
	■ 抗VEGF時代の網膜静脈分枝閉塞症の治療について教えてください	
113 – 1		Rabena MD, et al：Intravitreal bevacizumab（Avastin）in the treatment of macular edema secondary to branch retinal vein occlusion. Retina 2007；27：419-425.
113 – 2		Matsumoto Y, et al：Rebound macular edema following bevacizumab（Avastin）therapy for retinal venous occlusive disease. Retina 2007；27：426-431.
113 – 3		Shroff D, et al：Natural history of macular status in recent-onset branch retinal vein occlusion：an optical coherence tomography study. Int Ophthalmol 2008；28：261-268.
113 – 4		Mandelcorn MS, et al：Internal limiting membrane peeling for decompression of macular edema in retinal vein occlusion：a report of 14 cases. Retina 2004；24：348-355.
	■ 眼虚血症候群	
117 – 1		Brown GC, et al：The ocular ischemic syndrome：clinical, fluorescein angiographic and carotid angiographic features. Int Ophthalmol 1988；11：239-251.
117 – 2		Dugan JD Jr., et al：Ophthalmologic manifestations of carotid occlusive disease. Eye 1991；5：226-238.
117 – 3		Mendrinos E, et al：Ocular ischemic syndrome. Surv Ophthalmol 2010；55：2-34.
117 – 4		Sivalingham A, et al：The ocular ischemic syndrome. III. Visual prognosis and the effect of treatment. Int Ophthalmol 1991；15：15-20.

項目起始頁	文献番号	文献

■ インターフェロン網膜症

123 - 1		池辺 徹ら：インターフェロン投与中に視力障害をきたした1例. 日本眼科紀要 1990；41：2291-2296.
123 - 2		Hayasaka et al：Interferon associated retinopathy. Br J Ophthalmol 1998；82：323-325.
123 - 3		宗司西美らː C 型慢性活動性肝炎治療時にみられるインターフェロン網膜症の危険因子の検討. 日本眼科学会雑誌 1996；100：69-76.
123 - 4		Nishiwaki H, et al：Interferon alfa induces leukocyte capillary trapping in rat retinal microcirculation. Arch Ophthalmol 1996；114：726-730.

■ Behçet 病

130 - 1		Meguro A, et al：Genetics of Behcet's disease inside and outside the MHC. Ann Rheum Dis 2010；69：747-754.
130 - 2		Ohno S, et al：Close association of HLA-Bw51 with Behcet's disease. Arch Ophthalmol 1982；100：1455-1458.
130 - 3		Yokota K, et al：Characterization of Streptococcus sanguis isolated from patients with Behçet's disease. Microbiol Immunol 1995；39：729-732.

■ Behçet 病眼炎症発作時の治療について教えてください

137 - 1		Matsumura N, et al：Leukocyte movement and colchicine treatment in Behçet's disease. Lancet 1975；2：813.
137 - 2		Ohno S, et al：Efficacy, Safety, and Pharmacokinetics of multiple administration of infliximab in Behçet's disease with refractory uveoretinitis. J Rheumatol 2004；31：1362-1368.
137 - 3		Masuda K, et al：Double-masked trial of cyclosporin versus colchicin and long-term open study of cyclosporin in Behçet's disease. Lancet 1989；1：1093-1096.
137 - 4		Mishima S, et al：Behçet's disease in Japan-Ophthalmologic aspect. The eighth Frederick H. Verhoeff lecture. Trans Am Ophthalmol Soc 1979；77：225-279.
137 - 5		Ohguro N, et al：Repeated intravitreal triamcinolone injections in Behçet's disease resistant to conventional therapy. One year results Am J Ophthalmol 2006；141：218-220.

■ サルコイドーシス

141 - 1		Rothova A：Ocular involvement in sarcoidosis. Br J Ophthalmol 2000；84：110-116.
141 - 2		Kawaguchi T, et al：Evalation of characteristics ocular sign and systemic investigations in ocular sarcoidosis patients. Jpn J Ophthalmol 2007；51：121-126.
141 - 3		Ishige I, et al：Quatitative PCR of mycobacterial and propionibacterial DNA in lymph nodes of Japanese petients with sarcodidis. Lancet 1999；354：120-123.
141 - 4		Popper HH：Epithelioid cell granulomatosis of the lung ; new insights and concept. Sarcoidodis Vasculitis and Diffuse Lung Diseases 1999；16：32-46.
141 - 5		Chan CC, et al：Immunohistopathology of ocular sarcoidosis. Report of a case and discussion of immunopathogenesis. Arch Ophthalmol 1987；105：1398-1402.
141 - 6		Palmer HE, et al：Non-caseating granulomas as a case of ischemic retinal vasculitis. Br J Ophthalmol 1997；81：1018-1019.
141 - 7		Gass JDM, et al：Sarcoidosis with optic nerve and retinal involvement. Arch Ophthalmol 1976；94：945-950.
141 - 8		Verougstraete C, et al：Multiple arterial ectasias in patients with sarcoidosis and uveitis. Am J Ophthalmol 2001；131：223-231.

項目起始頁	文献番号	文献

■ 結核

項目起始頁	文献番号	文献
146	1	結核研究所疫学情報センター：結核年報 2008 Series 1. 結核発生動向速報. 結核 2009；84：693-696.
146	2	WHO：Global Tuberculosis Control 2009. 2009.
146	3	Carnona L, et al：Effectiveness of recommendations to prevent reactivation of latent tuberculosis infection in patients treated with tumor necrosis factor antagonists. Arthritis Rhem 2005；52：1766-1772.
146	4	齋藤　航：結核. 臨床眼科 2007；61：210-215.
146	5	青木正和：結核は今―現状と問題点. 肺外結核. 臨牀と研究 2007；84：542-545.
146	6	Keino H, et al：Frequency and clinical features of intraocular inflammation in Tokyo. Clin Experiment Ophthalmol 2009；37：595-601.
146	7	Tabbara KF：Tuberculosis. Cur Opin Ophthalmol 2007；18：493-501.
146	8	後藤　浩：結核性ぶどう膜炎の現状と診断，治療上の問題点. 日本眼科紀要 2001；52：461-467.
146	9	Morimura Y, et al：Tuberculin skin testing in uveitis patients and treatment of presumed intraocular tuberculosis in Japan. Ophthalmology 2002；109：851-857.
146	10	Ang M, et al：Diagnosis of tuberculosis uveiti：clinical application of an interferon-gamma release assay. Ophthalmology 2009；116：1391-1396.
146	11	Cheng CM, et al：Jarisch-Herxheimer reaction：paradoxical worsening of tuberculosis chorioretinaitis following initiation of antituberculous therapy. Eye 2009；23：1472-1473.

■ 全身性エリテマトーデス

項目起始頁	文献番号	文献
157	1	Mills JA：Systemic lupus erythematosus. N Engl J Med 1994；330：1871-1879.
157	2	Arevalo JF, et al：Ocular manifestations of systemic lupus erythematosus. Curr Opin Ophthalmol 2002；13：404-410.
157	3	Davies JB, et al：Ocular manifestations of systemic lupus erythematosus. Curr Opin Ophthalmol 2008；19：512-518.
157	4	Snyers B, et al：Retinal and choroidal vaso-occlusive disease in systemic lupus erythematosus associated with antiphospholipid antibodies. Retina 1990；10：255-260.
157	5	山田浩喜ら：ステロイドの大量療法が無効であった全身性エリテマトーデスに伴う漿液性網膜剥離の1例. 臨床眼科 2007；61：847-851.
157	6	Giorgi D, et al：Retinopathy in systemic lupus erythematosus：pathogenesis and approach to therapy. Hum Immunol 1999；60：688-696.

■ 樹氷状血管炎

項目起始頁	文献番号	文献
165	1	伊藤康行ら：樹氷状血管炎を呈した小児ブドウ膜炎. 臨床眼科 1976；30：797-803.
165	2	Watanabe Y, et al：A case of frosted branch angiitis. Br J Ophthalmol 1987；71：553-558.
165	3	沖波　聡ら：樹氷状血管炎の4例. 日本眼科紀要 1994；45：314-318.
165	4	柿丸昌子ら：ステロイドパルス療法が奏功した片眼性樹氷状血管炎の小児例. 臨床眼科 1998；92：22-25.
165	5	松田吉人ら：著明な網膜および脈絡膜の循環障害を認めた樹氷状血管炎の1例. 臨床眼科 2000；54：1287-1291.
165	6	柳橋まどから：高度の閉塞性血管炎を合併した樹氷状血管炎の1例. 臨床眼科 2008；62：1297-1301.

項目起始頁	文献番号	文献
165 - 7		山崎 哲ら：インフルエンザウイルスの関与が疑われた樹氷状血管炎の1例. あたらしい眼科 2005；22：397-401.
165 - 8		南 政宏ら：アレルギー性紫斑病を合併した樹氷状血管炎の1例. 臨床眼科 1997；51：949-952.
165 - 9		山形 忍ら：溶連菌感染症が疑われた樹氷状血管炎の1例. あたらしい眼科 1995；12：1317-1321.
165 - 10		Kleiner RC, et al：Acute frosted retinal periphlebitis. Am J Ophthalmol 1988；106：27-34.
■ Coats 病		
170 - 1		Meyer-Schwickerath G：Lichtkoagulation：Bucherei des Augenarztes. Beiheft Klin Mbl Augenheilk 1959；33：6.
170 - 2		Ridley ME, et al：Coats' disease：Evaluation of management. Ophthalmology 1982；89：1381-1387.
170 - 3		Spitznas M, et al：Treatment of Coats' disease with photocoagulation. Albrecht V. Graefes Arch Klin Exp Ophthalmol 1976；199：31-37.
170 - 4		桂 弘ら：コーツ病：治療効果の検討. 臨床眼科 1984；38：287-291.
170 - 5		Fox KR：Coats' disease. Metab Pediat Ophthalmol 1980；4：121-124.
170 - 6		Machemer R, et al：Pathogenesis and therapy of traction detachment in various retinal vascular diseases. Am J Ophthalmol 1988；105：170-181.
170 - 7		井上 真ら：コーツ病に対する硝子体手術の経験. 日本眼科学会雑誌 1996；100：358-362.
170 - 8		Stergiou PK, et al：Coats' disease：treatment with intravitreal bevacizumab and laser photocoagulation. Acta Ophthalmol 2009；87：687-688.
■ 光凝固にアバスチン®硝子体内投与を有効に併用する基準を教えてください		
175 - 1		Stergiou PK, et al：Coats' disease：treatment with intravitreal bevacizumab and laser photocoagulation. Acta Ophthalmol 2009；87：687-688.
175 - 2		Alvarez-Rivera LG, et al：Coat's disease treated with bevacizumab（Avastin）. Arch Soc Esp Oftalmol 2008；83：329-331.
175 - 3		Cackett P, et al：Combined intravitreal bevacizumab and argon laser treatment for Coats' disease. Acta Ophthalmol 2010；88：48-49.
175 - 4		Kaul S, et al：Intravitreal anti-vascular endothelial growth factor agents as an adjunct in the management of Coats' disease in children. Indian J Ophthalmol 2010；58：76-78.
175 - 5		Sun Y, et al：Elevated vascular endothelial growth factor levels in Coats disease：rapid response to pegaptanib sodium. Graefes Arch Clin Exp Ophthalmol 2007；245：1387-1388.
■ 黄斑部毛細血管拡張症		
178 - 1		Gass JD, et al：Idiopathic juxtafoveolar retinal telangiectasis. Update of classification and follow-up study. Ophthalmology 1993；100：1536-1546.
178 - 2		Gass JDM：Stereoscopic atlas of macular diseases diagnosis and treatment, 4th ed. Vol. 1. St. Louis：CV Mosby；1997. p.504-511.
178 - 3		Yannuzzi LA, et al：Idiopathic macular telangiectasia. Arch Ophthalmol 2006；124：450-460.
178 - 4		Hirano Y, et al：Indocyanine green angiography-guided laser photocoagulation combined with sub-Tenon's capsule injection of triamcinolone acetonide for idiopathic macular telangiectasia. Br J Ophthalmol 2010；94：600-605.

項目起始頁	文献番号	文献
178	5	Maruko I, et al：Early morphological changes and functional abnormalities in group 2A idiopathic juxtafoveolar retinal telangiectasis using spectral domain optical coherence tomography and microperimetry. Br J Ophthalmol 2008；92：1488-1491.
178	6	Koizumi H, et al：Morphologic features of group 2A idiopathic juxtafoveolar retinal telangiectasis in three-dimensional optical coherence tomography. Am J Ophthalmol 2006；142：340-343.
178	7	Gaudric A, et al：Optical coherence tomography in group 2A idiopathic juxtafoveolar retinal telangiectasis. Arch Ophthalmol 2006；124：1410-1419.
178	8	Charbel Issa P, et al：Confocal blue reflectance imaging in type 2 idiopathic macular telangiectasia. Invest Ophthalmol Vis Sci 2008；49：1172-1177.
178	9	Wong WT, et al：Fundus autofluorescence in type 2 idiopathic macular telangiectasia：correlation with optical coherence tomography and microperimetry. Am J Ophthalmol 2009；148：573-583.
178	10	Helb HM, et al：Abnormal macular pigment distribution in type 2 idiopathic macular telangiectasia. Retina 2008；28：808-816.
178	11	Park DW, et al：Grid laser photocoagulation for macular edema in bilateral juxtafoveal telangiectasis. Ophthalmology 1997；104：1838-1846.
178	12	Charbel Issa P, et al：Monthly ranibizumab for nonproliferative macular telangiectasia type 2：a 12-month prospective study. Am J Ophthalmol 2011；151：876-886.
178	13	Potter MJ, et al：Photodynamic therapy of a subretinal neovascular membrane in type 2A idiopathic juxtafoveolar retinal telangiectasis. Am J Ophthalmol 2002；133：149-151.
178	14	Konstantinidis L, et al：Intravitreal ranibizumab as primary treatment for neovascular membrane associated with idiopathic juxtafoveal retinal telangiectasia. Graefes Arch Clin Exp Ophthalmol 2009；247：1567-1569.
178	15	Rishi P, et al：Combined photodynamic therapy and intravitreal ranibizumab as primary treatment for subretinal neovascular membrane (SRNVM) associated with type 2 idiopathic macular telangiectasia. Graefes Arch Clin Exp Ophthalmol 2008；246：619-621.
178	16	Aung KZ, et al：The prevalence estimates of macular telangiectasia type 2：the Melbourne Collaborative Cohort Study. Retina 2010；30：473-478.
178	17	Klein R, et al：The prevalence of macular telangiectasia type 2 in the Beaver Dam eye study. Am J Ophthalmol 2010；150：55-62.
178	18	Maruko I, et al：Demographic features of idiopathic macular telangiectasia in Japanese patients. Jpn J Ophthalmol (in press)
178	19	Barbazetto IA, et al：ATM gene variants in patients with idiopathic perifoveal telangiectasia. Invest Ophthalmol Vis Sci 2008；49：3806-3811.

■ 黄斑部毛細血管拡張症の治療方法の現状について教えてください

項目起始頁	文献番号	文献
186	1	Gass JD, et al：Idiopathic juxtafoveolar retinal telangiectasis. Arch Ophthalmol 1982；100：769-780.
186	2	Gass JD, et al：Idiopathic juxtafoveolar retinal telangiectasis. Update of classification and follow-up study. Ophthalmology 1993；100：1536-1546.
186	3	Yannuzzi LA, et al：Idiopathic macular telangiectasia. Arch Ophthalmol 2006；124：450-460.
186	4	Hirano Y, et al：Indocyanine green angiography-guided laser photocoagulation combined with sub-tenon's capsule injection of triamcinolone acetonide for idiopathic macular telangiectasia. Br J Ophthalmol 2010；94：600-605.

項目起始頁	文献番号	文献
186 – 5		Charbel Issa P, et al：Eighteen-month follow-up of intravitreal bevacizumab in type 2 idiopathic macular telangiectaia. Br J Ophthalmol 2008；92：941-945.
186 – 6		Potter MJ, et al：Photodynamic therapy for subretinal neovascularization in type 2A idiopathic juxtafoveolar telangiectasis. Can J Ophthalmol 2006；41：34-37.
186 – 7		Mandal S, et al：Intravitreal bevacizumab（Avastin）for the subretinal neovascularization secondary to type 2A idiopathic juxtafoveal telangiectasia. Graefes Arch Clin Exp Ophthalmol 2007；245：1825-1829.
186 – 8		Rishi P, et al：Combined photodynamic therapy and intravitreal ranibizumab as primary treatment for subretinal neovascular membrane（SRNVM）associated with type 2 idiopathic macular telangiectasia. Graefes Arch Clin Exp Ophthalmol 2008；246：619-621.

■ 網膜細動脈瘤

項目起始頁	文献番号	文献
191 – i		Chew EY, et al：Acquired retinal macroaneurysms. In：Ryan SJ, et al, editors. Retina. 4th ed. St Louis：Mosby；2005. p.1500-1504.
191 – ii		Schneider U, et al：Indocyanine green videoangiography of hemorrhagic retinal macroaneurysms. Ophthalmologica 1997；211：115-118.
191 – iii		Ohji M, et al：Pneumatic displacement of subretinal hemorrhage without tissue plasminogen activator. Arch Ophthalmol 1988；116：1326-1332.
191 – iv		Rabb MF, et al：Retinal arterial macroaneurysms. Sur Ophthalmol 1988；33：73-96.
191 – v		Abdel-Khalek MN, et al：Retinal macroaneurysm：natural history and guidelines for treatment. Br J Ophthalmol 1986；70：2-11.
191 – vi		Chanana B, et al：Intravitreal bevacizumab for macular edema secondary to retinal macroaneurysm. Eye 2009；23：493-494.
191 – vii		Wenkstem AR, et al：Intravitreal ranibizumab in retinal macroaneurysm. Graefes Arch Clin Exp Ophthalmol 2010；248：1167-1170.

■ 黄斑部出血をみたら，どうすればよいでしょうか

項目起始頁	文献番号	文献
195 – 1		Ulbig MW, et al：Long-term results after drainage of premacular subhyaloid hemorrhage into the vitreous with a pulsed Nd：YAG laser. Arch Ophthalmol 1998；116：1465-1469.
195 – 2		O'Hanley GP, et al：Diabetic dense premacular hemorrhage. A possible indication for prompt vitrectomy. Ophthalmology 1985；92：507-511.
195 – 3		Clearly PE, et al：Retinal macroaneurysms. Br J Ophthalmol 1975；59：355-361.
195 – 4		池田恒彦ら：Nd-YAG レーザーによる網膜前出血の治療．眼科 32：1327-1331.
195 – 5		Lewis H, et al：Tissue plasminogen activator treatment of experimental subretinal hemorrhage. Am J Ophthalmol 1991；111：197-204.
195 – 6		Ohji M, et al：Pneumatic displacement of subretinal hemorrhage without tissue plasminogen activator. Arch Ophthalmol 1998；116：1326-1332.
195 – 7		Heriot WJ：Intravitreal gas and tPA：an out patient procedure for submacular hemorrage. Paper presented at；American Academy of Ophthalmology Annual Vitreoretinal Update；October 1996；Chicago, Ill.
195 – 8		Hassan AS, et al：Management of submacular hemorrhage with intravitreous tissue plasminogen activator injection and pneumatic displacement. Ophthalmology 1999；106：1900-1906.
195 – 9		Ibanez HE, et al：Surgical management of submacular hemorrhage. A series of 47 consecutive cases. Arch Ophthalmol 1995；113：62-69.
195 – 10		Kamei M, et al：Surgical removal of submacular hemorrhage using tissue plasminogen activator and perfluorocarbon liquid. Am J Ophthalmol 1996；121：267-275.

項目起始頁	文献番号	文献
		■ Leber 粟粒血管腫症
198 - 1		Do DV, et al：Coats' Disease. In: Ryan SJ, editor. retina. 4 ed. Philadelphia：Elsevier；2006. p.1417-1423.
198 - 2		Destro M, et al：Coats' disease and retinal telangiectasia. In：Albert DM, et al, editors. Principles and practice of ophthalmology. Philadelphia：WB Saunders；2000. p.1957-1965.
198 - 3		Reese AB：Telangiectasis of the retina and Coats' disease. Am J Ophthalmol 1956；42：1-8.
198 - 4		Gass JDM：Primary or congenital retinal telangiectasis（Leber's miliary aneurysms, Coats' sydrome）. Stereoscopic atlas of macular diseases, diagnosis and treatment. St. Luis：Mosby, 1997. v. 1.
198 - 5		野村昌弘ら：レーベル粟粒血管瘤に対する治療成績. 臨床眼科 1994；48：652-654.
		■ 網膜血管腫
204 - 1		Singh AD, et al：Retinal capillary hemangioma：a comparison of sporadic cases and cases associated with von Hippel-Lindau disease. Ophthalmology 2001；108：1907-1911.
204 - 2		Shields JA, et al：Presumed acquired retinal hemangiomas. Ophthalmology 1983；90：1292-1300.
204 - 3		Shields CL, et al：Vasoproliferative tumors of the ocular fundus. Arch Ophthalmol 1995；113：615-623.
204 - 4		Reddy S, et al：Novel KRIT1/CCM1 mutation in a patient with retinal cavernous hemangioma and cerebral cavernous malformation. Graefes Arch Clin Exp Ophthalmol 2010；248：1359-1361.
204 - 5		Blasi MA, et al：Photodynamic therapy for vasoproliferative retinal tumors. Retina 2006；26：404-409.
		■ 未熟児網膜症
210 - 1		Terry TL：Fibroblastic overgrowth of persistent tunica vasculosa lentis in infants born prematurely：Report of cases-clinical aspects. Trans Am Ophthalmol Soc 1942；40：262-284.
210 - 2		Gilbert C：Changing challenges in the control of blindness in children. Eye 2007；21：1338-1343.
210 - 3		International Committee for the Classification of Retinopathy of Prematurity. The international classification of retinopathy of prematurity revisited. Arch Ophthalmol 2005；123：991-999.
210 - 4		Tlucek PS, et al：Effect of decreasing target oxygen saturation on retinopathy of prematurity. J AAPOS 2010；14：406-411.
210 - 5		SUPPORT Study Group of the Eunice Kennedy Shriver NICHD Neonatal Research Network. Target Ranges of Oxygen Saturation in Extremely Preterm Infants. N Engl J Med 2010；362：1959-1969.
210 - 6		Tarnow-Mordi WO, et al：Target ranges of oxygen saturation in extremely preterm infants. N Engl J Med 2010；363：1285；author reply 1285-1286.
210 - 7		Kusaka S, et al：Efficacy of intravitreal injection of bevacizumab for severe retinopathy of prematurity：a pilot study. Br J Ophthalmol 2008；92：1450-1455.
210 - 8		Mintz-Hittner HA, et al：Intravitreal injection of bevacizumab（avastin®）for treatment of Stage 3 retinopathy of prematurity in Zone I or posterior Zone II. Retina 2008；28：831-838.
210 - 9		Mintz-Hittner HA, et al：BEAT-ROP Cooperative Group. Efficacy of intravitreal bevacizumab for Stage 3＋ retinopathy of prematurity. N Engl J Med 2011；364：603-615.

項目起始頁	文献番号	文献
210 − 10		Moshfeghi DM, et al：Retinopathy of Prematurity in the Time of Bevacizumab；Incorporating the BEAT-ROP Results into Clinical Practice. Ophthalmology 2011；7：1227-1228.

■ 未熟児網膜症発症の危険因子

項目起始頁	文献番号	文献
216 − 1		Schaffer DB, et al：Prognostic factors in the natural course of retinopathy of prematurity. The Cryotherapy for Retinopathy of Prematurity Cooperative Group. Ophthalmology 1993；100：230-237.
216 − 2		Reynolds JD, et al：CRYO-ROP and LIGHT-ROP Cooperative Study Groups. Evidence-based screening criteria for retinopathy of prematurity：natural history data from the CRYO-ROP and LIGHT-ROP studies. Arch Ophthalmol 2002；120：1470-1476.
216 − 3		Early Treatment for Retinopathy of Prematurity Cooperative Group：Revised indications for the treatment of retinopathy of prematurity：results of the Early Treatment for Retinopathy of Prematurity Randomised Trial. Arch Ophthalmol 2003；121：1684-1694.
216 − 4		Kivlin JD, et al：Early retinal vessel development and iris vessel dilatation as factors in retinopathy of prematurity. Cryotherapy for Retinopathy of Prematurity (CRYO-ROP) Cooperative Group. Arch Ophthalmol 1996；114：150-154.
216 − 5		Brown DR, et al：Retinopathy of prematurity：the relationship with intraventricular hemorrhage and bronchopulmonary dysplasia. J Pediatr Ophthalmol Strabismus 1990；27：268-271.
216 − 6		Reynolds JD, et al：Lack of efficacy of light reduction in preventing retinopathy of prematurity. Light Reduction in Retinopathy of Prematurity (LIGHT-ROP) Cooperative Group. N Engl J Med 1998；338：1572-1576.
216 − 7		McGrath JM：Supplemental oxygen did not reduce progression of pre-threshold retinopathy of prematurity in infants. commentary on The STOP-ROP Multicenter Study Group. Supplemental therapeutic oxygen for prethreshold retinopathy of prematurity STOP-ROP, a randomized, controlled trial. I：Primary outcomes. Pediatrics 2000；105：295-310.

■ 未熟児網膜症への光凝固の適応と方法について教えてください

項目起始頁	文献番号	文献
218 − 1		An International Committee for the Classification of Retinopathy of Prematurity：The international classification of retinopathy of prematurity revisited. Arch Ophthalmol 2005；123：991-999.
218 − 2		Early Treatment for Retinopathy of Prematurity Cooperative Group：Revised indications for the treatment of retinopathy of prematurity. Results of the early treatment for retinopathy of prematurity randomized trial. Arch Ophthalmol 2003；121：1684-1696.
218 − 3		Quinn GE, et al：Progression of myopia and high myopia in the early treatment for retinopathy of prematurity study. Findings to 3 years of age. Ophthalmology 2008；115：1058-1064.
218 − 4		Christiansen SP, et al：Cataract in infants treated with argon laser photocoagulation for threshold retinopathy of prematurity. Am J Ophthalmol 1995；119：175-180.
218 − 5		Trigler L, et al：Case series of angle-closure glaucoma after laser treatment for retinopathy of prematurity. JAAPOS 2005；9：17-21.
218 − 6		Tufail A, et al：Late onset vitreoretinal complications of regressed retinopathy of prematurity. Br J Ophthalmol 2004；88：243-246.

■ 未熟児網膜症への硝子体手術の適応について教えてください

項目起始頁	文献番号	文献
222 − 1		Trese MT, et al：Scleral buckling for retinopathy of prematurity. Ophthalmology 1994；101：23-26.
222 − 2		Seaber JH, et al：Long-term visual results of children after initially successful vitrectomy for Stage V retinopathy of prematurity. Ophthalmology 1995；102：199-204.

項目起始頁	文献番号	文献
222 − 3		Capone A Jr., et al：Lens-sparing vitreous surgery for tractional Stage 4A retinopathy of prematurity retinal detachments. Ophthalmology 2001；108：2068-2070.
222 − 4		Azuma N, et al：Early vitreous surgery for aggressive posterior retinopathy of prematurity. Am J Ophthalmol 2006；142：636-643.
222 − 5		Prenner JL, et al：Visual outcomes after lens-sparing vitrectomy for Stage 4A retinopathy of prematurity. Ophthalmology 2004；111：2271-2273.
222 − 6		Kusaka S, et al：Efficacy of intravitreal injection of bevacizumab for severe retinopathy of prematurity：a pilot study. Br J Ophthalmol 2008；92：1450-1455.

■ 家族性滲出性硝子体網膜症へのレーザー光凝固の適応と方法について教えてください

| 234 − i | | 有田直子ら：出生後早期に光凝固治療を行った家族性滲出性硝子体網膜症. 眼科臨床医報 2006；100：49-51. |

索引

あ行

悪性黒色腫	191
アクテムラ®	140
アザチオプリン	136, 159
アシクロビル	162, 167
亜硝酸アミル吸入	80
アストロサイト	2
アスピリン	105, 162
アセチルスピラマイシン®	136
アバスチン®	49, 71, 92, 104, 113, 175
アマクリン細胞	7
アルコールブロック	122
アルゴン	90
アルゴン緑レーザー	220
アルゴンレーザー	111
アンジオテンシンⅡ受容体拮抗薬	35
アンジオテンシン変換酵素阻害薬	35, 49
アンジオポエチン2	45
萎縮円孔	235
イソニアジド	152
一過性黒内障	81
インターフェロン	123
インターフェロンβ	162
インターフェロンγ	151
インターフェロン網膜症	123
インドシアニングリーン	119
インドシアニングリーン蛍光眼底造影	8, 104, 167, 186, 192
インフリキシマブ	134, 136, 145
打ち抜き様病巣	142
腕-動脈循環時間	119
腕脈絡膜循環時間	77
腕-網膜循環時間	85
液体パーフルオロカーボン	49, 197
エタンブトール	152
エリスロポエチン	45
エンドキサン・パルス療法	159
エンドスタチン	45
円板状皮疹	157
桜実紅斑	77, 118, 127
黄斑	2
黄斑萎縮病変	193
黄斑牽引	20
黄斑周囲毛細血管	4
黄斑上膜	104
黄斑浮腫	72, 89, 92, 98, 105, 109, 110, 111, 113, 137, 179, 188
黄斑部出血	195
黄斑部毛細血管拡張症	25, 178, 185, 186

か行

外陰部潰瘍	133
外境界膜	19
外神経芽細胞	7
灰白色斑	201
外膜	6
海綿状血管腫	191
外網状層	18
火炎状	99
火炎状出血	196
火炎状網膜出血	85, 132
拡張	149, 154, 158, 216, 221, 223, 228
過蛍光	9
可視光線	68
ガスタンポナーデ	197
家族性滲出性硝子体網膜症	171, 226, 232, 234
褐色細胞腫	35
鎌状剝離型	228, 229
カラードップラ超音波検査	120
カルシニューリン	134
加齢黄斑変性	71, 95, 104, 175, 178, 184, 191, 214
眼球マッサージ	80
眼球癆	229
眼虚血症候群	117
乾性角結膜炎	157
関節リウマチ	160
乾酪壊死性類上皮細胞肉芽腫	147
気圧伸展網膜復位術	162
偽外斜視	229
気管支肺形成不全	217
キセノン	172
急性虹彩毛様体炎	161
急性後部多発性斑状色素上皮症	156, 194
急性未熟児網膜症	216
急性網膜壊死	126, 161, 167
胸部X線検査	151
強膜炎・ぶどう膜炎	157
強膜バックリング（手）術	172, 222, 224, 232
局所性浮腫	18
虚血型	21, 83, 106, 114
虚血型CRVO	92

虚血性視神経症	118
虚血性心疾患	81
巨細胞動脈炎	121
鋸状縁	4
鋸状縁部	5
桐沢型ぶどう膜炎	161
銀線状	29
クォンティフェロン®	135, 149, 150
グリーンYAGレーザー	220
グリーンレーザー	90
グリオーシス	204
クリスタリン様沈着物	180
蛍光遮断	12, 15
蛍光貯留	16
経口ブドウ糖負荷試験	31
蛍光漏出	9, 16
経瞳孔温熱療法	186, 190
頸動脈閉塞	117
海綿状血管腫	204
血圧	108
血液網膜関門	2, 9, 116
結核	146
結核緊急事態宣言	146
結核性ぶどう膜炎	147, 154
血管Behçet病	133
血管炎症候群	160
血管新生緑内障	70, 71, 81, 83, 118, 121
血管透過性因子	45
血管内皮増殖因子	2, 45, 61, 71, 72, 92, 105, 174, 177, 186, 187, 214, 225
血管閉塞型	178, 184
血管瘤型	178
血管れん縮（性）網膜症	32
結節性紅斑様皮疹	133
結節性静脈炎	147
結節性多発性動脈炎	160
血中インスリン	31
ケナコルト-A®	96, 104
牽引性網膜剝離	17, 46, 155, 213, 214, 222, 230, 231, 234
抗IL-6受容体抗体	140
抗TNF-α抗体	138, 139, 145
抗VEGF抗体	113, 116, 225
抗ウイルス薬	123
抗カルジオリピン抗体	157
高気圧酸素療法	80
口腔内再発性アフタ性潰瘍	132
国際糖尿病網膜症重症度分類	41
高血圧自然発症ラット	36
高血圧（症）	28, 79

高血圧（性）網膜症	32, 124		145, 162, 172, 173, 193, 198, 214, 222	多発消失性白点症候群	148
抗血管内皮増殖因子薬	193	硝子体出血	85, 101, 105, 106, 143, 154	多発性骨髄腫	123
膠原病	81, 124	硝子体内ガス注入	193	多発裂孔網膜剥離	161
抗好中球細胞質抗体	160	硝子体内投与	71	短後毛様動脈	5
虹彩新生血管	84, 98	硝子体雪玉状混濁	228	炭酸脱水酵素阻害薬	80
硬性白斑	100	小脳網膜血管腫症	204	単純ヘルペスウイルス	161
虹彩ルベオーシス	117, 121	静脈周囲滲出斑	142	単純網膜症	45
交差現象	29	静脈−静脈間側副路	101	地図状網脈絡膜症	148
格子状光凝固		白鞘	126, 147, 149, 165	中心暗点	46
	70, 89, 90, 98, 110, 111, 187	シリコーンオイルタンポナーデ	162	中心窩	2, 23, 180
硬性白斑	18, 104, 166, 179, 187, 200	心筋梗塞	113, 117	中心窩無血管域	5, 184
虹彩毛様体炎	131	神経 Behçet 病	133	中心窩無血管領域の拡大	86
光線過敏症	157	神経芽細胞	7	中心窩網膜厚	106, 111
光線力学（的）療法	184, 186, 187, 207	神経節細胞	7	中心フリッカ	77
強直性脊椎炎	164	腎血管性高血圧症	34	中心網膜厚	110
抗リン脂質抗体症候群	79, 158	滲出性網膜剥離		中層毛細血管	4
呼吸窮迫症候群	217		37, 170, 172, 173, 198, 222	中膜	6
国立衛生研究所	89	腎臓癌	123	腸管 Behçet 病	133
国立眼研究所	89	心臓弁膜症	81	ちりめん様反射	104
コルヒチン	134, 136, 138, 139	深層毛細血管	4	陳旧性網膜静脈分枝閉塞症	15
		深部腱反射消失	185	ツベルクリン反応	135
さ 行		水晶体起因性ぶどう膜炎	148	ツベルクリン皮内反応	150, 152
		水晶体後面線維性増殖症	210	低蛍光	9
細小血管瘤	37	水痘・帯状疱疹ウイルス	161	低出生体重児	210
再生不良性貧血	194	水平細胞	7	ディスコイド疹	157
在胎週数	216	ステロイド	92, 118, 121, 138, 144,	デキサメタゾン	134, 165
細動脈硬化（性）網膜症	32		153, 158, 159, 165	デキサメタゾン徐放製剤	96
サイトメガロウイルス	167	ステロイド徐放製剤	96	点状出血	196
サイトメガロウィルス網膜炎	148	ステロイドパルス治療	140	透過蛍光	12, 16
サルコイドーシス		スペクトラルドメイン OCT	18	動静脈奇形	206
	135, 141, 147, 148, 160, 167	接触型広画角デジタル眼底カメラ		動静脈交差現象	6
三角症候群	118		211, 229	動静脈交差部	99, 105, 116, 191, 194
散瞳薬	138	線維血管性増殖組織	46	銅線状	29
ジアテルミー	173	線維柱帯切除術	122	糖尿病黄斑症	61
磁気共鳴血管造影	120	全身性エリテマトーデス	148, 157	糖尿病黄斑浮腫	17, 18, 19, 71
色素失調症	230	浅前房	229	糖尿病網膜症	4, 12, 18, 45, 71, 103,
色素貯留	10	前増殖網膜症	45		121, 124, 126, 175, 178, 180, 184,
シクロスポリン	134, 136, 139	先天鎌状網膜剥離	227		191, 195, 214
シクロホスファミド	159	前房蓄膿発作	137	糖尿病罹病期間	58
視細胞	7	前房内フレア	118	トキソカラ眼内炎	230
視細胞内節外節接合部	19	双極細胞	7	トキソカラ症	148
篩状板	3	増殖性網膜症	144	トキソプラズマ症	136, 148
耳側縫線	103	増殖糖尿病網膜症		特発性黄斑円孔	156
シダ状	150		9, 10, 20, 40, 45, 49, 71, 72	特発性黄斑部毛細血管拡張症	9
しみ状出血	196	組織染	12	特発性傍中心窩毛細血管拡張症	25, 26
若年性再発性網膜硝子体出血	154	組織プラスミノゲンアクチベータ		特発性傍中心窩網膜毛細血管拡張症	
充盈欠損	12, 15		193, 197		178
充盈遅延	12	ゾビラックス®	162	特発性網膜静脈周囲炎	154
収縮期血圧	108	ソル・メドロール®	167	怒張	99
周辺性ぶどう膜炎	230			トラベクレクトミー	88, 122
周辺部無灌流領域	86	**た** 行		トリアムシノロン	70, 139, 180
周辺部輪状締結術	162			トリアムシノロンアセトニド	
出血性網膜色素上皮剥離	191	第 1 次硝子体過形成遺残	171, 230		61, 63, 96, 104, 109, 144, 159, 187
樹氷状血管炎	165	体格指数	55	トリアムシノロンアセトニド硝子体	
腫瘍壊死因子	147	対光反応	77	内投与	186
周辺部ぶどう膜炎	167	帯状角膜症	229	豚脂様角膜後面沈着物	161
漿液性網膜剥離		大動脈炎症候群	121		
	17, 21, 103, 106, 158, 175	高安病	160	**な** 行	
小眼球症	233	蛇行			
硝子体炎	147		99, 149, 154, 158, 216, 221, 223, 228	内顆粒層	18, 19
硝子体手術	20, 47, 61, 63, 75, 92, 97,	脱炭酸酵素阻害薬	121	内頸動脈狭窄	81

内神経芽細胞	7
内膜	6
軟性ドルーゼン	184
軟性白斑	83, 85, 118, 124, 126, 158
ニトロール舌下	80
乳頭新生血管	75
ニューロピリン 1	45
妊娠高血圧症候群	35, 37
猫ひっかき病	148
年齢によるプロテクト効果	58
脳血管障害	81
脳梗塞	113, 117
嚢胞様黄斑浮腫	10, 11, 19, 25, 100, 106, 179

は行

パーフルオロカーボン	49, 197
バイアスピリン®	88, 156
梅毒	148
白色混濁	119
白色瞳孔	171, 227, 231, 234
白内障	229
バックリング手術	230
花環状吻合	233
バラシクロビル	162
原田病	147
バルトレックス®	162
バルビツール	107
反射異常	183
反射亢進	29
斑状	99
斑状・塊状出血	196
半側網膜中心静脈閉塞症	21, 104
半導体レーザー	220
汎ぶどう膜炎	132, 161
汎網膜光凝固	72, 81, 84, 89, 92, 98, 121
ビーズ連様変化	144
光干渉断層法	159
光干渉断層計	17, 47, 91, 93, 103, 106, 110
光凝固	63, 65, 87, 145, 153, 156, 162, 172, 175, 193, 200, 220, 223, 234
非乾酪性肉芽腫	141
非乾酪性類上皮肉芽腫	141
非虚血型	21, 83, 114
非虚血型網膜中心静脈閉塞症	92, 121
久山町研究	52, 108
非増殖糖尿病網膜症	40
ビタミン B_6	152
飛蚊症	99
びまん性硝子体混濁	132
びまん性静脈炎	147
びまん性浮腫	18
表層毛細血管	4
ピラジナミド	152
非裂孔原性網膜剥離	233
フィブログリアル	191
福田分類	40
福山型筋ジストロフィ	235

ぶどう膜炎	147, 153
舟形町研究	52
フルオレセイン	119
フルオレセイン蛍光眼底造影	8, 100, 186, 192
フルオレセイン蛍光色素	7
フルオレセイン蛍光造影	37, 47
フレア	173
プレドニゾロン	144, 162, 167
プレドニン®	88, 162
プロスタグランジン E_1	80
プロスタグランジン製剤	167
米国国立眼研究所	109
閉鎖帯	6
閉塞性血管炎症状	154
閉塞性動脈硬化症	71, 76
ペーパーバック法	80
ペガプタニブ	74, 92
壁染色	119, 141
ペグインターフェロン	123
ベタメタゾン	134, 144
ベタメタゾンナトリウム	167
ベバシズマブ	49, 71, 92, 104, 113, 114, 115, 175, 187, 189, 193, 215
ヘモグロビン A_{1c}	55
ヘモジデリン	191
ヘルペスウイルス	167
ヘルペス性角膜ぶどう膜炎	148
放射状視神経乳頭切開術	87, 98
放射状乳頭周囲毛細血管	3
放射線網膜症	104, 180, 184
傍中心窩血管拡張型	178, 180
傍中心窩毛細血管拡張症	72
傍中心窩網膜毛細血管拡張症	103
ポリープ状脈絡膜血管症	72, 73, 187, 196
ほろぞうきん様の多発裂孔	162

ま行

マクジェン®	74, 92
ミコフェノール酸モフェチル	136
未熟児網膜症	210, 218, 222, 230
網脈絡膜炎	131, 132
脈絡膜新生血管	71
無灌流（領）域	12, 42, 47, 85, 89
無血管	2
無血管（領）域	4, 5, 85, 213
メチルプレドニゾロン	167
メトトレキサート	136
メラニン色素	15
綿花様白斑	35, 79, 100, 104, 123, 124, 158, 194
線状出血	137
毛嚢炎様皮疹	133
網膜壊死	161
網膜海綿状血管腫	207
網膜芽細胞腫	171
網膜下新生血管	180
網膜血管芽細胞腫	204
網膜血管腫	204

網膜血管増殖性腫瘍	205
網膜血管内皮細胞	6
網膜血管白線化	126
網膜厚	21
網膜厚マップ	22
網膜細動脈瘤	14, 23, 103, 191, 195
網膜細動脈瘤破裂	24
網膜色素線条	71, 232
網膜視細胞内節外節ライン	183
網膜出血	85, 123
網膜皺襞	104
網膜静脈拡張	85
網膜静脈周囲炎	103, 141, 154
網膜静脈蛇行	85
網膜静脈分枝閉塞症	10, 13, 21, 22, 29, 71, 83, 92, 99, 105, 109, 113, 191, 194
網膜静脈閉塞症	21, 72, 175, 178, 180, 184, 214
網膜新生血管	75, 105
網膜前膜	104
網膜中心動静脈閉塞症	81
網膜中心静脈閉塞症	21, 22, 70, 71, 83, 89, 92, 107, 109
網膜中心動脈閉塞症	23, 24, 77, 82
網膜ツタ状血管腫	204, 206
網膜電位図	119
網膜動静脈閉塞症	158
網膜動脈分枝閉塞症	12, 23, 77
網膜動脈閉塞（症）	23, 37, 77, 117
網膜内血管腫状増殖	184, 190
網膜内細小血管異常	9, 14, 40, 42
網膜内嚢胞様浮腫	103
網膜白濁	79, 80
網膜ひだ	227, 228, 234
網膜浮腫	165
網膜毛細血管腫	204
網膜毛細血管床	14, 15
網膜裂孔	235
毛様網膜動脈	5
燃え尽きた網膜症	40

ら行

ラニビズマブ	61, 74, 92, 93, 187, 193, 214
リバビリン	123
リファンピシン	152
リブル®	167
緑内障	229
輪状締結術	230
輪状白斑	198, 200
ループスアンチコアグラント	157
ルセンティス®	74, 76, 92
ルベオーシス	87, 98, 117, 121, 229
冷凍凝固	172, 198
レーザー光凝固	87
裂孔原性網膜剥離	46, 102
レッドフリー	14
ロウソクのしずく様	142

数字

4-2-1 ルール	41

A–E

ABCR4	193
ablative retinal coagulation	217
ACE-I	35
acute posterior multifocal placoid pigment epitheliopathy	156, 194
age-related macular degeneration	71, 178
aggressive posterior ROP	220, 225
AMD	71, 73, 178
ANCA	160
aneurysmal telangiectasia	25, 178
Ang 2	45
angiopoietin-2	45
angiospastic retinopathy	32
anti-neutrophil cytoplasmic antibody	160
APMPPE	156, 194
AP-ROP	220, 225
ARB	35
arteriolosclerotic retinopathy	32
arteriosclerosis obliterans	71, 76
ASO	71, 76
ATM	185
Avastin®	175
B 型慢性	123
BCG	150
beading	144
beatenbronze atrophy	193
Beaver Dam Eye Study	107, 185
Behçet 病	11, 130, 137, 147, 148, 167
Beijing Eye Study	107
Bevacizumab	175
Bloch-Sulzberger 症候群	230
block	12, 15
Blue Mountains Eye Study	108
BMI	55, 57
body mass index	55, 57
branch retinal artery occlusion	23, 77
branch retinal vein occlusion	21, 29, 71, 83, 92, 99, 105, 109, 113
Branch Retinal Vein Occlusion Study Group	105
BRAO	23, 77, 79
Bruch 膜	232
BRVO	21, 29, 71, 83, 92, 99, 105, 109, 113
bull's eye 病変	193
BVOS	105, 111
C 型肝炎	123
C_3F_8 ガス	197
candle wax drippings	142
CATT Study	75
CBR	183
central retinal artery occlusion	23, 77
central retinal vein occlusion	21, 70, 71, 83, 89, 92, 107, 109
Central Vein Occlusion Study	89, 110
CFP-10	150
cherry-red spot	5, 23, 77, 82, 118, 127
choroidal neovascularization	71
CME	106
CNV	71
Coats	198
Coats 症候群	199
Coats 病	25, 156, 170, 175, 178, 179, 198, 230, 233
confocal blue reflectance	183
CRAO	23, 77
CRUISE Study	87, 93
CRVO	21, 70, 71, 73, 83, 89, 92, 107, 109
CRYO-ROP Study	216
culture filtrate protein-10	150
CVOS	110
CVO Study	87, 89, 98
cystoid macular edema	106
Davis 分類	40
DCCT	42
demarcation line	211, 219
diabetes control and complications trial	42
diabetes mellitus	37
diabetes retinapathy	71
diabetic macular edema	71
diabetic maculopathy	61
diabetic retinopathy	45, 178, 214
directly observed treatment, short course	153
disc neovascularization	75
DM	37
DME	71
DOTS	153
DR	45, 71, 178, 214
Eales 病	142, 154, 156, 167, 171, 233
early secreted antigenic target-6	150
Early Treatment for Retinopathy of Prematurity Randomized Trial	218
early worsening	42, 49
EB	152
E-ETDRS 法	110
Electronic Early Treatment Diabetic Retinopathy Study 法	110
Elispot 法	150
ELM	19
Elschnig 斑	37
EPO	45
ERG	82, 87
erythropoietin	45
ESAT-6	150
ETDRS チャート	90, 94
ETROP Study	216
ETROP Trial	218
external limiting membrane	19
exudative retinal detachment	170

F–J

FA	8, 37, 42, 47, 86, 114, 119, 148, 159, 179, 186, 192
familial exudative vitreoretinopathy	171, 226, 234
FAZ	184
fenestration	6
FEVR	171, 226, 234
fibrovascular proliferation	46
filling defect	12, 15
filling delay	12
Finkelstein	107
flater	99
fluorescein angiography	8, 37, 42, 47, 86, 114, 119, 148, 159, 186, 192
foveal avascular zone	5, 184
fragmentation	28
frosted branch angiitis	165
Fuchs 虹彩異色性虹彩毛様体炎	148
FVP	46
FZD 4	227
GA	216
Gass 分類	178, 180, 184, 186
GENEVA Study	97
gestational age	216
Group 1	178
Group 2	180
Group 3	184
HbA_{1c}	55, 57, 60
Helmholtz	198
hemi-CRVO	21
Henle 層	10
HIV	148
HLA-A26	130
HLA-B51	130
HLA-B27 関連ぶどう膜炎	132
HLA-B27 陽性のぶどう膜炎	164
hospital-based study	57
HSV	161
HT	28
HTLV-I	148
HTLV-I 関連ぶどう膜炎	148
human immunodeficiency virus	148
human T-lymphotropic virus type I	148
hyperfluorescence	9
hypertension	28
hypertensive retinopathy	32
hypofluorescence	9
IA	8, 119, 187, 192
ICG	86
idiopathic juxtafoveolar retinal telangiectasis	26, 178
idiopathic macular telangiectasia	25
IFG	55
IFN-γ	151
IGT	55
IJRT	26, 178
IL-6	140

immunoreactive insulin	31	
impaired fasting glucose	55	
impaired glucose tolerance	55	
indocyanine green angiography	8, 86, 119, 186, 192	
INH	152	
interferon retinopathy	123	
International Diabetic Retinopathy Disease Severity Scale	41	
intraretinal microvascular abnormalities	9, 14, 40, 42, 43	
intravitreal bevacizumab	71, 94	
IRI	31	
IRMA	9, 14, 42, 43	
IS/OS	19, 183	
ischemic optic neuropathy	118	
IV型アレルギー	150	
IV型コラーゲン	6	
IVB	71, 94	
IVTA	186	
Japan Diabetes Complications Study	59	
JDCS	59	

K-O

kinking	144
KROT 1	207
Kumamoto Study	59
leakage	9, 16
Leber	198
Leber 遺伝性視神経症	198
Leber 先天盲	198
Leber 粟粒血管腫症	170, 179, 198
Leber 病	198
Leber's congenital amaurosis	198
Leber's hereditary optic neuropathy	198
Leber's miliary retinal aneurysms	198
Leber's multiple miliary aneurysm disease	170
Leber's multiple miliary aneurysms	198, 199
LIGHT-ROP Study	217
Lindau	204
log MAR 視力	106
LRP 5	227
Lyme 病	148
MA	37
MacTel	178, 185
macular telangiectasia	178
magnetic resonance angiography	120
MEWDS	148
microaneurysm	37
monotheraphy	215
MRA	120
Multicentre trial of cryotherapy for retinopathy of prematurity	216
Multiethnic Study of Atherosclerosis	107

multiple evanescent white dot syndrome	148
muscae volitantes	99
mutton-fat keratic precipitates	161
Mycobacterium tuberculosis	147
Müller 細胞	7, 25, 183, 189, 196
National Eye Institute	89, 109
National Institute of Health	89
NDP	227
Nd:YAGレーザー	197
NEI	89, 109
neovascular glaucoma	71, 223
neovascularization elsewhere	75
neuropilin-1	45
NICU	235
NIH	89
nonperfusion area	42
nonproliferative diabetic retinopathy	40
Norrie 病	171, 227, 230, 235
NP 1	45
NPDR	40
NVD	75
NVE	75
NVG	71, 75, 223
occlusive telangiectasia	178, 184
OCT	17, 47, 86, 91, 93, 103, 106, 110, 159, 175, 179
O-GTT	31
optical coherence tomograph	17, 47, 91, 93, 106, 110
optical coherence tomography	159
oral glucose tolerance test	31
Ozurdex®	96

P-T

panretinal photocoagulation	72, 84, 98, 121
partial CRAO	79
PASCAL®	65
Pattern Scan Laser	67
PCR	161
PCV	72, 74, 187
PDR	40, 45, 71, 72
PDT	186, 187, 207
PEG	123
Pendergast 分類	231
pericyte loss	7
perifoveal telangiectasia	25, 178, 180
perivenous exudates	142
persistent hyperplastic primary vitreous	171
phacomatosis	204
photodynamic therapy	187, 207
PHPV	171
PHPV/PFV	230
plus disease	215, 216, 218, 219
PMA	216
polypoidal choroidal vasculopathy	72, 73, 187

pooling	10, 16
population-based study	54, 57
Posner-Schlossman 症候群	148
post-menstrual age	216
PPD	150
PRF	98
primary or congenital retinal telangiectasis	199
proliferative diabetic retinopathy	40, 45, 72
PRP	72, 84, 121
punched out lesion	142, 143
purified protein derivative	150
PZA	152
QFT	149
QuantiFERON® TB	149
radial optic neurotomy	87
radial peripapillary capillaries	4
radiation retinopathy	180
RAO	37, 77
RAP	184, 190
RAPD	87
RaV	181
real time PCR	161
Reese	198
relative afferent pupillary defect	87
RetCam®	211, 229
retinal angiomatous proliferation	184, 190
retinal arteriolar macroaneurysm	191
retinal artery occlusion	37, 77, 117
retinal vein occlusion	72, 178, 214
retinoblastoma	171
retinopathy of prematurity	210, 216, 218, 222
retrolental fibroplasia	210
RFP	152
rhegmatogenous retinal detachment	46
ridge	211, 219, 220
right angle venules	181
RON	87
ROP	210, 216, 218, 222, 230
Roth 斑	160
RPCs	4
RRD	46
RVO	72
salvage therapy	215
SCORE-BRVO	111
SCORE-CRVO	110
SCORE Study	87, 109
SD-OCT	18
serous retinal detachment	106
SHR	36
Singapore Malay Eye Study	107
skip lesion	221, 223
SLE	157
spontaneously hypertensive rat	36
SRD	106
SRN	180
Stage	211, 218, 219

Stage（未熟児網膜症）	211	traction retinal detachment	46	175, 177, 184, 186, 187, 193, 214, 225	
staining	12	transpupillary thermotherapy	190	VEGF$_{121}$	177
Stargardt 病	193	*TSPAN 12*	227	VEGF$_{165}$	177
Stargardt-黄色斑眼底群	193	TST	150	VEGF Trap-Eye®	92
Stickler 症候群	230	TTT	186, 190	*VHL*	204
STOP-ROP Study	217	tuberculin skin test	150	Vogt-小柳-原田病	148
subretinal neovascularization	180	tubulointerstitial nephritis and uveitis	148	von Graefe	198
systemic lupus erythematosus	157	tumor necrosis factor	147	von Hippel 病	170, 205
TA	61, 109, 144, 187	Type 1	178, 187	*von Hippel-Lindau*	204
telangiectasis of the retina	199	Type 2	180, 189	von Hippel-Lindau 病	170, 204, 205
Terson 症候群	196	Type 3	178, 184	VPF	45
The Branch Retinal Vein Occlusion Study	111			VZV	161
		U–Z		Wagner 病	230
The Melbourne Collaborative Cohort Study	185	uveal effusion	233	Wegener 肉芽腫症	148, 160
The Standard Care vs. COrticosteroid for Retinal Vein Occlusion	109	Valsalva 網膜症	195	WESDR	57
		vascular endothelial growth factor		window defect	12, 16
The Wisconsin Epidemiologic Study of Diabetic Retinopathy	57	2, 45, 61, 72, 92, 105, 174, 177, 187, 193, 214, 225		Wyburn-Mason 症候群	206
tight junction	6	vascular permeability factor	45	Yannuzzi の新分類	186
TINU	148	vasoproliferative tumor of the ocular fundus	205	Yannuzzi 分類	178
TNF	147	VEGF	2, 45, 61, 71, 72, 92, 105, 174,	Zone	218, 219
TNF-α	134, 139, 145			Zone I（未熟児網膜症）	210
tPA	87, 193, 197			Zone II（未熟児網膜症）	210
				Zone III（未熟児網膜症）	210

専門医のための眼科診療クオリファイ　8
網膜血管障害

2011年10月17日　初版第1刷発行 ©〔検印省略〕

シリーズ総編集…………大鹿哲郎
　　　　　　　　　　大橋裕一

編集………………白神史雄

発行者……………平田　直

発行所……………株式会社 中山書店
　　　　　　〒113-8666 東京都文京区白山 1-25-14
　　　　　　TEL 03-3813-1100（代表）　振替 00130-5-196565
　　　　　　http://www.nakayamashoten.co.jp/

本文デザイン・装丁……藤岡雅史（プロジェクト・エス）

印刷・製本…………中央印刷株式会社

ISBN 978-4-521-73329-6
Published by Nakayama Shoten Co., Ltd.　　　　　　　Printed in Japan
落丁・乱丁の場合はお取り替えいたします

・本書の複製権・上映権・譲渡権・公衆送信権（送信可能化権を含む）は株式会社
　中山書店が保有します．

・**JCOPY** ＜(社)出版者著作権管理機構 委託出版物＞
　本書の無断複写は著作権法上での例外を除き禁じられています．複写される
　場合は，そのつど事前に，（株）日本著作出版権管理システム（電話 03-3817-
　5670，FAX 03-3815-8199，e-mail: info@jcls.co.jp）の許諾を得てください．

本書をスキャン・デジタルデータ化するなどの複製を無許諾で行う行為は，
著作権法上での限られた例外（「私的使用のための複製」など）を除き著作権
法違反となります．なお，大学・病院・企業などにおいて，内部的に業務上
使用する目的で上記の行為を行うことは，私的使用には該当せず違法です．
また私的使用のためであっても，代行業者等の第三者に依頼して使用する本
人以外の者が上記の行為を行うことは違法です．

Santen

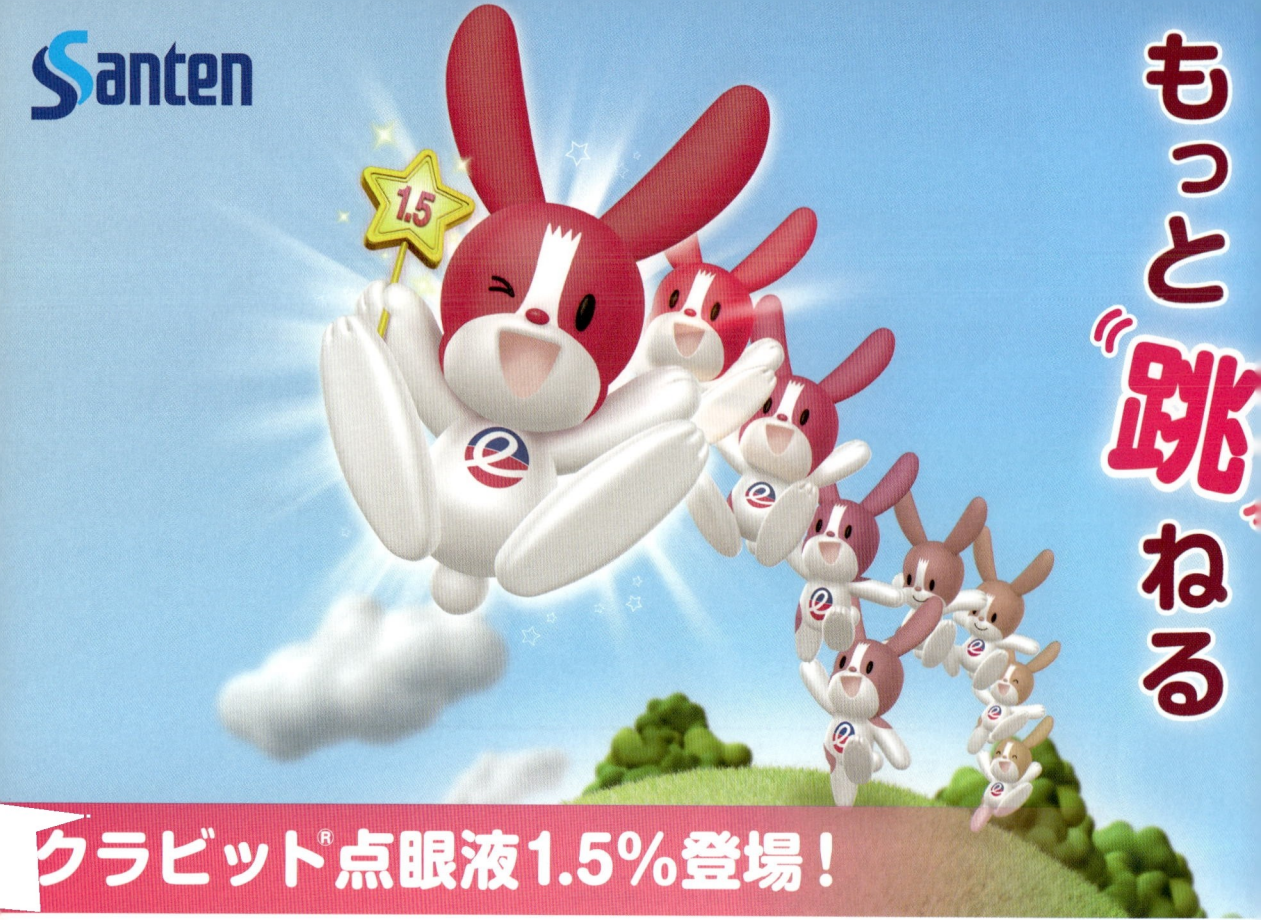

もっと"跳"ねる

クラビット®点眼液1.5％登場！

広範囲抗菌点眼剤 薬価基準収載 **新発売**

処方せん医薬品（注意－医師等の処方せんにより使用すること）

クラビット®点眼液1.5％
Cravit® ophthalmic solution 1.5%
レボフロキサシン点眼液

禁忌（次の患者には投与しないこと）
本剤の成分、オフロキサシン及びキノロン系抗菌剤に対し過敏症の既往歴のある患者

【効能・効果】
〈適応菌種〉本剤に感性のブドウ球菌属、レンサ球菌属、肺炎球菌、腸球菌属、ミクロコッカス属、モラクセラ属、コリネバクテリウム属、クレブシエラ属、エンテロバクター属、セラチア属、プロテウス属、モルガネラ・モルガニー、インフルエンザ菌、ヘモフィルス・エジプチウス（コッホ・ウィークス菌）、シュードモナス属、緑膿菌、ステノトロホモナス（ザントモナス）・マルトフィリア、アシネトバクター属、アクネ菌
〈適応症〉眼瞼炎、涙嚢炎、麦粒腫、結膜炎、瞼板腺炎、角膜炎（角膜潰瘍を含む）、眼科周術期の無菌化療法

【用法・用量】
通常、1回1滴、1日3回点眼する。なお、症状により適宜増減する。

〈用法・用量に関連する使用上の注意〉
1. 本剤の使用にあたっては、耐性菌の発現等を防ぐため、原則として感受性を確認し、疾病の治療上必要な最小限の期間の投与にとどめること。
2. 本剤におけるメチシリン耐性黄色ブドウ球菌（MRSA）に対する有効性は証明されていないので、MRSAによる感染症が明らかであり、臨床症状の改善が認められない場合、速やかに抗MRSA作用の強い薬剤を投与すること。

【使用上の注意】
1. 副作用
 承認時
 総症例238例中、副作用が認められたのは7例（2.9％）であった。副作用は眼刺激感3件（1.3％）、味覚異常2件（0.8％）、眼そう痒感1件（0.4％）、蕁麻疹1件（0.4％）であった。

1）重大な副作用
 ショック、アナフィラキシー様症状（いずれも頻度不明）：0.5％製剤で、ショック、アナフィラキシー様症状を起こすとの報告があるので、観察を十分に行い、紅斑、発疹、呼吸困難、血圧低下、眼瞼浮腫等の症状が認められた場合には投与を中止し、適切な処置を行うこと。
2）その他の副作用
 副作用が認められた場合には投与を中止するなど適切な処置を行うこと。

種類\頻度	頻度不明(注)	0.1～5％未満
過敏症	眼瞼炎（眼瞼発赤・浮腫等）、眼瞼皮膚炎、発疹	蕁麻疹、そう痒感
眼	びまん性表層角膜炎等の角膜障害、結膜炎（結膜充血・浮腫等）、眼痛、角膜沈着物	刺激感
その他		味覚異常（苦味等）

注）0.5％製剤又は海外のみで認められている副作用のため頻度不明。

2. 妊婦、産婦、授乳婦等への投与
 妊婦又は妊娠している可能性のある婦人には治療上の有益性が危険性を上回ると判断される場合にのみ投与すること。[妊娠中の投与に関する安全性は確立していない]
3. 小児等への投与
 低出生体重児、新生児、乳児、幼児又は小児に対する安全性は確立していない（低出生体重児、新生児、乳児、幼児に対しては使用経験がない。小児に対しては使用経験が少ない）。
4. 適用上の注意
 1）投与経路：点眼用にのみ使用すること。
 2）投 与 時：
  （1）薬液汚染防止のため、点眼のとき、容器の先端が直接目に触れないように注意するよう指導すること。
  （2）他の点眼剤と併用する場合には、少なくとも5分間以上の間隔をあけて点眼するよう指導すること。

●詳細は添付文書をご参照下さい。

製造販売元 **参天製薬株式会社**
大阪市東淀川区下新庄3-9-19
資料請求先 医薬事業部 医薬情報室

提携 **第一三共株式会社** Daiichi-Sankyo
東京都中央区日本橋本町3-5-1

2011年6月
CW11F000B51T

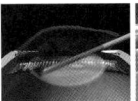

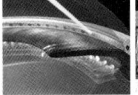

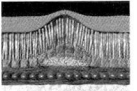

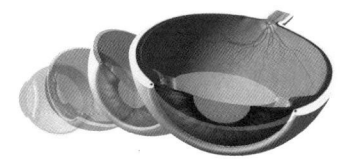

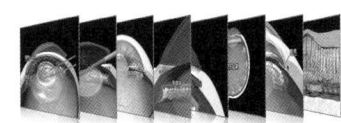

動画DVD付

起きてからでは間に合わない！
"万一"のための戦略集！

白内障
術中トラブルとリカバリーの基本

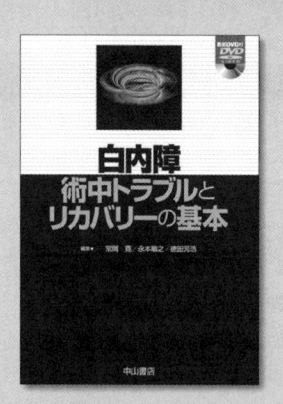

編集●常岡　寛（東京慈恵会医科大学眼科学講座）
　　　永本敏之（杏林大学医学部眼科学）
　　　徳田芳浩（井上眼科病院）

白内障手術に関わる医師必携．もしも！が起こる前に必読の一冊．白内障手術でのトラブルや合併症などのリカバリー法を図，写真，動画などで分かりやすく解説．各項の座談会では，現場での対応法や手技についての率直な意見も収載．

B5判／並製／200頁／DVD（約130分）／定価12,600円（本体12,000円＋税）　ISBN978-4-521-73120-9

CONTENTS

- 疼痛制御でのトラブル
- 切開時のトラブル
- CCC作製時のトラブル
- チン小帯脆弱例でのトラブル
- hydrodissection時のトラブル
- 核処理時のトラブル
- 後嚢のトラブル
- 核落下のトラブル
- IOLのトラブル
- IOL縫着時のトラブル

付属DVD収録項目（74症例より抜粋）

- 一面目の強角膜半層切開で早期穿孔をした場合の対処法
- 虹彩スピンクテクトミー
- CCCが周辺に流れてしまったとき
- CTRを挿入しても水晶体偏位がなおせない症例
- インジェクターを使用したCTRの挿入
- 縫着リングによる対処法
- ICCEへのコンバートによる対処法
- CCCに亀裂が発生したとき
- hydrodissectionで後嚢破損が疑われたとき
- 後嚢破損時の破嚢処理
- エピヌクレウス処理中に後嚢破損した症例
- 核片除去後に後嚢破損に気づいた症例
- 皮質吸引中に小さく後嚢破損した症例
- 後嚢上の皮質を除去しているときに小さく後嚢破損した症例
- アクリソフシングルピースのロケット発射で後嚢破損した症例
- 核落下したら―水晶体摘出法

中山書店　〒113-8666　東京都文京区白山1-25-14　TEL 03-3813-1100　FAX 03-3816-1015
http://www.nakayamashoten.co.jp/

基本検査を極める！"「見えない所見」を見る力"を養う！

細隙灯顕微鏡アトラス

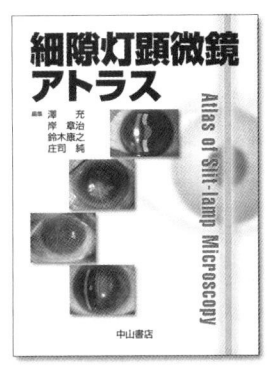

CONTENTS

- 1章 細隙灯顕微鏡の基礎
  - 細隙灯顕微鏡の歴史
  - 細隙灯顕微鏡の構造
  - 細隙灯顕微鏡での観察の実際
  - 検査法と所見
- 2章 細隙灯顕微鏡撮影装置
- 3章 疾患アトラス
  - 角結膜のアレルギー・免疫疾患
  - 角結膜の感染症
  - 角膜ジストロフィ
  - 角結膜変性症
  - 先天異常
  - 角・結膜障害
  - 角結膜の異常増殖・腫瘍
  - 緑内障
  - 水晶体
  - 硝子体
  - 網膜

● 編集
- 澤　　充（日本大学）
- 岸　章治（群馬大学）
- 鈴木康之（帝京大学）
- 庄司　純（日本大学）

B5変型判／並製／224頁
定価 **12,600**円
（本体12,000円＋税）
ISBN978-4-521-73015-8

コツを掴めば必ず見える！ポイントは動的観察
80分のDVDビデオと豊富な症例で自分のものに

細隙灯顕微鏡による 硝子体検査法

後部硝子体剥離の診断

CONTENTS

1. 後部硝子体剥離の診断の臨床的重要性
2. 硝子体検査の歴史
3. 硝子体の構造
4. 硝子体検査の基本テクニック
5. 後部硝子体剥離の分類
6. 硝子体検査結果の記録
7. 症例呈示
8. 増殖糖尿病網膜症に対する人工的後部硝子体剥離の作成法

● 編集
- 梯　彰弘（自治医科大学附属さいたま医療センター）
- 秋葉　純（環状通り眼科）
- 高橋正孝（高橋眼科医院）

B5変型判／並製／120頁
DVD（約80分）
定価 **12,600**円
（本体12,000円＋税）
ISBN978-4-521-73067-7

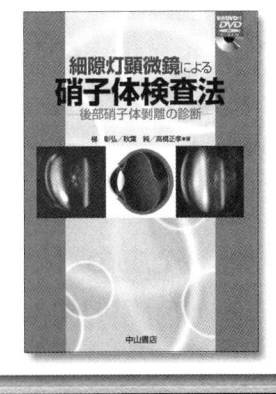

中山書店　〒113-8666　東京都文京区白山1-25-14　TEL 03-3813-1100　FAX 03-3816-1015
http://www.nakayamashoten.co.jp/

**専門医認定をめざす，専門医の資格を更新する眼科医必携！
変化の速い眼科領域の知見をプラクティカルに解説**

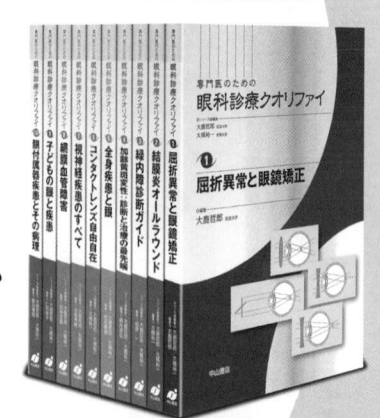

専門医のための
眼科診療クオリファイ

●B5判／各巻約250頁／並製／本体予価：12,000〜15,000円

第Ⅰ期（全10冊）刊行中!!

●シリーズ総編集
大鹿哲郎（筑波大学）
大橋裕一（愛媛大学）

■本シリーズの特色

眼科医が日常臨床において頻繁に遭遇する疾患・検査・治療などのテーマを取りあげ，写真・図表を多用し，ビジュアルな誌面で解説．生涯学習にも最適！

●編集陣（五十音順）
相原　一（東京大学）
瓶井資弘（大阪大学）
白神史雄（香川大学）
中馬秀樹（宮崎大学）
仁科幸子（国立成育医療研究センター）
野田実香（北海道大学）
村田敏規（信州大学）

日本眼科学会による第18回（2006年）以降の専門医認定試験の過去問題から，その分野の内容にあった問題を抽出し，解説する **"カコモン読解"** を掲載．（各巻平均30問掲載）

診断や治療を進めていくうえでの疑問や悩みについて，解決や決断に至るまでの考え方，アドバイスを解説する **"クリニカル・クエスチョン"** を掲載．

関連する大規模臨床試験について，これまでの経過や最新の結果報告を解説する **"エビデンスの扉"** を掲載．

●各巻の構成と編集

❶ 屈折異常と眼鏡矯正	大鹿哲郎（筑波大学）	定価15,225円（本体14,500円＋税）
❷ 結膜炎オールラウンド	大橋裕一（愛媛大学）	定価14,700円（本体14,000円＋税）
❸ 緑内障診断ガイド	相原　一（東京大学）	定価14,700円（本体14,000円＋税）
❹ 加齢黄斑変性：診断と治療の最先端	瓶井資弘（大阪大学）	定価14,175円（本体13,500円＋税）
❺ 全身疾患と眼	村田敏規（信州大学）	定価14,175円（本体13,500円＋税）
❻ コンタクトレンズ自由自在	大橋裕一（愛媛大学）	定価14,175円（本体13,500円＋税）
❼ 視神経疾患のすべて	中馬秀樹（宮崎大学）	定価14,175円（本体13,500円＋税）
❽ 網膜血管障害	白神史雄（香川大学）	定価14,175円（本体13,500円＋税）
❾ 子どもの眼と疾患	仁科幸子（国立成育医療研究センター）	本体予価13,500円
❿ 眼付属器疾患とその病理	野田実香（北海道大学）	本体予価13,500円

パンフレットございます！

前金制　お得で確実な定期購読を!!

第Ⅰ期（全10冊）予価合計
~~137,000円＋税~~

17,000円おトク!!

定期購読料金
→ **120,000円＋税**

※送料サービス
※お申込みはお出入りの書店または直接中山書店までお願いします

※配本順，タイトル，価格は諸事情により変更する場合がございます　※白抜き数字は既刊
※以降続刊予定　⑪緑内障薬物治療ガイド／⑫角膜内皮障害To the Rescue／⑬ぶどう膜炎を斬る！／⑭網膜機能検査AtoZ／⑮メディカルオフサルモロジー（眼薬物治療）‥‥

中山書店　〒113-8666　東京都文京区白山1-25-14　TEL 03-3813-1100　FAX 03-3816-1015
http://www.nakayamashoten.co.jp/